ブラッシュアップ
骨髄不全症

松田 晃／編著
埼玉医科大学国際医療センター造血器腫瘍科教授

中外医学社

■執筆者 (執筆順)

新保　敬	獨協医科大学病院臨床検査センター　主任
茅野秀一	埼玉医科大学医学部病理学　准教授
松田　晃	埼玉医科大学国際医療センター造血器腫瘍科　教授
通山　薫	川崎医科大学検査診断学　教授
臼杵憲祐	NTT東日本関東病院血液内科　部長
山﨑宏人	金沢大学附属病院輸血部　准教授
高見昭良	愛知医科大学医学部血液内科　教授
廣川　誠	秋田大学大学院医学系研究科総合診療・検査診断学講座　教授
石川隆之	神戸市立医療センター中央市民病院血液内科　部長
原田結花	文京学院大学保健医療技術学部臨床検査学科　教授
原田浩徳	順天堂大学医学部内科学教室血液学講座　准教授
前田智也	埼玉医科大学国際医療センター造血器腫瘍科　講師
賀古真一	自治医科大学附属さいたま医療センター血液科　准教授
七島　勉	福島県環境医学研究所　所長 福島県立医科大学循環器・血液内科学講座
野地秀義	福島県立医科大学循環器・血液内科学講座　講師
西村純一	大阪大学大学院医学系研究科血液・腫瘍内科　講師
植田康敬	大阪大学大学院医学系研究科血液・腫瘍内科
桐戸敬太	山梨大学医学部血液・腫瘍内科　教授
鈴木隆浩	自治医科大学医学部内科学講座血液学部門　准教授
森　慎一郎	聖路加国際病院血液腫瘍科　部長

序

　骨髄不全（bone marrow failure: BMF）の中で，本書では，骨髄異形成症候群（myelodysplastic syndromes: MDS），再生不良性貧血（aplastic anemia: AA），赤芽球癆（pure red cell aplasia: PRCA），発作性夜間ヘモグロビン尿症（paroxysmal nocturnal hemoglobinuria: PNH），原発性骨髄線維症（primary myelofibrosis: PMF）を扱う．

　非腫瘍性疾患とされている AA であるが，経過中に MDS や急性骨髄性白血病（acute myelogenous leukemia: AML）へ移行する例がある．MDS は造血幹細胞における遺伝子変異の蓄積により発症するクローン性造血器腫瘍であるが，MDS の一部の症例では AA と同様に免疫病態が血球減少に関与している．このように AA と MDS の境界は不明瞭である．現在，全エクソンシークエンスが大規模な集団で行われ，骨髄不全症の病態が急速に解明されてきている．その結果，AA 患者の中にも，遺伝子変異を有するクローン性造血が診断時にすでに存在する例があることが明らかにされた．さらには健常人とされるなかにも，血液学的な異常を指摘できないにもかかわらず，骨髄系腫瘍の候補遺伝子の体細胞変異が存在し，その後の造血器腫瘍のリスクになることも明らかになった．

　当初，MDS に特化した書籍として本書は企画された．しかし，骨髄不全症の研究が急速に進み，その概念も変貌してきた．そのため，最新の骨髄不全症の動向の理解が臨床血液学にとって重要と考えた．本書は，臨床の現場で役に立つことにも配慮し，診断基準，治療指針，治療効果判定基準，処方例なども詳細に記載されている．それぞれの領域の専門家が解説する本書が，骨髄不全症の理解と今後の診療に活用されれば幸いである．

　　2015 年 9 月

　　　　　　　　　　　　　　　　　　　　　　　　　　　　松田　晃

目次

巻頭アトラス 細胞形態学 ……………………………〈新保　敬〉 1
骨髄病理学 ……………………………〈茅野秀一〉 7

1 後天性骨髄不全症の概念 ……………………………〈松田　晃〉 15
骨髄不全症に含まれる疾患　15
再生不良性貧血と遺伝子変異，加齢と遺伝子変異　17
新たな理解　17

2 再生不良性貧血と骨髄異形成症候群（MDS）の診断 〈通山　薫〉 19
複数血球系列の減少をきたす疾患・病態　20
再生不良性貧血の診断　20
再生不良性貧血の非定型例の考え方　22
MDS の概念　24
MDS の WHO 分類　24
MDS の診断と異形成の判定　29
MDS の非定型例の考え方　33
再不貧と MDS の鑑別診断：むしろ良性骨髄不全か，
　それとも腫瘍性疾患か否かの鑑別が重要　33
再不貧と MDS の鑑別診断のための提唱ガイドライン　36

3 再生不良性貧血の治療

3-1 治療戦略 ……………………………〈臼杵憲祐〉 40
治療方針　41
移植および免疫抑制療法以外の治療法　48

3-2 免疫抑制療法 ……………………………〈山﨑宏人〉 53
免疫抑制剤　53
免疫抑制療法の適応　55
免疫病態の診断方法　56
ATG を用いた免疫抑制療法のポイント　57
ATG＋シクロスポリン療法の治療成績　58
ウサギ ATG と制御性 T 細胞　59
ATG の投与方法　59

　　　　ATGの副作用　　60
　　　　ウサギATG投与後のEBV再活性化　　61
　　　　免疫抑制療法不応例および再発例に対する治療　　62
　　3-3 **同種造血幹細胞移植** ……………………………………〈髙見昭良〉　**66**
　　　　成人再不貧への同種移植適応　　66
　　　　小児再不貧への同種移植適応　　67
　　　　移植ソースとドナー　　68
　　　　同種移植前処置　　68
　　　　同種移植後GVHD予防　　69
　　　　同種移植予後因子　　69

4　慢性赤芽球癆の診断と治療 ……………………………〈廣川　誠〉　74

　　　　診断　　75
　　　　治療　　79
　　　　予後　　83

5　骨髄異形成症候群（MDS）の治療

　　5-1 **治療戦略** ………………………………………………〈松田　晃〉　**86**
　　　　予後予測システム　　87
　　　　治療戦略　　90
　　　　治療効果判定基準　　95
　　　　今後の展望　　95
　　5-2 **赤血球造血刺激因子（エリスロポエチン）療法** ……〈石川隆之〉　**98**
　　　　エリスロポエチン製剤により貧血の改善が得られる
　　　　　骨髄異形成症候群患者　　98
　　　　血清EPO値とヘモグロビン値　　100
　　　　EPO製剤の使用量，G-CSFの併用，維持療法　　101
　　　　EPO製剤の安全性と長期成績　　103
　　5-3 **レナリドミド療法** ……………………………〈原田結花　原田浩徳〉**106**
　　　　レナリドミドの作用機序　　107
　　　　現在の治療と臨床成績　　109
　　　　現在のレナリドミド治療の問題点　　110
　　　　新たなレナリドミド治療の試み　　110
　　5-4 **アザシチジン（AZA）療法** ……………………………〈前田智也〉**114**
　　　　作用機序　　115
　　　　AZA療法とその有効性　　116
　　　　治療上の注意点と課題　　117
　　　　新たな治療法の試み　　122

5-5 同種造血幹細胞移植 ……………………………〈賀古真一〉126
　MDSに対する同種造血幹細胞移植の成績　126
　同種造血幹細胞移植の適応とタイミング　127
　同種造血幹細胞移植前の治療選択　127
　ドナーソースと移植前処置　130

6 発作性夜間ヘモグロビン尿症（PNH）の診断と治療

6-1 病態と診断 ……………………………〈七島　勉　野地秀義〉134
　病態　134
　診断　141

6-2 治療 ……………………………………〈西村純一　植田康敬〉148
　根治療法　148
　対症療法　148
　治療による予後の改善　152
　PNH妊婦の治療　153
　小児のPNH　154
　新規抗補体薬の開発状況　154

7 原発性骨髄線維症（PMF）の診断と治療 ……………〈桐戸敬太〉158
　原発性骨髄線維症（PMF）の診断　158
　原発性骨髄線維症（PMF）の予後予測システム　161
　治療戦略　162

8 支持療法

8-1 輸血療法，鉄キレート療法 ………………………〈鈴木隆浩〉167
　MDSにおける輸血療法　168
　輸血後鉄過剰症の病態　169
　輸血後鉄過剰症の治療　171

8-2 感染症治療 …………………………………………〈森　慎一郎〉177
　後天性骨髄不全症候群に合併する免疫不全の質と量の評価　178
　全身的バリア障害の種類と起炎菌　179
　後天性骨髄不全症候群に合併する感染症マネージメント　184

索引 ……………………………………………………………………187

巻頭アトラス

細胞形態学

特発性造血障害に関する調査研究班・不応性貧血（骨髄異形成症候群）の形態学的診断基準作成のためのワーキンググループによる異形成の分類

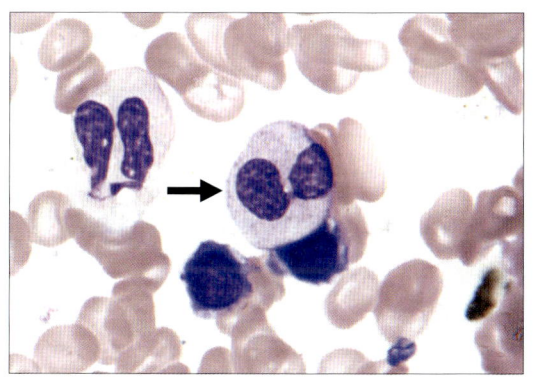
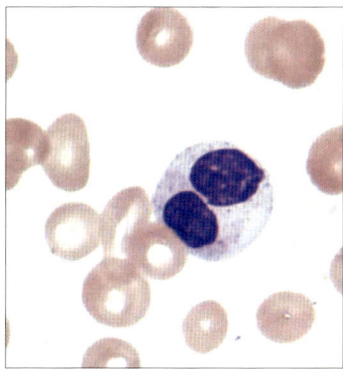

図1 好中球系（granulocytic series）の異形成（カテゴリーA）: 低分葉成熟好中球（hypo-segmented mature neutrophils）（偽 Pelger 核異常）

2分葉は核糸でつながり，粗大な核クロマチン構造をもつ．

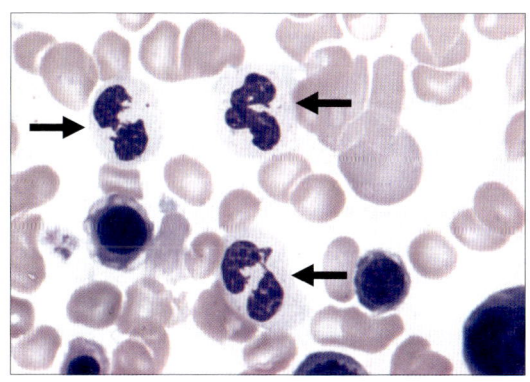
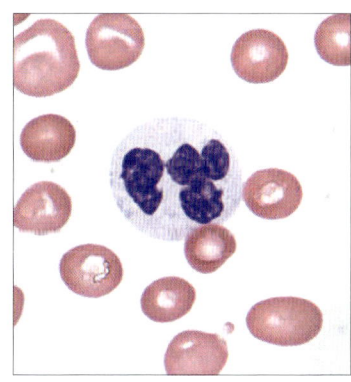

図2 好中球系の異形成（カテゴリーA）: 脱顆粒（無または低顆粒好中球）〔degranulation (a- or hypogranular neutrophils: Hypo-Gr)〕

無顆粒または80％以上の顆粒の減少がある．

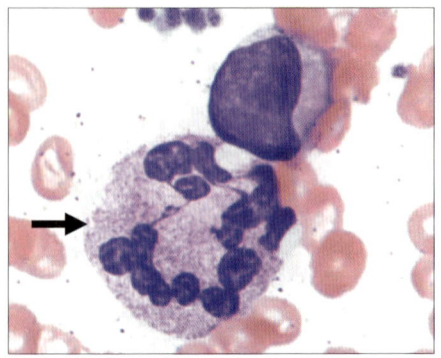
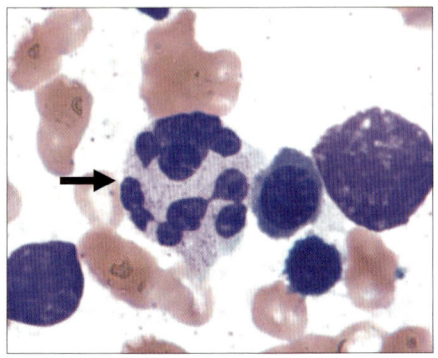

図3 好中球系の異形成（カテゴリーB）：過分葉核好中球（irregular hypersegmentation）

過分様核は通常 5 葉以上に分葉したものをいう．この写真では分裂異常で 2 個分の細胞に相当する大型の過分葉核好中球がみられる．

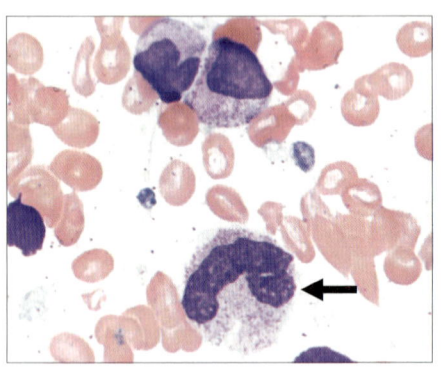
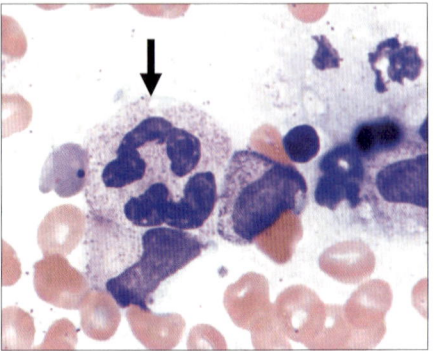

図4 好中球系の異形成（その他の異形成）：大型好中球（unusually large size）

分裂異常で 2 個分の細胞に相当する大型好中球がみられる．

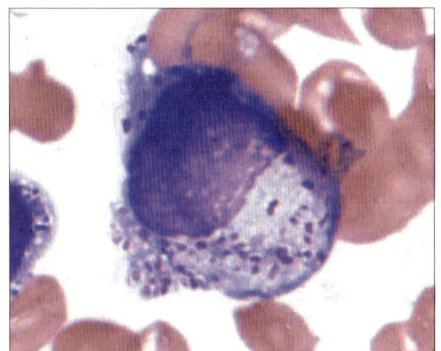
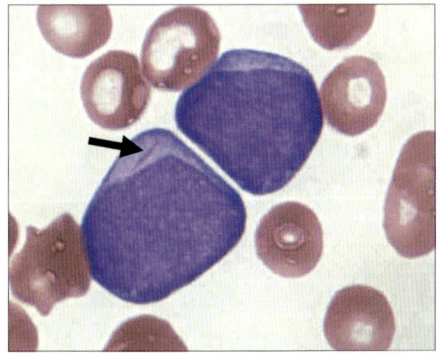

図5 好中球系の異形成（カテゴリーB）：偽 Chediak-Higashi 顆粒

幼若好中球の細胞質に空胞を認め，その中心に粗大な顆粒を有する．

図6 好中球系の異形成（その他の異形成）：Auer 小体

芽球に Auer 小体を有する．

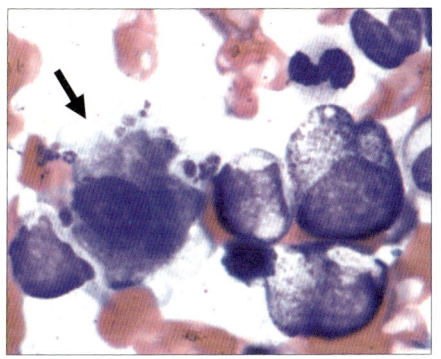
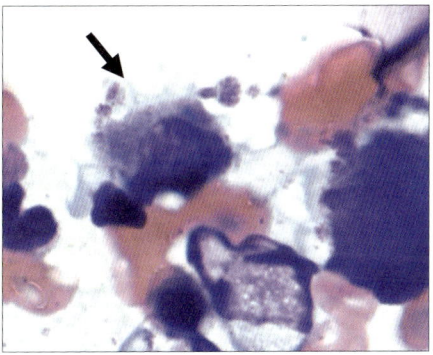

図7 巨核球系（megakaryocytic series）の異形成（カテゴリーA）：微小巨核球（micro megakaryocytes: mMgk）
単核または2核で，サイズは前骨髄球以下である．

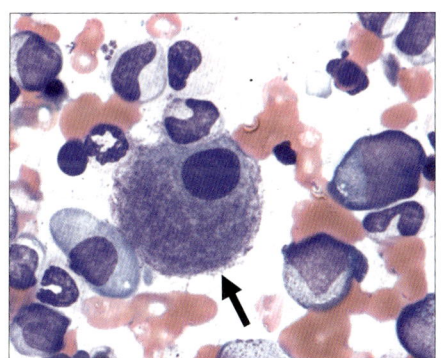
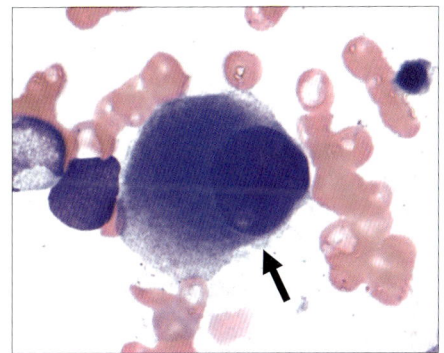

図8 巨核球系の異形成（カテゴリーB）：非分葉核（non-lobulated nuclei）
核は分葉していないが細胞質にはアズール顆粒がみられるため，核のみの異形成と思われる．

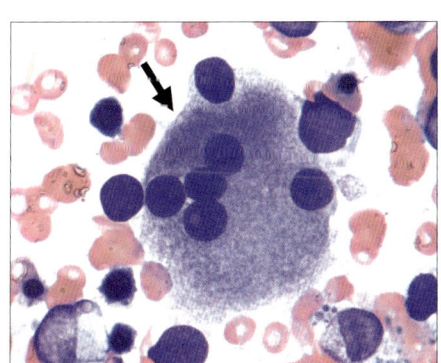
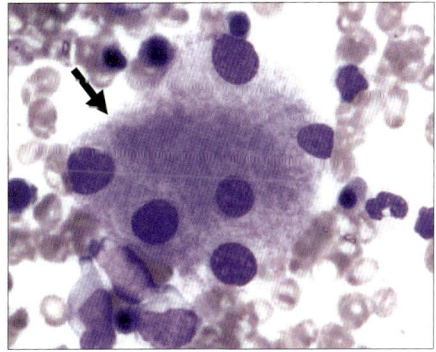

図9 巨核球系の異形成（カテゴリーB）：分離多核（multiple, widely-separated nuclei）
比較的大型で，核が円形多核で離れて存在する．

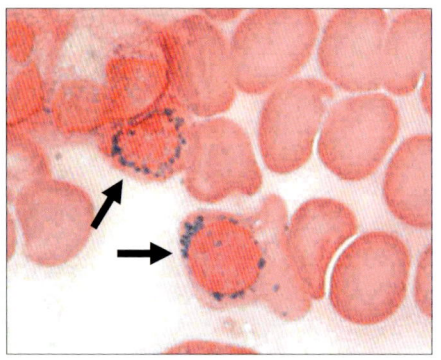 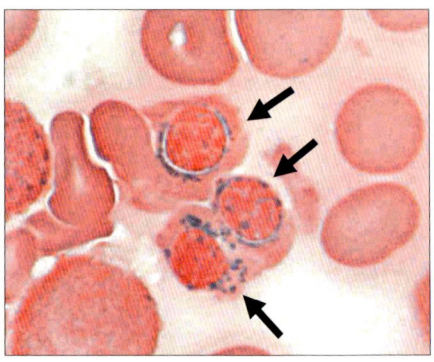

図10 赤血球系 (erythroid series) の異形成 (カテゴリー A): 環状鉄芽球 (ring dsideroblasts: RS)

核周の1/3以上に核に沿った鉄顆粒を認める．または核に沿って5個以上の明瞭な鉄顆粒を認める．後者はIWG-MDSのRSの定義である．

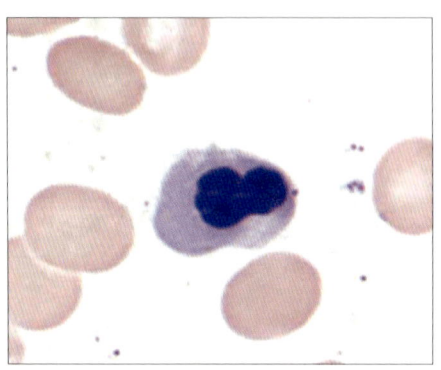 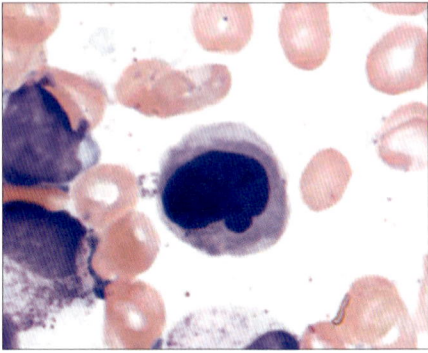

図11 赤血球系の異形成（カテゴリー B）: 核辺縁不整（budding）

核が単核で辺縁不整があり，クロマチン構造が不均等に分布し，濃染する．

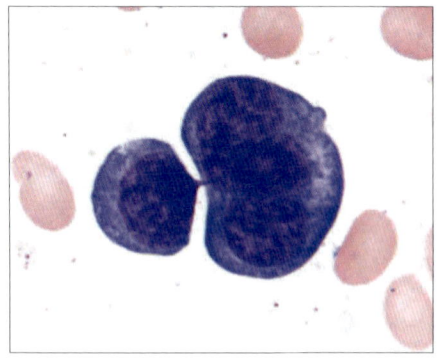 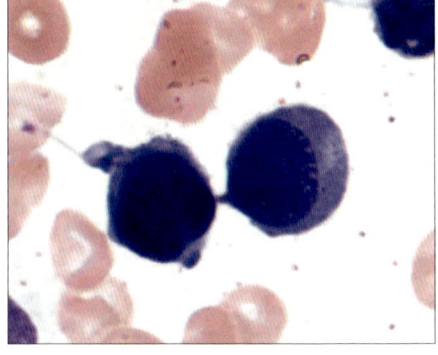

図12 赤血球系の異形成（カテゴリー B）: 核間（染色質）架橋（internuclear bridging）

2個の細胞が核でつながっている．

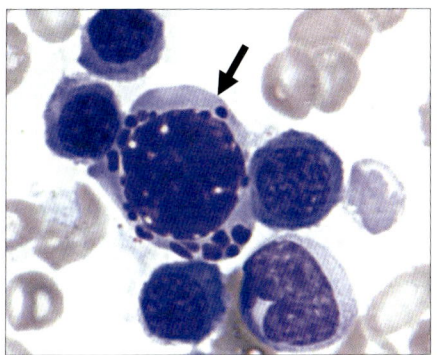 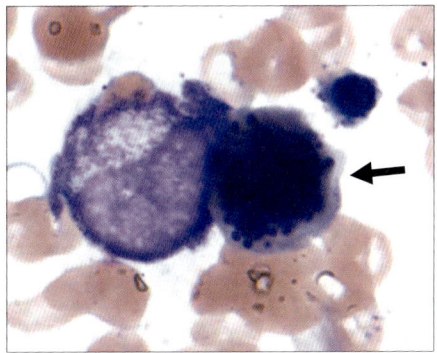

図13 赤血球系の異形成（カテゴリーB）：核崩壊像（karyorrhexis）
核のアポトーシス様形態である．

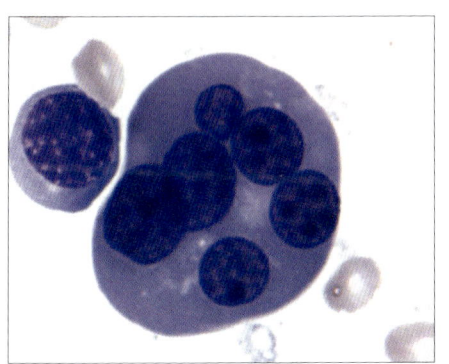 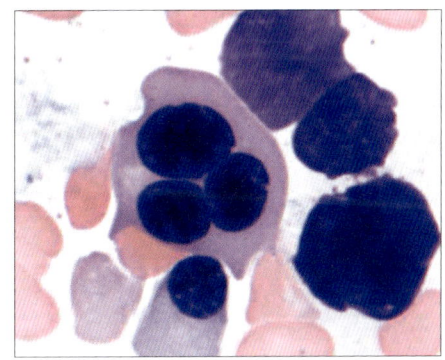

図14 赤血球系の異形成（カテゴリーB）：多核赤芽球（multinuclearity）
比較的大型で多核であり，核融解像もみられる．

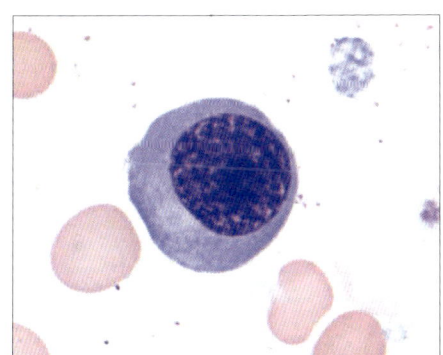 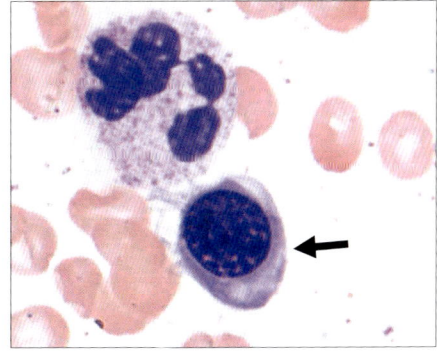

図15 赤血球系の異形成（カテゴリーB）：巨赤芽球様変化（megaroblastoid changes）
細胞質の成熟度に対して核の成熟度が遅れ（核細胞質成熟乖離），核クロマチンがスポンジ状にみえる．また，不均等な核クロマチン凝集（核融解像）もみられる．細胞のサイズは巨赤芽球性貧血にみられる巨赤芽球ほど大きくないのが特徴である．

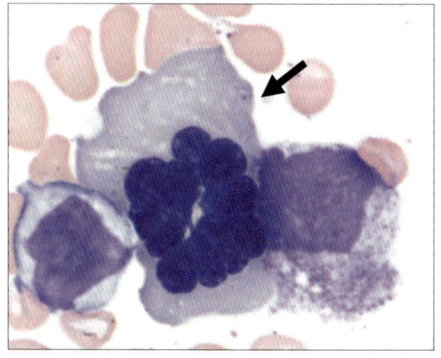
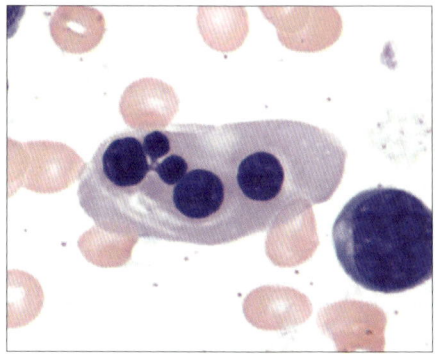

図16 赤血球系の異形成（その他の異形成）：過分葉核赤芽球（hyperlobation）
1個の細胞内で核が分葉し，核糸でつながっている．

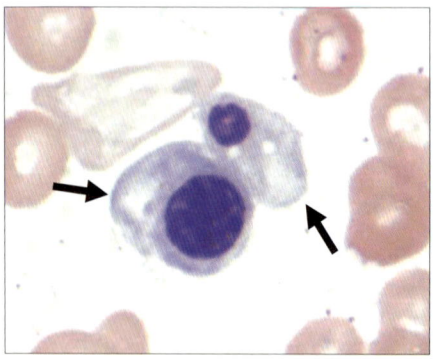
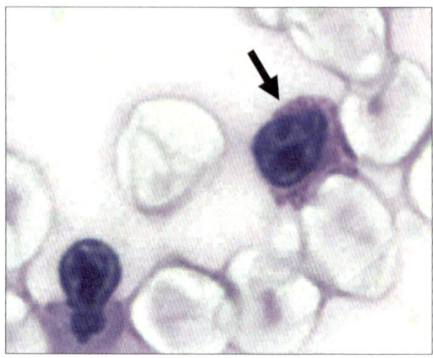

図17 赤血球系の異形成（カテゴリーB）：細胞質（cytoplasm），空胞化（cuolization）
細胞質に空胞化がみられる．

図18 赤血球系の異形成（その他の異形成）：細胞質（cytoplasm），PAS陽性（PAS positive）
細胞質がびまん性にPAS染色陽性（赤色）である．

（新保　敬）

巻頭アトラス

骨髄病理学

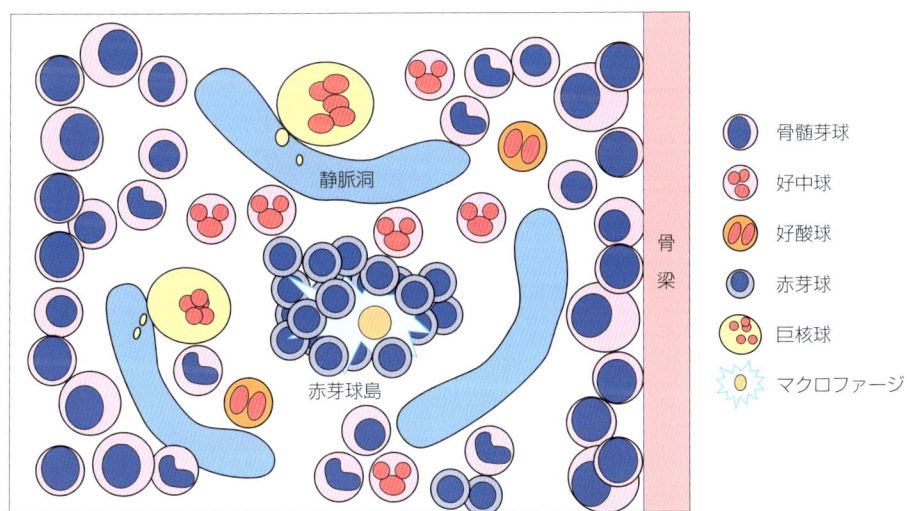

図1　骨髄造血細胞の分布パターン
顆粒球系細胞は骨梁に沿うように幼若細胞が分布し成熟するにつれて骨髄腔へと移動する．赤芽球はマクロファージを中心に赤芽球島と呼ばれる集塊を形成している．巨核球は静脈洞に接して存在し，細胞質の一部は脈管内にある．なお骨髄組織中にはリンパ管は存在しない．

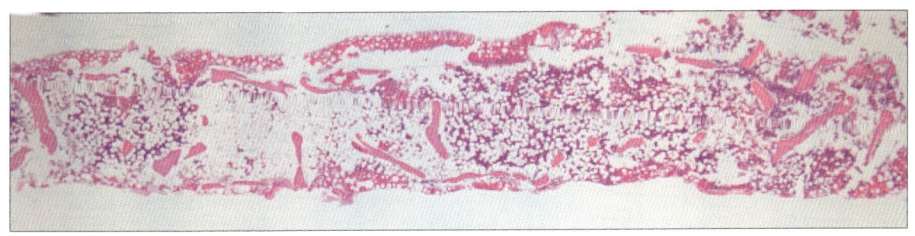

図2　骨髄針生検（10 mm 長）
60歳代の男性．全体としては軽度低形成に留まるが，図左側に脂肪のみからなる領域がみられる．骨髄中の造血組織の分布は均一ではないことに注意が必要である．なお，本例はHodgkinリンパ腫の臨床病期決定のために施行された骨髄生検で，腫瘍浸潤は認められなかった．

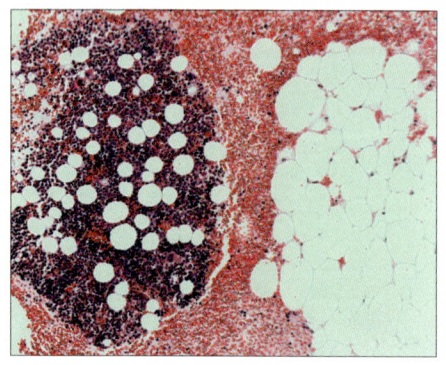

図3 骨髄クロット切片

70歳代の女性．汎血球減少の精査のため骨髄検査が施行された．十分に有核細胞密度の保たれた造血組織と，脂肪のみからなる骨髄とがほぼ同量採取されている．骨髄中の造血組織の分布は均一ではないことに注意が必要である．なお，本例は染色体異常も認められ，分類不能型骨髄異形成症候群（myelodysplastic syndromes, unclassifiable: MDS-U）と診断された．

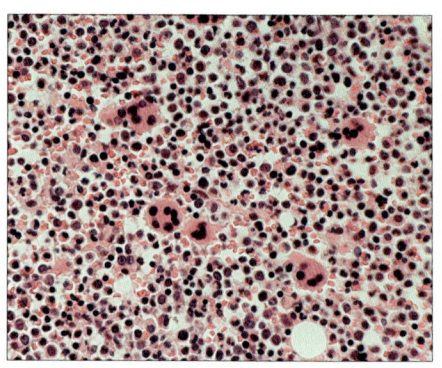

図4 骨髄異形成症候群（MDS），骨髄穿刺クロット切片

60歳代の女性．汎血球減少の精査のため骨髄生検が施行された．骨髄芽球1.8％．
末梢血の血球減少と骨髄の過形成が骨髄異形成症候群（MDS）の基本的な病像である．造血3系統の血球の形態異常の評価は塗抹標本で行うが，巨核球の形態異常は組織標本でも認識しやすい．この写真では過形成骨髄に円形分離多核を示す巨核球が多数認められる．

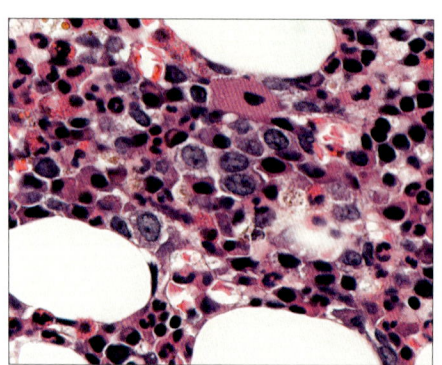

図5 ALIP（abnormal localization of immature precursors），骨髄針生検

正常骨髄では顆粒球系造血は骨梁から骨髄腔に向かって成熟していく．MDS，急性骨髄性白血病（acute myelogenous leukemia: AML）などの造血器腫瘍ではこうした造血細胞の正常な分布パターンが失われ骨髄腔内に幼若細胞のクラスターが認められることがある．写真では核小体の見られる大型類円形核を有する細胞が集族しているのが認められる．穿刺クロット標本ではALIPの判定は難しい．

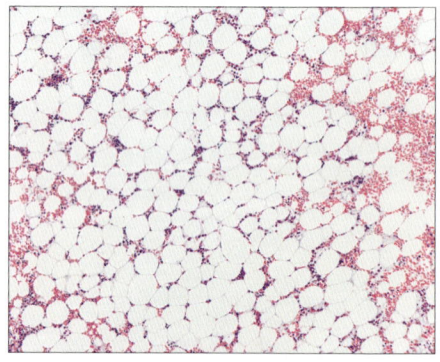

図6 低形成MDS，骨髄穿刺クロット切片

血球減少と血球の形態異常がありながら骨髄の有核細胞密度が低い場合が決して少なくない．こうした低形成MDSでは造血組織の分布が均等に減少している場合が多いが，慢性骨髄不全では造血巣が島状に分布するのでMDS，再生不良性貧血（aplastic anemia: AA）の鑑別が容易でないことがある．

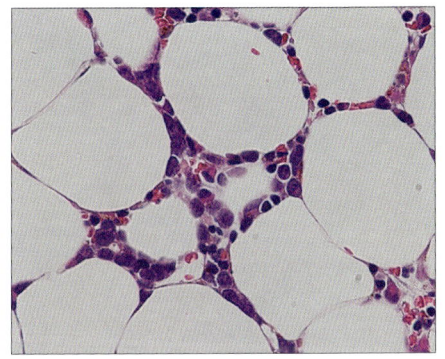

図7 低形成 MDS，骨髄穿刺クロット切片

この例では組織学的には脂肪組織中に幼若細胞のクラスターが認められた（生検での ALIP に相当する所見）が骨髄芽球比率の上昇はなく多血球系異形成を伴う不応性血球減少症（refractory cytopenia with multilineage dysplasia: RCMD）と診断された．

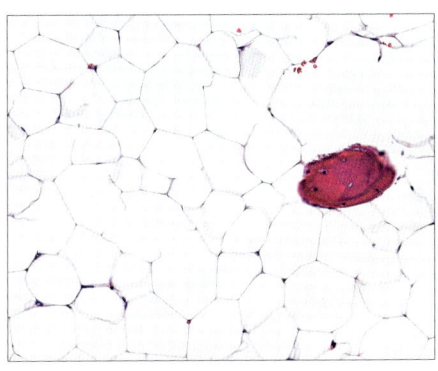

図8 AA，骨髄針生検

60 歳代の男性．貧血精査のため骨髄生検が施行された．骨髄針生検．AA の骨髄は一般に低形成を示すがその程度は様々である．組織学的には造血 3 系統のうち巨核球の減少が目立ち，肥満細胞が散見されることが多い．

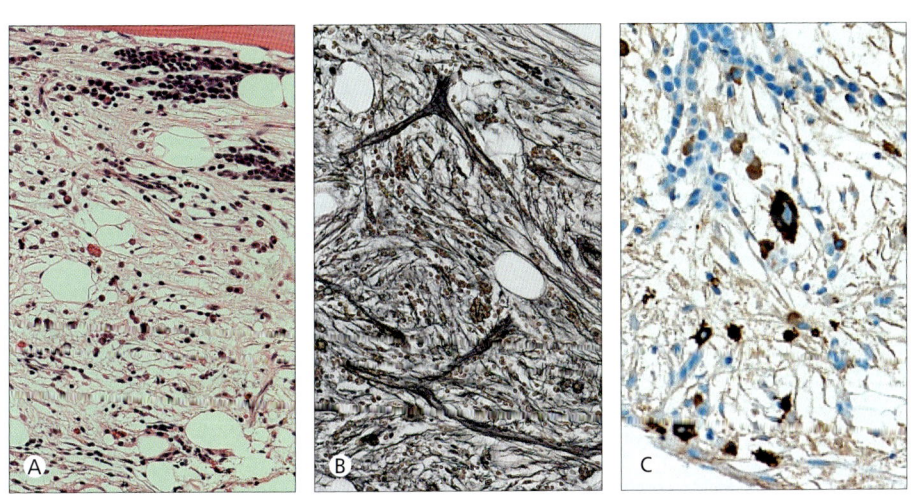

図9 骨髄線維症を伴う MDS，骨髄針生検: A) HE 染色，B) 鍍銀染色　C) CD61 免疫染色

50 歳代の女性．汎血球減少症の精査のため骨髄生検が施行された．骨髄では細胞は減少している（A）．一方，びまん性に細網線維が増加し（B），CD61 陽性の小型巨核球が骨梁近傍にみられるなどの異常所見がみられる（paratrabecular megakaryocytes）．骨髄線維症を伴う MDS は予後不良である．

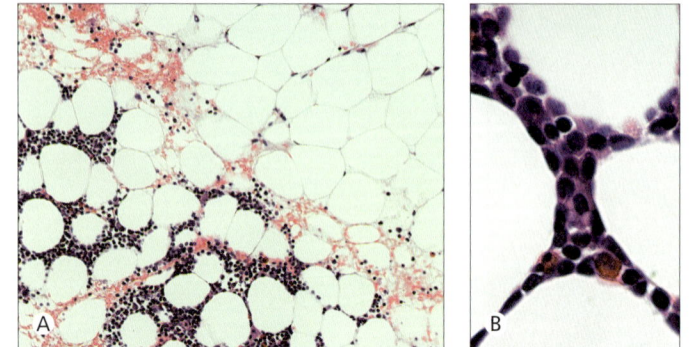 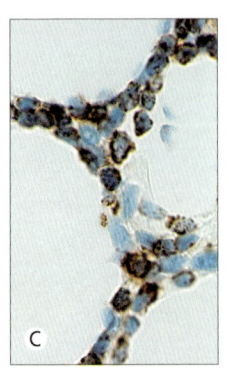

図10　MDS 関連変化を伴う AML，骨髄穿刺クロット：A と B）HE 染色　C）CD117 免疫染色

60 歳代の男性．汎血球減少症の精査のため骨髄穿刺が施行された．骨髄は低細胞性で骨髄芽球比率は 30％であった．骨髄生検では造血組織は不均一に分布している（A）．高倍率視野では芽球の小クラスターがみられ（B），CD117 陽性の芽球が増加している（C）．

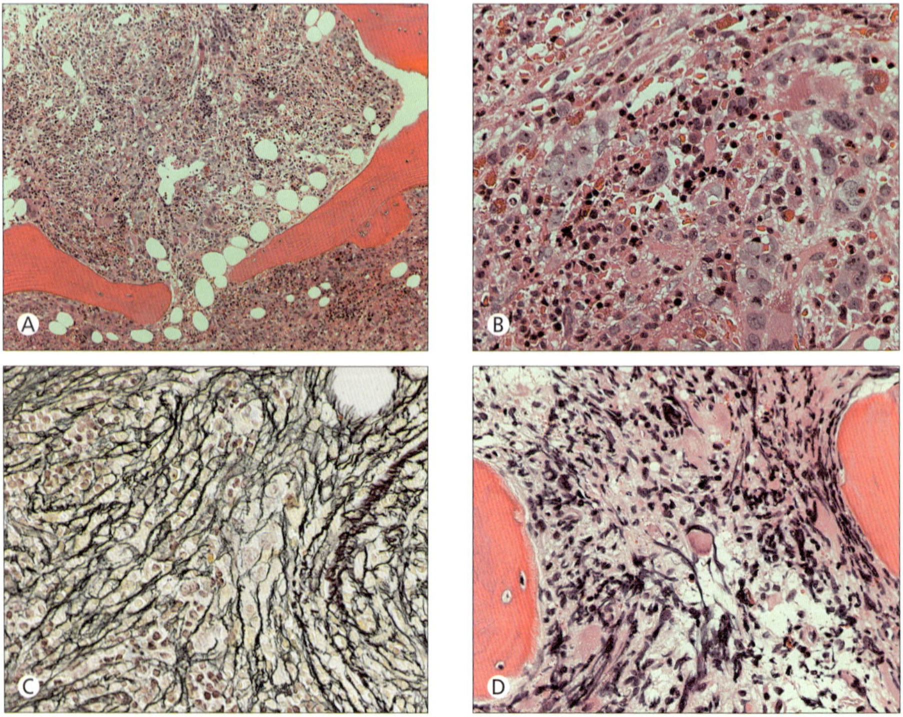

図11　原発性骨髄線維症（primary myelofibrosis：PMF），骨髄針生検：A と B）HE 染色，C）鍍銀染色，D）HE 染色（別症例）

60 歳代の男性．主訴は腹部膨満感．初診時，発熱と脾腫を認めた．貧血の精査のため骨髄生検が施行された．骨髄は過形成で巨核球が増加し，造血細胞が流れるように分布し線維化が示唆される．静脈洞の拡張や造骨性変化もみられる（A）．拡大を上げると核小体の明瞭な大型単核の異型巨核球の増加が目立つ（B）．鍍銀染色ではびまん性の細網線維の増加，交差像が認められる（C）．線維化期に至ると造血細胞は減少し，高度な線維化に置換されるようになる（D）．

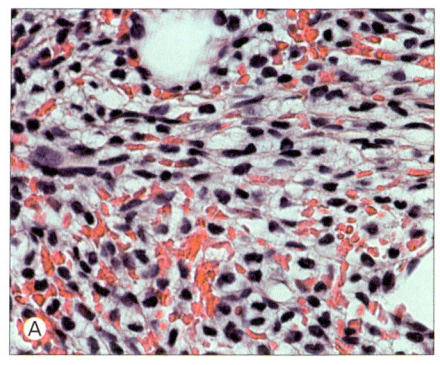 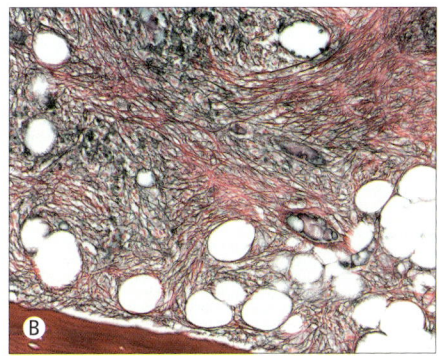

図12　有毛細胞性白血病，骨髄針生検： A）HE 染色，B）鍍銀染色

50歳代の男性．脾臓を触知する．汎血球減少を認める．末梢血には有毛細胞の出現と単球の減少を認めた．骨髄穿刺は dry tap に終わり，精査のため施行された生検では腎臓形核と比較的豊かな細胞質とからなる腫瘍細胞 hairy cell がびまん性に増殖している．細胞境界は明瞭で fried egg pattern と呼ばれる（A）．細網線維の増加に加えて，赤色に染色される膠原線維も増加している（B）．

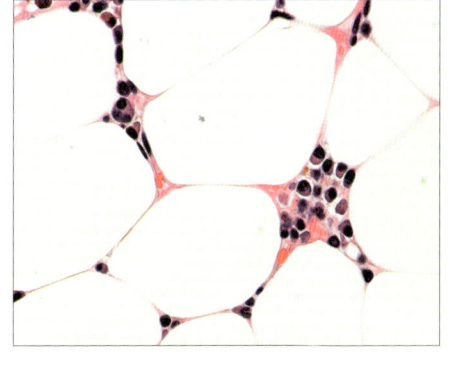

図13　形質細胞性骨髄腫，骨髄穿刺クロット切片

70歳代の男性．高度な貧血と IgGκ 型の単クローン性高ガンマグロブリン血症を認め，診断確定のため骨髄穿刺が施行された．低形成骨髄に，偏在する類円形核を有する腫瘍性形質細胞が増加している．左上方に3核の細胞もみられる．

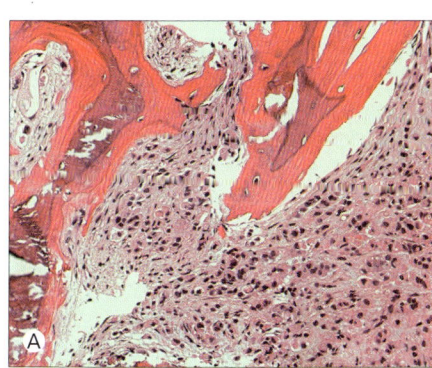 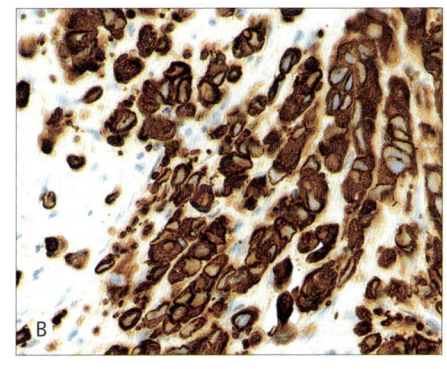

図14　がんの転移，骨髄針生検： A）HE 染色，B）サイトケラチン CAM5.2 免疫染色

50歳代の女性（乳腺の小葉がん転移）．貧血の精査のため骨髄生検が施行された．骨髄に転移した悪性腫瘍の原発部位は，成人では前立腺，乳腺，肺，消化器がんの頻度が高いが，小児では神経芽腫や横紋筋肉腫など非上皮性腫瘍が多い．骨髄にはリンパ管がないのでこれらはすべて血行性転移であり，他部位への転移を考慮する必要がある．貧血，血小板減少を呈する場合が多い．免疫組織化学的検索が診断確定に有用な場合が多い．

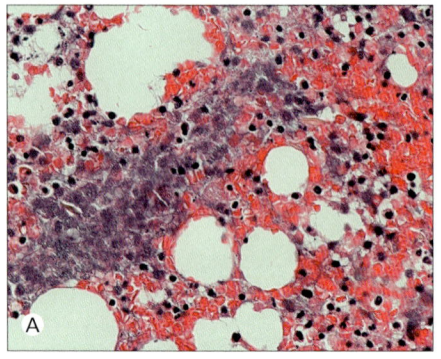 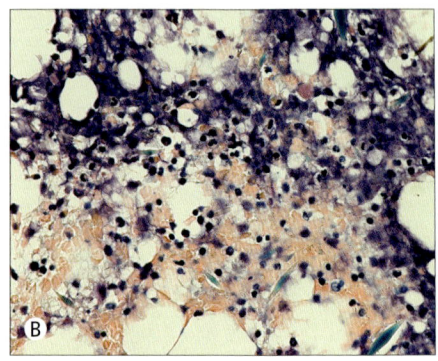

図 15　骨髄壊死，骨髄穿刺クロット切片: A) HE 染色，B) Giemsa 染色
70 歳代の男性．主訴は腰痛，前胸部痛．狭心症の疑いで受診．血液検査で貧血と血小板減少を指摘され，精査のため骨髄生検が施行された．末梢血中に骨髄芽球の出現はなかったが赤芽球を 6％認めた．骨髄壊死の原因疾患としては白血病，リンパ腫の造血器腫瘍，がんの転移，結核が多い．局所の循環障害による変化と考えられている．

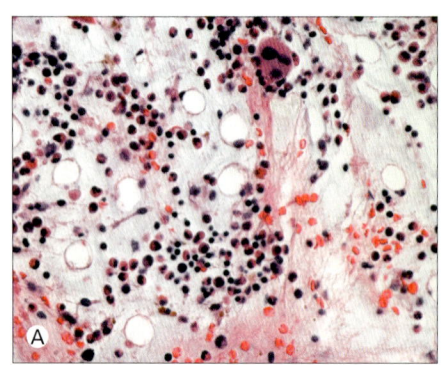 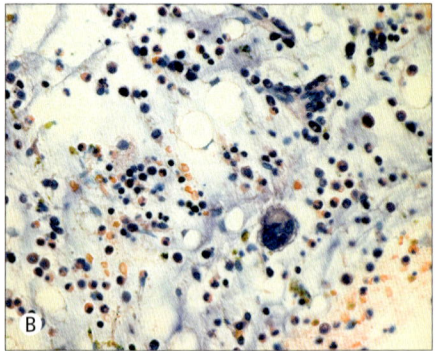

図 16　膠様変性，骨髄針生検: A) HE 染色，B) Giemsa 染色
80 歳代の男性．末期の担がん者．汎血球減少の精査のため骨髄生検が施行された．骨髄の膠様変性はヒアルロン酸を含む骨髄間質の変性でグリコアミノグリカンの増加を伴う．原因疾患としては造血器腫瘍やがんの骨髄転移，栄養障害（摂食障害やアルコール性），感染などが重要である．

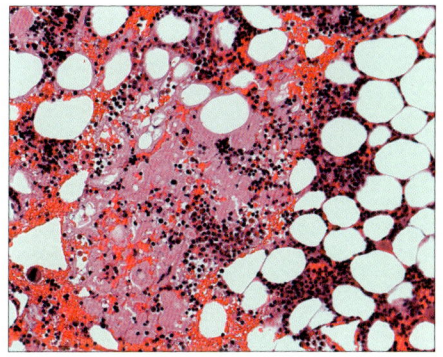

図17 骨髄のアミロイド沈着, 骨髄針生検

原発性全身性 (AL) アミロイドーシス以外にも形質細胞性骨髄腫, Waldenström マクログロブリン血症, リンパ形質細胞性リンパ腫, 慢性炎症に伴う AA アミロイドーシスの可能性を考慮する必要がある.

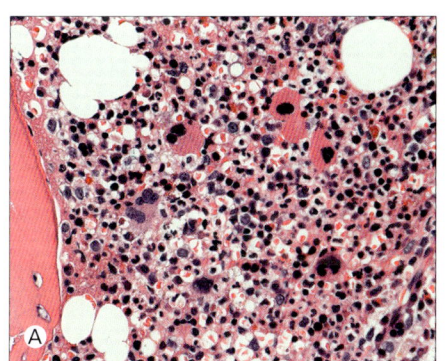 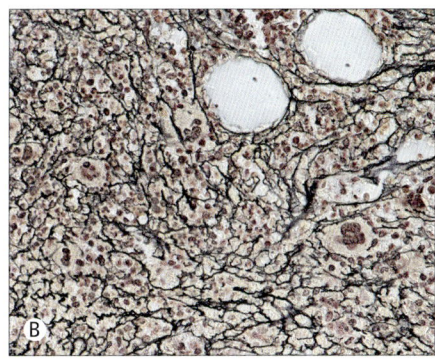

図18 Sjögren 症候群に伴う 2 次性骨髄線維症, 骨髄針生検: A) HE 染色, B) 鍍銀染色

50 歳代の女性. 30 歳代からの Sjögren 症候群に対して治療中であったが血小板減少が高度となり骨髄検査が施行された. 自己免疫性溶血性貧血や膠原病に骨髄線維症を伴うことがある. 末梢血の血球減少症を伴うが脾腫や涙滴赤血球の出現や血球形態異常はない. 骨髄は過形成で線維化は軽度ないし中等度にとどまり, リンパ球や形質細胞の浸潤を伴うとされている.

〈茅野秀一〉

1 後天性骨髄不全症の概念

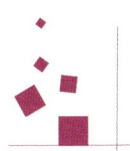

骨髄不全症に含まれる疾患

骨髄不全（bone marrow failure: BMF）の範疇には，骨髄異形成症候群（myelodysplastic syndromes: MDS），再生不良性貧血（aplastic anemia: AA），大顆粒リンパ球増多症（large granular lymphocytosis: LGL），赤芽球癆（pure red cell aplasia: PRCA），発作性夜間ヘモグロビン尿症（paroxysmal nocturnal hemoglobinuria: PNH），骨髄増殖性腫瘍（myeloproliferative neoplasms: MPNs）などの後天性骨髄不全に，先天性骨髄不全症候群（inherited bone marrow failure syndromes: IBMFS）が含まれる．これらにはオーバーラップがあり，その境界を明確に区別できないことも多い．図1[1)]にBMFとそのオーバーラップを示すが，この図もBMFの複雑さを十分に表現できているとは言いがたい．

AAは何らかの原因で造血幹細胞が持続的に減少した結果，血球減少を生じた状態であり，骨髄は低形成である．先天性と後天性があり，後天性には特発性と二次性がある．特発性再生不良性貧血において造血幹細胞が減少する機序には，①造血幹細胞自身の異常，②免疫学的機序による造血幹細胞の傷害，③骨髄微小環境の異常が考えられているが，②のT細胞を介した免疫学的機序による造血幹細胞の傷害が，主な病態であろうと推測されている．免疫抑制療法（immunosuppressive therapy: IST）の効果も高率である．AAの診断後，経過中にMDSや急性骨髄性白血病（acute myelogenous leukemia: AML）へ移行する例がある．

MDSは造血幹細胞における遺伝子変異の蓄積により発症するクローン性造血器腫瘍である．MDSは，原発性と放射線照射や抗腫瘍薬投与を契機に発症するもの（治療関連）に大別される．典型例では骨髄は正〜過形成で，造血細胞に異形成を認める．臨床像の特徴は，血球減少とAMLへの進展リスクである．次世代シークエンサーの導入によりMDSにおけるゲノム解析が急速に進んでいる．MDSの一部の症例ではAAと同様に免疫病態が血球減少に関与している．そのようなMDS例に対してはISTの効果が期待され，実際にISTで造血が回復する症例が存在する．

PNHは，phosphatidylinositol glycan-class A（*PIG-A*）遺伝子に後天的体細胞

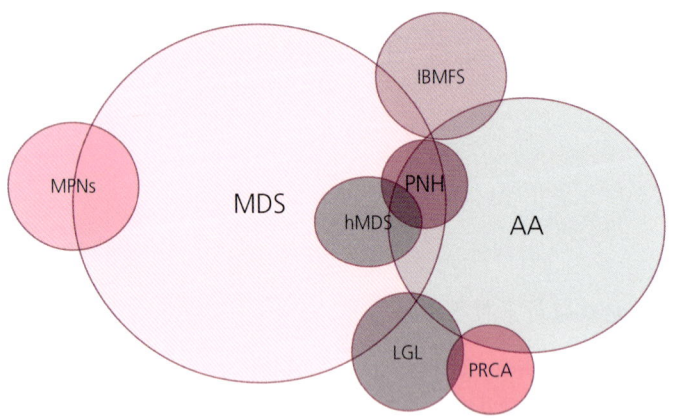

図1 骨髄不全（BFS）とそのオーバーラップ

MDS: myelodysplastic syndromes（骨髄異形成症候群），hMDS: hypoplastic MDS（低形成MDS），AA: aplastic anemia（再生不良性貧血），LGL: large granular lymphocytosis（大顆粒性リンパ球増多症），PRCA: pure red cell aplasia（赤芽球癆），PNH: paroxysmal nocturnal hemoglobinuria（発作性夜間ヘモグロビン尿症），MPNs: myeloproliferative neoplasms（骨髄増殖性腫瘍），IBMFS: inherited bone marrow failure syndromes（先天性骨髄不全症候群）
(DeZern AE, et al. Oncologist. 2014; 19: 735-45 より)[1]

突然変異が造血幹細胞レベルで生じ，その造血幹細胞がクローン性に拡大する．その結果，血球の glycosylphosphatidylinositol（GPI）アンカー蛋白が欠損し，補体による血管内溶血が起きる．PNHでも，AAやMDSへの移行や合併があり，稀にAMLへ移行する症例もある．

　PRCAは網赤血球の著減および骨髄赤芽球の著減を特徴とする疾患である．原則として赤血球系造血のみが減少する．PRCAは先天性と後天性に区分され，後天性には特発性と，基礎疾患に伴う続発性がある．また，臨床経過から急性と慢性に分類される．急性PRCAの多くは薬剤性あるいはウイルス感染症に伴うものである．後天性慢性PRCAの病因として頻度が高いのは，特発性，胸腺腫関連PRCA，大顆粒リンパ球性白血病関連PRCAである．これらに対してはISTが有効である．

　原発性骨髄線維症（primary myelofibrosis: PMF）はMPNsに属する．広範な骨髄の線維化，髄外造血，末梢血の白赤芽球症などを特徴とする．PMFは，造血幹細胞レベルに遺伝子変異が生じたことによる腫瘍性クローン増殖性疾患である．*JAK2V617F*，*MPL* の変異を伴わない症例の多くの症例において，*CALR* 変異が検出されることが明らかになった．*JAK2* または *MPL* の変異のないPMF患者の88%で *CALR* 変異が検出された[2]．JAK阻害剤であるルキソリチニブがPMFの治療薬とし

て登場した．

■ 再生不良性貧血と遺伝子変異，加齢と遺伝子変異

　上述したように，MDS は遺伝子変異の蓄積により発症する．一方，AA は非腫瘍性疾患とされる．しかし，AA の診断後，経過中に MDS や AML へ移行する例がある．この事実からは，MDS/AML に移行する AA 症例では，診断時にすでに体細胞突然変異が生じているという仮説も立てられ，AA 患者 150 例で検討が行われた．その検討では，AA の約 20% に変異が認められ，変異を有する集団は変異のない集団と比較して，有意に MDS/AML に移行する確率が高かった．そして変異は *ASXL1*，*DNMT3A*，*BCOR* に集中していた[3]．2015 年には，さらに多数例（AA 患者 439 例からの 668 検体，82 例では継時的検体）での検討が報告された．骨髄系腫瘍の候補遺伝子の体細胞変異が約 1/3 の患者で認められ，変異は特定の遺伝子群に生じていた．クローン性造血は 47% の患者に検出され，変異の保有率は年齢とともに上昇した．*DNMT3A* と *ASXL1* の変異クローンのサイズは経時的に増大した．遺伝子変異は予後にもインパクトを与えた．*DNMT3A*，*ASXL1*，*TP53*，*RUNX1*，*CSMD1* の遺伝子変異を有する群の臨床転帰は不良であった．一方，*PIGA*，*BCOR*，*BCORL1* の遺伝子変異を有する群は，予後良好であった[4]．

　健常人でも，体細胞突然変異が生じているという仮説も立てられる．全エクソンシークエンスが大規模な集団（1 万人を超える血液学的な健康人）で行われた 2 つの研究がある．その研究は同時期に公表された．その結果はほぼ同様で，遺伝子変異を有するクローン性造血は加齢とともに増加を示した．高齢者の異常クローンの保有率は約 10% と高頻度であった．MDS で検出される変異である *DNMT3A*，*ASXL1*，*TET2* の変異が高頻度であった．また，クローン性変異を有する集団は，その後の MDS/AML への移行リスクが高率であった[5,6]．

■ 新たな理解

　健康人や AA 患者においても遺伝子変異を有するクローン性造血が存在することが明らかになった．分子病態の観点からは，一部の AA 患者は前 MDS 状態にあると理解することもできる．AA 患者の体細胞突然変異を検索することにより，MDS への進展を予測できる可能性が高い．若年の重症型 AA 例に IST を選択すべきか，造血幹細胞移植（hematopoietic stem cell transplantation: HSCT）を選択すべきかの決断に，体細胞突然変異の有無と種類が判断材料になる可能性もある．分子病態が明らか

になることにより,さらに AA と MDS の概念,BMF の概念は変貌していくであろう.治療法の選択にも直結する進歩を期待する.

文献

1) DeZern AE, Sekeres MA. The challenging world of cytopenias: distinguishing myelodysplastic syndromes from other disorders of marrow failure. Oncologist. 2014; 19: 735-45.
2) Klampfl T, Gisslinger H, Harutyunyan AS, et al. Somatic mutations of calreticulin in myeloproliferative neoplasms. N Engl J Med. 2013; 369: 2379-90.
3) Kulasekararaj AG, Jiang J, Smith AE, et al. Somatic mutations identify a subgroup of aplastic anemia patients who progress to myelodysplastic syndrome. Blood. 2014; 124: 2698-704.
4) Yoshizato T, Dumitriu B, Hosokawa K, et al. Somatic mutations and clonal hematopoiesis in aplastic anemia. N Engl J Med. 2015; 373: 35-47.
5) Jaiswal S, Fontanillas P, Flannick J, et al. Age-related clonal hematopoiesis associated with adverse outcomes. N Engl J Med. 2014; 371: 2488-98.
6) Genovese G, Kähler AK, Handsaker RE, et al. Clonal hematopoiesis and blood-cancer risk inferred from blood DNA sequence. N Engl J Med. 2014; 371: 2477-87.

〈松田　晃〉

2 再生不良性貧血と骨髄異形成症候群(MDS)の診断

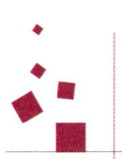

POINT

1. 再生不良性貧血は造血幹細胞が持続的に減少したために,骨髄低形成となり末梢血で血球減少をきたす疾患群である.
2. MDSは造血幹細胞レベルでの後天的遺伝子変異の結果,異常クローンが出現し,分化・成熟の途上で異常・過剰なアポトーシスをきたして血球減少に至る疾患群である.
3. 本来,再生不良性貧血とMDSは異なる疾患概念であるが,実際には境界不明瞭,あるいは中間的な病像のために診断に苦慮するような症例が少なからず存在する.
4. 良性骨髄不全症か,それとも腫瘍性疾患であるのかを判別することが患者の予後予測と治療戦略上重要である.
5. 診断には血液形態学的評価に加えて,フローサイトメトリーや染色体・遺伝子解析のような細胞の質的評価が重要であり,診断法のさらなる進歩が求められている.

　再生不良性貧血(aplastic anemia;本稿では「再不貧」と略する)と骨髄異形成症候群(myelodysplastic syndromes: MDS)はいずれも,後天性骨髄不全症の代表的な疾患として知られる難治性の造血障害である.再不貧は造血幹細胞が持続的に減少したために,骨髄低形成となり末梢血で血球減少をきたす疾患群である.一方,MDSは造血幹細胞レベルでの後天的遺伝子変異の結果,異常クローンが出現し,分化・成熟の途上で異常・過剰なアポトーシスをきたして血球減少に至る疾患群と理解されている.このように両疾患は本来明確に異なる概念であり,それぞれに診断基準が策定されているが,日常臨床の場では境界が不明瞭である場合や,あるいは中間的な病像のために診断に苦慮するような症例が少なからず存在する.本稿では再不貧とMDSの診断,特に両者の鑑別診断についていくつかの観点からアプローチしてみたい.

表1 複数血球系列の減少をきたす疾患・病態
再生不良性貧血
骨髄異形成症候群（MDS）
造血器腫瘍（急性白血病，悪性リンパ腫，多発性骨髄腫，ヘアリー細胞白血病，骨髄線維症など）
発作性夜間ヘモグロビン尿症（PNH）
溶血性貧血＋α（Evans症候群など）
巨赤芽球性貧血（ビタミンB_{12}もしくは葉酸欠乏）
骨髄占拠性病変（固形腫瘍の骨髄転移）
自己免疫疾患（SLEなど）
脾機能亢進症
薬剤性・中毒・アルコール依存症
感染症
血球貪食症候群
蓄積病

複数血球系列の減少をきたす疾患・病態

　最初に複数血球系列の減少をきたす疾患・病態を表1に示すが，きわめて多岐にわたる疾患・病態が鑑別診断の対象となる．図1は鑑別診断に至る検査の流れの概略を示したものである[1]．貧血を伴う場合，赤血球形態に関する情報はとても重要であることを強調しておきたい．また血中ビタミンB_{12}，葉酸は必ず測定しておくべきで，もしも明らかに低値であれば不要な骨髄検査を減らすことが可能である．それらを除く多くの場合，骨髄検査が確定診断のために重要な情報をもたらすことになる．とりわけ本書のテーマである骨髄不全症候群に対処するためには骨髄の精査・判定が必須である．

再生不良性貧血の診断

　複数血球系列の減少があり，骨髄が明らかに低形成（脂肪髄）所見を呈しており，血球異形成所見に乏しい場合は定型的再不貧として容易に診断される．表2に厚生労働科学研究・特発性造血障害に関する調査研究班（以下，造血障害研究班）が提唱する診断基準[2]を示す．血球減少のうち赤血球系については血中ヘモグロビン濃度が診断の指標になっている．これは赤血球数では必ずしも適切な指標とならず，ヘモグロビン濃度こそが酸素運搬能の指標であること，そもそもWHOによる貧血の定義が血中ヘモグロビン濃度によって規定されていることによる．

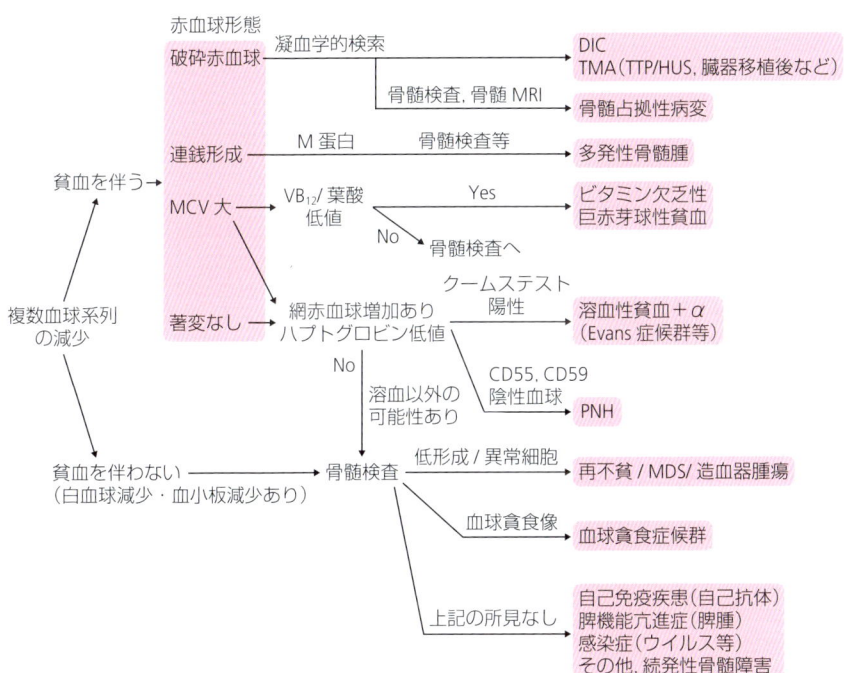

図1　複数血球減少の検査の流れ
二血球減少または汎血球減少に遭遇した際に,まず貧血を伴っているか否かで診断過程を分けてみた案である.(通山 薫.血算・血液一般検査.In: 日本臨床検査医学会ガイドライン作成委員会 編.臨床検査のガイドライン(JSLM2012).東京: 宇宙堂八木書店; 2012. p.22-6 より)[1]

　現時点では再不貧の診断は基本的に除外診断であり,2 血球もしくは汎血球減少をきたす原因となる他の疾患を除外できることが前提となる.表1および表2に示すごとくきわめて多岐にわたる疾患・病態を除外する必要がある.

　骨髄検査は骨髄不全症としての再不貧の診断上重要な情報源となることは言うまでもないが,典型的な低形成髄である場合は別として,後述するように穿刺部位によってはむしろ造血巣が保たれていたり,代償性にやや過形成を呈する例すらある.その場合たとえ細胞密度が保たれていても巨核球数が著減している場合は再不貧が示唆される.骨髄細胞密度の適切な評価には骨髄生検をぜひとも必須としていただきたいことと,さらに脊椎および腸骨 MRI を併用してなるべく広範囲の骨髄を画像評価することが強く推奨される.骨髄脂肪髄化が進むと MRI の T1 強調画像では均一の強い高信号となるが,症例によっては島状に残存する造血巣が低信号域として認められる.

表2 再生不良性貧血の診断基準

1. 臨床所見として，貧血，出血傾向，ときに発熱を認める．
2. 以下の3項目のうち，少なくとも2つを満たす．
   ①ヘモグロビン濃度: 10.0 g/dL 未満　②好中球: 1,500/μL 未満　③血小板: 10万/μL 未満
3. 汎血球減少の原因となる他の疾患を認めない．汎血球減少をきたすことの多い他の疾患には，白血病，骨髄異形成症候群，骨髄線維症，発作性夜間ヘモグロビン尿症，巨赤芽球性貧血，癌の骨髄転移，悪性リンパ腫，多発性骨髄腫，脾機能亢進症（肝硬変，門脈圧亢進症など），全身性エリテマトーデス，血球貪食症候群，感染症などが含まれる．
4. 以下の検査所見が加われば診断の確実性が増す．
   1) 網赤血球増加がない．
   2) 骨髄穿刺所見（クロット標本を含む）で，有核細胞は原則として減少するが，減少がない場合も巨核球の減少とリンパ球比率の上昇がある．造血細胞の異形成は顕著でない．
   3) 骨髄生検所見で造血細胞の減少がある．
   4) 血清鉄値の上昇と不飽和鉄結合能の低下がある．
   5) 胸腰椎体のMRIで造血組織の減少と脂肪組織の増加を示す所見がある．
5. 診断に際しては，1，2によって再生不良性貧血を疑い，3によって他の疾患を除外し，4によって診断をさらに確実なものとする．再生不良性貧血の診断は基本的に他疾患の除外によるが，一部に骨髄異形成症候群の不応性貧血と鑑別が困難な場合がある．

(再生不良性貧血診療の参照ガイド　平成26年度改訂版より)[2]

表3は造血障害研究班による病型分類である．本章で主に取り上げているのは後天性特発性の再不貧である．なお重症度分類については治療戦略に直結するため，別稿にて述べられる．

再生不良性貧血の非定型例の考え方

これら典型的な所見から外れる，すなわち非定型的再不貧の存在が低頻度ながら従来から指摘されてきた．以下に例示する．

低形成でない再不貧

末梢血所見からは再不貧が推定されるが，骨髄が低形成を呈さない症例である．再不貧の場合でも胸骨骨髄は細胞髄が比較的維持されやすいこと，さらに腸骨骨髄でも造血巣が島状に残存していて，当該部位をたまたま穿刺あるいは生検すると，正形成ときには過形成にすらみえることがある．しかしそのような造血領域の中で巨核球数が著減している場合は再不貧が強く示唆される．逆に巨核球が容易に見つかるような標本の場合，再不貧は否定的といえる．

表3 再生不良性貧血の病型分類

Ⅰ．先天性
　1．Fanconi 貧血
　2．dyskeratosis congenita
　3．その他

Ⅱ．後天性
　1．一次性（特発性）
　2．二次性
　　a．薬剤
　　b．化学物質
　　c．放射線
　　d．妊娠
　3．特殊型
　　a．肝炎関連再生不良性貧血
　　b．再生不良性貧血－PNH 症候群

（再生不良性貧血診療の参照ガイド 平成 26 年度改訂版より）[2]

異形成を伴う再不貧

　血球異形成像の多くは決して MDS に特異的ではない．特に赤芽球系に限定されるような異形成は，薬剤の影響その他多くの要因で起こり得る．赤芽球系のみに軽度の巨赤芽球様変化や核辺縁不整などの異形成が 10％程度の細胞にみられる場合は再不貧かあるいは MDS〔この場合 WHO 分類第 4 版[3]では refractory cytopenia with unilineage dysplasia（RCUD）の中の refractory anemia（RA）の可能性がある〕なのか判断に苦慮することになる．そのとき赤芽球系のみの異形成が 10％を超えている場合，その情報のみで MDS を想定し再不貧を否定するのは早計といえる．発作性夜間ヘモグロビン尿症（paroxysmal nocturnal hemoglobinuria: PNH）の症例でも赤芽球系のみの有意な異形成がみられることがある．一方，顆粒球系や巨核球系に 10％を超える異形成があれば再不貧を除外できるとみなしてよい．

核型異常を伴う再不貧

　再不貧の骨髄細胞は腫瘍性クローン由来ではないので，通常は正常染色体核型を示す．しかし造血幹細胞および前駆細胞が枯渇して造血細胞集団が極端に減少すると，オリゴクローン性造血に依存することになる．このようなクローンに偶然核型異常が出現すれば染色体検査で異常クローンとして検出され，クローン性造血が証明されると同時に MDS とみなされる可能性がある．しかし臨床血液学的に再不貧の病像であれば，それは核型異常を伴う再不貧とみなすのが一般的であり，過去の報告を総合すると，典型的な再不貧でも 4～11％の例に核型異常が見出されている．例えば 13q−

が検出された場合はむしろ免疫抑制療法に感受性のある比較的良性の骨髄不全症候群ととらえる傾向にある．それに対して7番染色体の欠失性変異が検出された場合はMDS（この場合 MDS, unclassifiable, 後述）またはMDSへの移行を考慮する必要がある．

なおヒト染色体に関する国際命名規約（International System for Human Cytogenetic Nomenclature: ISCN, 1995年）において染色体分析でクローン性を証明するためには，染色体数の増加（トリソミーなど）や構造異常（転座型異常など）の場合は同一の異常が2細胞以上，染色体数の欠失性変化（モノソミーなど）の場合は3細胞以上に検出されることとなっており，分析核盤が少ない場合や異常染色体の検出数が少ない場合は参考データにとどめるべきである．

MDSの概念

異常な造血幹細胞が増殖と血球分化を繰り返した結果，造血系が異常クローンに置換される後天性造血障害である．骨髄は一般に正ないし過形成であるが，無効造血のために貧血・血球減少をきたし，しばしば骨髄不全に陥る．さらに異常クローンの質的変貌によって急性骨髄性白血病（acute myelogenous leukemia: AML）へ移行しやすい前白血病性格を併せ持つ．各血球系にはさまざまな異形成像が出現する．ただし病態は多様で，腫瘍クローンによる病態が顕在化する症例から再生不良性貧血に類似した免疫学的機序による良性骨髄不全症候群まで，広汎な疾患群を含んでおり，後述するようにしばしば鑑別の論点となる．

MDSの発症と病態に関わる分子基盤をめぐる研究は近年急速な進展をみせている．5q-症候群の共通欠失領域における遺伝子学的本態の解明をはじめ，骨髄系腫瘍の成立に共通した増殖シグナル分子の活性化変異，増殖制御分子の抑制性変異，エピジェネティックな遺伝子発現システムの異常，RNAスプライシング関連分子異常などの重要な知見が集積されており，MDSの素地を形成する founder mutation に増殖優位性獲得・急性白血病移行に関わる driver mutation が上乗せされることによって，悪性化に至る一連の病態が進行していくものと想定される[4]．代表的な遺伝子変異を表4に示した．

MDSのWHO分類

MDSの系統だった病型分類は，1982年に French-American-British (FAB) グループにより提唱されたMDSのFAB分類に始まるが，その後WHO分類第3版

表4 MDSの発症と病態・病型移行への関与が示唆される遺伝子変異

Biological pathway と該当遺伝子	MDSにおける変異の頻度	臨床像，病型との関連	予後との関連
RNAスプライシング	60〜70%		
SF3B1		環状鉄芽球増加病型に強く関連	予後良好
SRSF2		CMMLにおける *TET2* 変異との共存	予後不良，AML移行
U2AF1		RCMD，RAEB	予後不良，AML移行
ZRSR2			
DNAメチル化	40〜50%		
TET2		MDS各病型を含む骨髄系腫瘍で高頻度に検出	予後は不定
DNMT3A		MDS各病型	予後不良
IDH1/IDH2		RCMD，RAEB	予後不良
クロマチン修飾	20〜30%		
ASXL1		RCMD，RAEB，CMML	予後不良
EZH2		RCMD，RAEB	予後不良
転写因子	20〜30%		
RUNX1		RCMD，RAEB	予後不良
BCOR		RCMD，RAEB	予後不良
DNA修復	〜10%		
TP53		進行期MDS	予後不良，AML移行
Cohesin	〜10%		
STAG2		RCMD，RAEB	予後不良
RAS経路	〜10%		
CBL		種々の病型，小児ではJMML	
NRAS/KRAS		種々の病型，小児ではJMML	
NF1		種々の病型，小児ではJMML	
DNA複製	〜10%		
SETBP1		atypical CML，進行期MDS	予後不良，AML移行
増殖因子レセプター	〜5%		
CSF3R		CNL	

CMML: 慢性骨髄単球性白血病，RCMD: 多血球系異形成を伴う不応性血球減少症，RAEB: 芽球増加を伴う不応性貧血，JMML: 小児骨髄異形成症候群，CML: 慢性骨髄性白血病，CNL: 慢性好中球性白血病
(Cazzola N, et al. Blood. 2013; 122: 4021-34 を参考に作成)[4]

（2001年）を経て，現在WHO分類第4版（2008年, 表5)[3]が世界的に用いられているので，以下にMDSのWHO分類（第4版）で規定された病型を簡潔に紹介する．

表5 MDS の WHO 分類（第 4 版）（小児 MDS は提示していない）

病　型	末梢血所見	骨髄所見
単血球系異形成を伴う不応性血球減少症 (refractory cytopenia with unilineage dysplasia: RCUD) 不応性貧血（refractory anemia: RA） 不応性好中球減少症（refractory neutropenia: RN） 不応性血小板減少症（refractory thrombocytopenia: RT）	1〜2 系統の血球減少 芽球（−）またはごくわずか（1％未満）	1 系統のみで 10％以上の細胞に異形成 芽球 5％未満 環状鉄芽球は全赤芽球の 15％未満
鉄芽球性不応性貧血 (refractory anemia with ring sideroblasts: RARS)	貧血 芽球（−）	赤芽球系の異形成のみ 環状鉄芽球は全赤芽球の 15％以上 芽球 5％未満
複数血球系異形成を伴う不応性血球減少症 (refractory cytopenia with multilineage dysplasia: RCMD)	1〜3 系統の血球減少 芽球（−）またはごくわずか（1％未満） Auer rod（−） 単球 1×10³/μL 未満	2 系統以上で 10％以上の細胞に異形成 芽球 5％未満 Auer rod（−） 環状鉄芽球 15％以上の場合も RCMD とする
芽球増加を伴う不応性貧血-1 (refractory anemia with excess blasts-1: RAEB-1)	血球減少 芽球 5％未満* Auer rod（−） 単球 1×10³/μL 未満	1〜3 系統に異形成 芽球 5〜9％* Auer rod（−）
芽球増加を伴う不応性貧血-2 (refractory anemia with excess blasts-2: RAEB-2)	血球減少 芽球 5〜19％ Auer rod（±）** 単球 1×10³/μL 未満	1〜3 系統に異形成 芽球 10〜19％ Auer rod（±）**
分類不能型 MDS (MDS, unclassifiable: MDS-U)	血球減少*** 芽球 1％以下または 1％台****	異形成は有意でないが，MDS を示唆する細胞遺伝学的異常がある 芽球 5％未満
5q-症候群 〔MDS with isolated del(5q), 5q-syndrome〕	貧血 血小板数は正常または増加 芽球（−）またはごくわずか（1％未満）	低分葉核をもつ巨核球が増加 芽球 5％未満 del(5q) の単独異常 Auer rod（−）

*骨髄中芽球＜5％で末梢血中の芽球比率が 2〜4％の場合は RAEB-1 とする．
**Auer rod がみられる場合は芽球の多寡にかかわらず RAEB-2 とする．
***1 系統のみの細胞に異形成があって汎血球減少を呈する症例は MDS-U とする．
****骨髄中芽球＜5％で末梢血中の芽球比率が 1％台の場合は MDS-U とする．
(Brunning RD, et al. Myelodysplastic syndromes. In: Swerdlow SH, et al, eds. WHO classification of tumours of haematopoietic and lymphoid tissues. Lyon: IARC Press; 2008. p.87-107 より改変して引用)[3]

単一血球系統の異形成を伴う不応性血球減少症（refractory cytopenia with unilineage dysplasia: RCUD）

血球3系列のうち1系列のみに有意な（10%以上）異形成所見がみられ，血球減少は単血球減少かまたは二血球減少を呈する病型で，芽球の増加は伴わない．汎血球減少の場合は後述するMDS, unclassifiable（MDS-U）に該当する．RCUDには不応性貧血（refractory anemia: RA），不応性好中球減少症（refractory neutropenia: RN），不応性血小板減少症（refractory thrombocytopenia: RT）の3区分があるが，これらの疾患名は減少している血球系列からではなく，有意な異形成を示す系列に応じてつけられる．MDSの診断上あいまいになりやすく，クローン性造血異常を示す根拠がない場合は，半年程度の観察期間をもって慎重に診断するべきである．

環状鉄芽球を伴う不応性貧血（refractory anemia with ring sideroblasts: RARS）

MDSの中で，環状鉄芽球（WHO分類では核周囲3分の1以上にわたって5個以上の鉄染色陽性顆粒が認められるものを指す）が骨髄総赤芽球の15%を超えており，かつ他の2血球系列に有意な異形成所見がない場合がRARSと定義される．ただし先天性遺伝性鉄芽球性貧血や，鉛・薬物など原因が特定されたものは除外される．なお他の2血球系列に有意な異形成所見がある場合はRCMD（後述）になり，骨髄芽球が5%以上ある場合はRAEB（後述）の範疇である．およそ8割の症例において，RNAスプライシング装置構成分子の異常が発見され，そのうち*SF3B1*の変異が大多数を占めることが近年小川らによって報告され，事実上の原因遺伝子と考えられている[5]．

多血球系異形成を伴う不応性血球減少症（refractory cytopenia with multilineage dysplasia: RCMD）

血球減少と複数血球系列に異形成所見がみられる病型が該当する．ただし骨髄芽球増加も単球増加もない．複数系列に顕著な異形成が見られるような典型的なMDS例が該当する．RCUDやRARSよりも予後は悪い．本カテゴリーの要件を満たし，かつ鉄染色で環状鉄芽球が骨髄総赤芽球の15%を超える例もWHO分類第4版ではRCMDに包含されるが，環状鉄芽球が有意に増加している症例の大多数にRNAスプライシング装置分子の変異が同定されたことから，環状鉄芽球増加例はそれ以外のRCMDと区別しておくべきであろう．

芽球増加を伴う不応性貧血（refractory anemia with excess blasts: RAEB）

骨髄芽球が増加傾向にあり，急性白血病移行への途上に位置する疾患群がRAEBであり，MDS症例のおよそ3分の1を占める．WHO分類第4版では骨髄中または末梢血中の芽球の多寡によってRAEB-1とRAEB-2に区分される．RAEB-1における骨髄芽球は末梢血では2〜4%，骨髄中では5〜9%まで，RAEB-2では末梢血では5〜19%まで，または骨髄中で10〜19%までと規定される．Auer rod検出例は芽球の多寡にかかわらずRAEB-2とする．RAEBの多くは高リスク群に区分され，3割前後が急性白血病に移行するが，一方白血病に移行しなくてもしばしば重篤な骨髄不全に陥る．

分類不能型骨髄異形成症候群（MDS, unclassifiable: MDS−U）

第4版におけるMDS-Uは具体的に次の3つの病態を含んでいる．(1) RCUDまたはRCMDに該当する血液学的所見を示すが，末梢血中の芽球比率が1%台である場合，(2) 骨髄所見上は1系列のみに異形成所見がみられるが，汎血球減少をきたしている場合，(3) 血球減少があるが芽球増加がなく，有意な異形成所見もみられないが，5番，7番染色体異常や複雑核型異常などMDSを示唆するような細胞遺伝学的異常が検出された場合，と規定された．いずれも経過中に他の病型に合致する所見が現れれば診断名を変更することになるので，疾患カテゴリーとして確定したものとはいい難い．

5q−症候群（MDS with isolated del(5q): 5q−syndrome）

芽球増加がなく単一の染色体異常del(5) を有する病型をいう．欧米における発症頻度はMDSの約10%前後とされているが，本邦ではきわめて稀で，MDS全体の1〜2%と概算される．MDS病型の中で唯一女性に好発することが特徴である．大球性貧血を呈する一方，血小板数は正常もしくは増加することが多い．巨核球は増加しており，単核かせいぜい2核の細胞が目立つのが特徴である(巨核球のnuclear hypolobation)．5番染色体長腕の5q31-5q33領域は本患者共通の欠失領域（common deleted region）で，この領域に存在する遺伝子の中で，とくにリボゾーム蛋白をコードしている*RPS14*の半数体欠失，およびマイクロRNA（miR-145とmiR-146a）の半数体欠失が本症候群につながる原因遺伝子候補とされている．

病型移行することは少なく，急性白血病へ移行するのは10%未満とされる．サリドマイド誘導体のレナリドミドが高率に奏効し，貧血の改善および異常クローンの減少・消失をもたらすことが確認されている．

小児の骨髄異形成症候群（childhood myelodysplastic syndrome）

　成人 MDS に対応する病型が定義されているが，複数血球減少と骨髄低形成を呈する症例が多いことから，それらに対して小児不応性血球減少症（refractory cytopenias of childhood: RCC）と呼ばれる病型が提唱されており，これが小児における一次性 MDS の主体をなしている．異形成所見は成人 MDS と同様の観点で評価されるが，骨髄低形成を呈する場合に再生不良性貧血との鑑別が問題となる．

■ MDS の診断と異形成の判定

　造血障害研究班の提唱する診断基準を表 6 に示す[6]．慢性の血球減少およびそれに伴う貧血症状，易感染性，出血傾向が発見の端緒となるが，いずれの症状も血球減少に伴う症状として一般的であり，自覚症状を伴わないことも稀でない．赤血球は正球性ないし大球性のことが多いが，大小不同や奇形赤血球もしばしばみられる．網赤血球は減少していることが多いが，必ずしも一定の傾向を示さない．

　MDS を疑った場合，骨髄穿刺検査は必須項目である．それも 1 回の検査で確定診断に至らない場合は時期をおいて再検することが必要である．骨髄は通常正ないし過形成を呈するが，十数％の症例は低形成であり再生不良性貧血との鑑別に難渋することがある．WHO 分類では末梢血および骨髄中の芽球比率 20％未満と規定されている．ただし 20％未満であっても，いわゆる反復性の細胞遺伝学的異常を呈する場合は MDS から除外される．他にも血球減少をきたして MDS と鑑別すべき疾患・病態が多々あり，すぐれた鑑別能力が求められる．

　MDS 診断の決定的基準は血球形態異常，つまり異形成所見と細胞遺伝学的所見である．MDS にみられる主な異形成所見を表 7 に示した．WHO 分類では異形成細胞が各血球系列のうちで 10％を超えた場合に有意ととると記載されているが，形態異常が軽微な症例では統一的な判定が困難となる．そこで造血障害研究班では MDS 形態ワーキンググループが中心となって，「不応性貧血（骨髄異形成症候群）の形態学的異形成に基づく診断確度区分と形態診断アトラス」という冊子の形で異形成判定の標準化が提唱された[7]．表 7 における異形成のうち MDS として診断的価値が高いとされる環状鉄芽球，低分葉好中球（Pelger 核異常），脱顆粒好中球，微小巨核球の 4 項目をカテゴリー A の異形成，それ以外の異形成所見は MDS としての特異性が低いのでカテゴリー B と設定する．この設定を基に異形成の程度を定量化して 4 段階に区分し（表 8），さらに芽球比率と染色体異常の有無の情報を加味して，MDS 診断確度区分が表される（表 9）．MDS 診断確度区分の詳細については，ぜひ上記冊子を参照されたい．

表6 骨髄異形成症候群の診断基準

1. 臨床所見として，慢性貧血を主とするが，ときに出血傾向，発熱を認める．症状を欠くこともある．
2. 末梢血で，1血球系以上の持続的な血球減少を認めるが，血球減少を欠くこともある．不応性貧血（骨髄異形成症候群）の診断の際の血球減少とは，成人で，ヘモグロビン濃度 10 g/dL 未満，好中球数 1,800/μL 未満，血小板数 10 万/μL 未満を指す．
3. 骨髄は正ないし過形成であるが，低形成のこともある．

A. 必須基準（FAB 分類では，1），2）が，WHO 分類では，1）〜4）が必須である）
   1) 末梢血と骨髄の芽球比率が 30％未満（WHO 分類では 20％未満）である．
   2) 血球減少や異形成の原因となる他の造血器あるいは非造血器疾患が除外できる．
   3) 末梢血の単球数が 1×10^9/L 未満である．
   4) t(8;21)(q22;q22)，t(15;17)(q22;q12)，inv(16)(p13q22) または t(16;16)(p13;q22) の染色体異常を認めない．

B. 決定的基準
   1) 骨髄塗抹標本において異形成が，異形成の程度の区分（表7参照）で Low 以上である．
   2) 分染法，または fluorescence in situ hybridization (FISH) 法で骨髄異形成症候群が推測される染色体異常（表9参照）を認める．

C. 補助基準
   1) 骨髄異形成症候群で認められる遺伝子異常が証明できる．（例，RAS 遺伝子変異，EVI1 遺伝子発現亢進，p53 遺伝子変異，p15 遺伝子メチル化など）
   2) 網羅的ゲノム解析〔マイクロアレイ CGH (comparative genomic hybridization) 法，single nucleotide polymorphisms arrays (SNP-A)〕で，ゲノム異常が証明できる．
   3) フローサイトメトリーで異常な形質を有する骨髄系細胞が証明できる．

診断に際しては，1，2，3 によって不応性貧血（骨髄異形成症候群）を疑う．
A の必須基準の 1) と 2)（WHO 分類では 1）〜4）のすべて）を満たし，B の決定的基準の 1)〔WHO 分類では 1) または 2)〕を満たした場合，不応性貧血（骨髄異形成症候群）の診断が確定する．
A の必須基準の 1)，2)〔WHO 分類では 1)〜4) のすべて〕を満たすが，B の決定的基準により，不応性貧血（骨髄異形成症候群）の診断が確定できない場合，あるいは典型的臨床像（例えば輸血依存性の大球性貧血など）である場合は，可能であればCの補助基準を適用する．補助基準は不応性貧血（骨髄異形成症候群），あるいは不応性貧血（骨髄異形成症候群）の疑いであることをしめす根拠となる．
補助基準の検査ができない場合や疑診例（idiopathic cytopenia of undetermined significance (ICUS) 例を含む）は経過観察をし，適切な観察期間（通常 6 カ月）での検査を行う．

注1: ここでの WHO 分類とは，WHO 分類第 4 版を指す．
注2: 不応性貧血（骨髄異形成症候群）と診断できるが，骨髄障害をきたす放射線治療や抗腫瘍薬の使用歴がある場合は原発性としない．
注3: 不応性貧血（骨髄異形成症候群）の末梢血と骨髄の芽球比率は FAB 分類では 30％未満，WHO 分類では 20％未満である．
注4: FAB 分類の慢性骨髄単球性白血病（CMML）は，WHO 分類では不応性貧血（骨髄異形成症候群）としない．
注5: WHO 分類第 4 版では，典型的な染色体異常があれば，形態学的異形成が不応性貧血（骨髄異形成症候群）の診断に必須ではない．

(骨髄異形成症候群診療の参照ガイド 平成 26 年度改訂版より)[6]

表7 MDSにみられる主な異形成所見

赤芽球系	顆粒球系	巨核球系
核辺縁不整	小型または巨大好中球	微小巨核球
核間架橋	低分葉好中球（Pelger核異常好中球）	単核〜低分葉核巨核球
核崩壊像	過分葉好中球	分離多核巨核球
多核赤芽球	脱顆粒（無顆粒〜低顆粒）好中球	
過分葉核赤芽球	偽Chédiak-Higashi顆粒	
巨赤芽球様変化	Auer小体	
環状鉄芽球		
細胞質空胞化		
PAS染色陽性赤芽球		

赤字の4項目は造血障害研究班におけるカテゴリーAに該当し，それ以外の項目はカテゴリーBに入る．
(Brunning RD, et al. Myelodysplastic syndromes. In: Swerdlow SH, et al, eds. WHO classification of tumours of haematopoietic and lymphoid tissues. Lyon: IARC Press; 2008. p.87-107 より改変して引用)[3]

表8 定量的判定に基づく異形成の程度区分

High:
　1．ペルゲル核異常≧10%または無顆粒≧10%，かつ微小巨核球≧10%
　　　または
　2．環状鉄芽球≧15%
Intermediate:
　2〜3系統で異形成（カテゴリーAとBの合計）≧10%
Low:
　1系統で異形成（カテゴリーAとBの合計）≧10%
Minimal:
　1〜3系統で異形成（カテゴリーAとBの合計）1〜9%

(朝長万左男，他，編．不応性貧血（骨髄異形成症候群）の形態学的異形成に基づく診断確度区分と形態診断アトラス．厚生労働科学研究費補助金・特発性造血障害に関する調査研究班 平成19年度研究．2008より)[7]

　MDSを診断する上でもうひとつ重要なのは細胞遺伝学的所見である．MDS患者骨髄の染色体異常は半数強の症例に検出され，とくに5q−，−5，−7，+8，20q−など不均衡型異常の頻度が多いが，均衡型異常でもMDSを示唆できる異常がいくつかある（表10）．染色体異常は重大な予後予測因子となるが，これについては別稿にて述べられる．
　遺伝子異常の検出とフローサイトメトリーは後述するように，MDSの確定診断上有力な情報となる．

表9　MDSの診断確度区分

診断確度区分	骨髄芽球比率（%）	異形成の程度の区分	染色体所見の区分
MDS Definite	5〜19	High, Int, Low	Any
	0〜4	High	Any
	0〜4	Int, Low	Abnormal
MDS Probable	0〜4	Int	Normal or Unknown
MDS Possible	0〜4	Low	Normal or Unknown
ICUS	0〜4	Minimal or None	Normal or Unknown

（朝長万左男, 他, 編. 不応性貧血（骨髄異形成症候群）の形態学的異形成に基づく診断確度区分と形態診断アトラス. 厚生労働科学研究費補助金・特発性造血障害に関する調査研究班　平成19年度研究. 2008 より）[7]

表10　診断時にMDSで認められる染色体異常（WHO分類 第4版）

染色体異常の種類	原発性MDS	治療関連MDS
不均衡型		
+8*	10%	
−7 or del(7q)	10%	50%
−5 or del(5q)	10%	40%
del(20q)*	5〜8%	
−Y*	5%	
i(17q) or t(17p)	3〜5%	
−13 or del(13q)	3%	
del(11q)	3%	
del(12p) or t(12p)	3%	
del(9q)	1〜2%	
idic(X)(q13)	1〜2%	
均衡型		
t(11;16)(q23;p13.3)		3%
t(3;21)(q26.2;q22.1)		2%
t(1;3)(p36.3;q21.2)	1%	
t(2;11)(p21;q23)	1%	
inv(3)(q21q26.2)	1%	
t(6;9)(p23;p34)	1%	

*形態学的基準を満たさない場合は，これらの染色体異常の単独の存在のみではMDSと診断できない．持続する原因不明の血球減少に加えて，遺伝子異常などMDSを示唆する所見が診断に必要となる．
(Brunning RD, et al. Myelodysplastic syndromes. In: Swerdlow SH, et al, eds. WHO classification of tumours of haematopoietic and lymphoid tissues. Lyon: IARC Press; 2008. p.87-107 より改変して引用）[3]

■ MDS の非定型例の考え方

　MDS と確定診断するのに苦慮もしくは躊躇する症例は稀でなく，以下のような場合があげられる．

低形成 MDS

　一般的な骨髄低形成の定義は，骨髄細胞密度が年齢 70 歳未満であれば 30％未満，70 歳以上であれば 20％未満とされている．この定義に照らせば，MDS のうちおよそ十数％の症例は骨髄所見から低形成 MDS と判定される．再不貧および低形成性白血病との鑑別が問題となるが，いずれかの血球系に 10％を超える有意な異形成所見があれば再不貧を除外し，芽球比率が 20％未満であることによって低形成性白血病と区別する．ただし再不貧の項で述べたように，赤芽球系のみに有意な異形成がみられるときは，巨核球数の著減など再不貧の特徴が併存する場合にはむしろ再不貧の可能性を考えるべきである．一方低形成 MDS の病態形成として，異常クローンの無効造血に加えて再不貧に類似した正常造血抑制機構の存在も想定されており，相互の鑑別は容易でない．

異形成の乏しい MDS

　有意な血球異形成の存在はそもそも MDS の疾患概念の根幹とされているので，典型的な異形成所見に乏しいときに MDS を想定することは当然議論の分かれるところである．WHO 分類第 4 版では，−Y，トリソミー 8 あるいは 20q−の単独異常のみあって異形成に乏しい場合は核型異常だけをもって MDS と診断すべきではないが，MDS に相応しい染色体または遺伝子異常があれば，異形成所見に乏しくても前述した MDS-U の範疇の一つに入るとされている．

■ 再不貧と MDS の鑑別診断：むしろ良性骨髄不全か，それとも腫瘍性疾患か否かの鑑別が重要

　再不貧にせよ MDS にせよ，単一の疾患ではなく，臨床所見上共通点をもった疾患の集合体と考えられるが，個々の患者の診断においてどちらの病名であるかをはっきりさせることは，患者側への説明や保険診療上きわめて重要である．しかしながらより本質的に重要なことは，良性骨髄不全（再不貧，PNH，免疫抑制療法が奏功する一部の MDS）なのか，それとも悪性腫瘍性疾患（造血器腫瘍としての MDS）なのかを鑑別することであろう．この両者は生命予後が異なり，また治療戦略もまったく異な

るからである.
　とは言っても，両者の鑑別の決め手となるような項目は比較的少ないが，なかには重要度の高い内容もある．以下に列挙する．

①血球減少のうち，とくに血小板減少が顕著な場合

　骨髄中の巨核球が著減していることが確認できれば，良性骨髄不全の可能性が高い．血漿中 thrombopoietin 濃度高値（≧320 pg/mL）の症例では良性骨髄不全（MDS ではなく再不貧）を考えるべきとの提案と符合する[8]．逆に巨核球が十分存在しているのに血小板減少が顕著で，かつ消費性血小板減少を否定できる場合，再不貧は否定的である．

②血球異形成が軽度

　良性骨髄不全の可能性が高い．特に赤芽球系のみに異形成がある場合は，たとえその頻度が有意（10％以上）であっても MDS と断定するのは困難であり，上述したごとく異形成を伴う再不貧など良性骨髄不全が十分に考えられる．

③好中球減少があるのに NAP スコア低値

　好中球アルカリホスファターゼ（neutrophil alkalinephosphatase: NAP）スコアは，機能的に正常な好中球において内因性もしくは薬剤として投与された G-CSF に反応して上昇する．実際 NAP スコアは好中球減少を呈する重症再不貧の多くの症例で上昇するが，MDS 症例では高値から低値までさまざまであり，特に低値の場合は異常クローン由来好中球の存在が考えられる．したがって好中球減少の割に NAP スコアが上昇していない症例では，再不貧よりも MDS が示唆される．

④細胞 phenotyping における異常発現パターン

　再不貧の骨髄細胞の表面抗原発現パターンは基本的に正常骨髄細胞と変わらないのに対して，MDS にみられる骨髄細胞では表面抗原の aberrant expression がしばしば指摘されている．CD34$^+$/CD19$^-$分画の増加，CD38$^{-/dim}$/CD34$^+$分画の増加，CD34$^+$または CD117$^+$分画における CD7 や CD56 の異常発現などが指摘されており，MDS の異常 phenotype をフローサイトメトリーで検出するための国際的なガイドラインが European LeukemiaNet Working Group から提唱されている[9]．

⑤免疫組織染色における異常所見

　骨髄の免疫組織化学染色にて TP53 およびヘモグロビン F の陽性度が高い場合は，

再不貧ではなく MDS が示唆されるとの報告がある．

⑥PNH 型血球の検出

　glycosylphosphatidyl inositol-anchored protein（GPI アンカー蛋白）欠損血球は元来 PNH の特徴とされており，標的分子には CD16，CD55，CD59，CD66b などがあるが，これらの表面分子が欠損した PNH 型血球は再不貧や一部の MDS 症例の末梢血中にも検出されることが知られている．中尾らにより開発された高感度フローサイトメトリー法を用いると，好中球ではSSC^{low} $CD11b^+CD55^-CD59^-$分画，赤血球の場合は glycophorin $A^+CD55^-CD59^-$分画を抽出するという手法によって，cut-off 値 0.003％という高精度で PNH 型血球の有無を判定できる．その結果再不貧の約 60％，MDS の約 20％が PNH 型血球陽性であること，さらにこれらの症例では免疫抑制療法の効果が期待できることがわかった[10]．PNH 型血球陽性の MDS 症例では HLA-DR15（DRB1*1501）保有率が高く，再不貧と同様に免疫学的背景をもつ良性の骨髄不全症候群ととらえるべきである．最近では GPI アンカー蛋白に特異的に結合する aerolysin を蛍光標識した fluorescent aerolysin（FLAER）が高感度マーカーとして用いられている．

⑦クローン性造血の証明

　骨髄における染色体核型異常の存在は必ずしも再不貧を否定する絶対的根拠とはならないものの，MDS を示唆する所見として重視されてきた．通常の G-banding に加えて FISH 法を適用すると，モノソミー 7 のような aneuploidy の検出率が倍増することが知られている．

　通常の G-banding に加えて single nucleotide polymorphism array（SNP-array）を併用し，クローン性変化の検出感度の向上を試みた Maciejewski らの報告によると，再不貧 93 例，低形成 MDS 24 例を解析した結果，uniparental disomy（UPD）の例も含めると再不貧の 19％，低形成 MDS の 54％にクローン性変化が証明された[11]．再不貧症例では HLA-A locus の loss of heterozygosity が 3 例に見つかり，免疫学的な造血抑制を逃れたクローンの拡大が再不貧の病態形成につながる可能性が示唆されたが，それとは別に当初から単クローン性を示している再不貧症例や再不貧の臨床経過中に多クローン性から単クローン性に変化した症例には注意すべきである[11]．

⑧遺伝子異常の検出

　網羅的ゲノム解析研究は表 4 に示したように造血器腫瘍横断的に発現するゲノム異

常を明らかにしてきた．問題は再不貧の一部の症例における後天的ゲノム異常の存在である．英国のMuftiらのグループは後天性かつ典型的な再不貧とみなされた150症例について骨髄系腫瘍関連遺伝子変異を検索したところ，19%の症例に遺伝子変異が検出された．その主なものは*ASXL1*，*DNMT3A*，*BCOR*などepigenetic regulationに関与する遺伝子変異であった．またこれらの症例ではテロメア長が有意に短縮する傾向があり，約4割の症例がMDSに移行したことが確認されている[12]．したがって再不貧において骨髄系腫瘍を示唆する遺伝子変異が見つかった場合は，MDSへの移行リスクを踏まえた対応が求められる．

WT1 mRNA発現は急性骨髄性白血病において上昇するが，MDS症例でもその悪性度に対応して上昇することが知られている．ただし再不貧群と低リスクMDS群との区別は困難である．

■ 再不貧とMDSの鑑別診断のための提唱ガイドライン

BennettとOraziは血液病理学的観点を重視しつつ，MDS，特に低形成MDSと

表11 低形成白血病，低形成MDS，再生不良性貧血の相互鑑別のガイドライン

末梢血塗抹標本（少なくとも100個カウント）
・末梢血芽球の出現があれば再不貧を除外
・Pelger核または脱顆粒好中球が10%以上あればMDSを考える

骨髄塗抹標本（500個カウント）
・骨髄にて好中球系または巨核球系に異形成があれば再不貧を否定
・環状鉄芽球の有意な増加があれば再不貧を否定

骨髄生検
・細胞密度の判定
・ALIPがある場合は高リスクMDS
・CD34，CD117などの免疫染色を付加して芽球比率を推定
・細網線維染色にて線維化の評価

追加検索
・染色体分析にて5番染色体や7番染色体異常があれば臨床上重要
・低形成骨髄の場合はFISH法，ときには末梢血FISHが有用
・フローサイトメトリーによる血球抗原の異常発現パターン
・PNH型血球の検索（鑑別診断というよりもむしろ病態を考える上で有意義）
・DNA解析（遺伝子変異解析，網羅的ゲノム解析）

ALIP: abnormal localization of immature myeloid precursors
(Bennett JM, et al. Haematologica. 2009; 94: 264-8より改変して引用)[13]

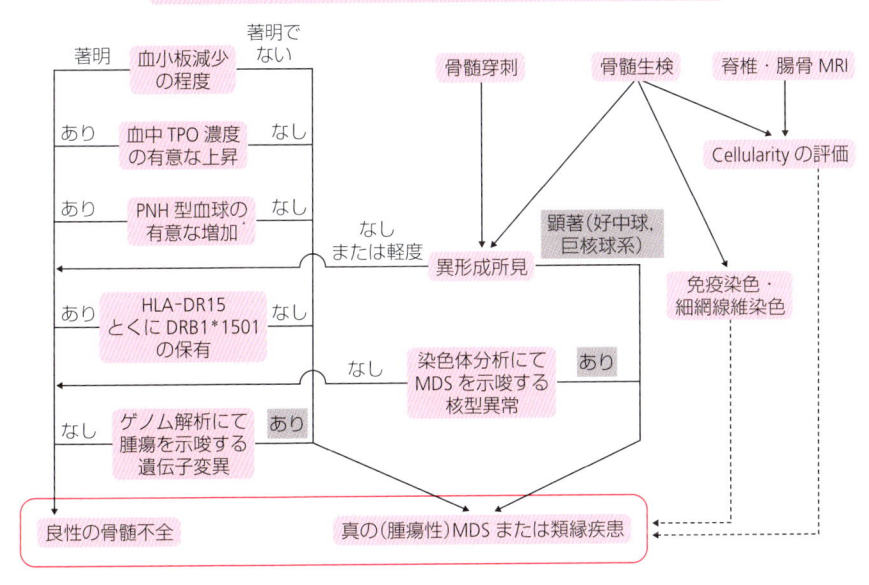

図2 骨髄不全の良性・悪性鑑別フローチャート（私案）

骨髄不全を再不貧のような良性の骨髄不全と，真の（腫瘍性）MDS およびその類縁疾患とに鑑別する流れを示した．網掛けの3カ所は，確定診断に資するポイントであるが，それ以外の判定はあくまで可能性を示すものである．
（通山 薫．臨床血液．2012; 53: 1492-9 より改変して引用）[14]

再不貧との相互鑑別についてのガイドラインを提唱した[13]．若干の修正を加えたものを表11に，また筆者が試作した骨髄不全の良性・悪性鑑別のフローチャート（私案）[14]を図2に示す．

最後に特発性血球減少症［idiopathic cytopenias of undetermined（またはuncertain）significance: ICUS］と特発性血球異形成［idiopathic dysplasias of undetermined（またはuncertain）significance: IDUS][15]についても少し触れておく．ICUS は6カ月以上持続する1系統以上の血球減少があるが，染色体異常もなく有意な異形成もないため，MDS と診断し得る基準を満たさないという疾患概念であるが，当然ながら再不貧との境界もあいまいである．ICUS はきわめてヘテロな疾患群であるが，一部に骨髄系腫瘍の予備軍が含まれている可能性が指摘されている．一方 IDUS は2つの病態，すなわち臨床的な血球減少がないのに有意な血球異形成を呈するか，もしくは造血系に骨髄系腫瘍を示唆するような細胞遺伝学的異常を有する

病態が該当する．偶然見つかるケースがほとんどで，臨床上問題となる血球減少がないので治療対象にはならないが，造血細胞の主体はすでに異常クローンとみなすべきで，その意味ではより注意深い経過観察が望ましいと考えられる．

おわりに～今後の展望

　再不貧と MDS という代表的な後天性骨髄不全症を鑑別診断することは特定疾患申請という医事診療上も重要な課題であるが，本来もっと重要なことは MDS という症候群がきわめて多様な病態の集合体であって，そのなかで再不貧類似の免疫学的背景を有し免疫抑制療法が奏効する良性骨髄不全と，骨髄系悪性腫瘍としての MDS を明瞭に鑑別することである．一方，再不貧の側からみても，後天的ゲノム異常に端を発した異常クローンの出現例が少なからず見出されてきたことを考えると，従来の再不貧イコール良性疾患，MDS イコール造血器腫瘍という枠組みに収まらない病態の存在を常に意識しながら治療戦略を構築することが強く求められる．また WHO 分類は近々改訂される見通しであり，その動向・内容を注視する必要がある．

　謝辞：本執筆にあたり，平素よりご指導・ご協力いただいた厚生労働科学研究・特発性造血障害に関する調査研究班所属の研究者各位に深謝いたします．

文献

1) 通山 薫．血算・血液一般検査．In: 日本臨床検査医学会ガイドライン作成委員会編．臨床検査のガイドライン（JSLM2012）．東京: 宇宙堂八木書店; 2012. p.22-6.
2) 再生不良性貧血診療の参照ガイド 平成 26 年度改訂版．http://zoketsushogaihan.com/file/guideline_H26/AA.pdf.
3) Brunning RD, Orazi A, Germing U, et al. Myelodysplastic syndromes. In: Swerdlow SH, et al, eds. WHO classification of tumours of haematopoietic and lymphoid tissues. Lyon: IARC Press; 2008. p.87-107.
4) Cazzola N, Della Porta MG, Malcovati L. The genetic basis of myelodysplasia and its clinical relevance. Blood. 2013; 122: 4021-34.
5) Yoshida K, Sanada M, Shiraishi Y, et al. Frequent pathway mutations of splicing machinery in myelodysplasia. Nature. 2011; 478: 64-9.
6) 骨髄異形成症候群診療の参照ガイド 平成 26 年度改訂版．http://zoketsushogaihan.com/file/guideline_H26/MDS.pdf.
7) 朝長万左男，松田 晃，編．不応性貧血（骨髄異形成症候群）の形態学的異形成に基づく診断確度区分と形態診断アトラス．厚生労働科学研究費補助金・特発性造血障害に関する調査研究班 平成 19 年度研究．2008.

8) Yamazaki H, Nakao S. Border between aplastic anemia and myelodysplastic syndrome. Int J Hematol. 2013; 97: 558-63.
9) Westers TM, Ireland R, Kern W, et al. Standardization of flow cytometry in myelodysplastic syndromes: a report from an international consortium and the European LeukemiaNet Working Group. Leukemia. 2012; 26: 1730-41.
10) Wang H, Chuhjo T, Yasue S, et al. Clinical significance of a minor population of paroxysmal nocturnal hemoglobinuria-type cells in bone marrow failure syndrome. Blood. 2002; 100: 3897-902.
11) Afable II MG, Wlodarski M, Makishima H, et al. SNP array-based karyotyping: differences and similarities between aplastic anemia and hypocellular myelodysplastic syndromes. Blood. 2011; 117: 6876-84.
12) Kulasekararaj AG, Jiang J, Smith AE, et al. Somatic mutations identify a subgroup of aplastic anemia patients who progress to myelodysplastic syndrome. Blood. 2014; 124: 2698-704.
13) Bennett JM, Orazi A. Dianostic criteria to distinguish hypocellular acute myeloid leukemia from hypocellular myelodysplastic syndromes and aplastic anemia: recommendations for a standard approach. Haematologica. 2009; 94: 264-8.
14) 通山 薫. 教育講演 EL-2: 骨髄不全症候群「再生不良性貧血と MDS の鑑別―内科の立場から―」. 臨床血液. 2012; 53: 1492-9.
15) Valent P, Bain BJ, Bennett JM, et al. Idiopathic cytopenia of undetermined significance (ICUS) and idiopathic dysplasia of uncertain significance (IDUS), and their distinction from low risk MDS. Leuk Res. 2012; 36: 1-5.

〈通山　薫〉

3-1 再生不良性貧血の治療
治療戦略

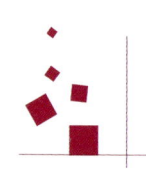

POINT

1. 再生不良性貧血の重症度（表1）と年齢に応じて，免疫抑制療法あるいは同種造血幹細胞移植，蛋白同化ホルモン療法を選択する．
2. 輸血を必要としない例（軽症〜中等症）で血球減少が進行性の場合や血小板数5万/μL以下の場合や，改善のない場合にも罹病期間が長くなるほど免疫抑制療法の奏効率が下がるので，免疫抑制療法を行う．社会的な事情や腎機能を考慮して経口薬のシクロスポリン（健康保険の適応外）単独，あるいは入院の必要なATG投与を選択する．無効の場合には蛋白同化ホルモンへの変更や追加を検討する．
3. やや重症〜最重症で，40歳未満でHLA一致同胞ドナーが得られる場合には，同種骨髄移植が第1選択になる．
4. やや重症〜最重症でHLA一致同胞ドナーが得られない場合，あるいは40歳以上の場合にはATG/シクロスポリン併用の免疫抑制療法が第1選択である．

　再生不良性貧血は，造血幹細胞が減少して，骨髄の低形成と汎血球減少を呈する症候群である．先天性と後天性がある．先天性では，DNA修復に関わる遺伝子の障害によるFanconi貧血やテロメラーゼ関連遺伝子異常による先天性角化不全症がある．後天性には，クロラムフェニコールや金製剤などによる薬剤性，肝炎後などの感染性などの二次性と，特発性がある．成人の再生不良性貧血は薬剤や感染などを契機とした，造血幹細胞に対する免疫学的な障害がほとんどである．これらの後天性の再生不良性貧血の治療について述べる．

　再生不良性貧血の合併症の主なものには真菌などの感染症，出血，輸血による鉄過剰症などがあり，また，骨髄異形成症候群（myelodysplastic syndromes: MDS），急性骨髄性白血病（acute myelogenous leukemia: AML），発作性夜間ヘモグロビン尿症（paroxysmal nocturnal hemoglobinuria: PNH）などの二次性のクローン性異常への移行という晩期の合併症がある．

表1 再生不良性貧血の重症度基準（平成 22 年度改訂）

輸血非依存性の Stage 1〜2（軽症〜中等症）の非重症例と，輸血依存性の Stage 3〜5（やや重症〜最重症）の2つに分けて，治療方針を立てることが多い．

Stage 1 軽　症	下記以外	
Stage 2 中等症	以下の2項目以上を満たす	
	網赤血球	60,000/μL 未満
	好中球	1,000/μL 未満
	血小板	50,000/μL 未満
Stage 3 やや重症	以下の2項目以上を満たし，定期的な赤血球輸血を必要とする	
	網赤血球	60,000/μL 未満
	好中球	1,000/μL 未満
	血小板	50,000/μL 未満
Stage 4 重　症	以下の2項目以上を満たす	
	網赤血球	20,000/μL 未満
	好中球	500/μL 未満
	血小板	20,000/μL 未満
Stage 5 最重症	好中球 200/μL 未満に加えて，以下の1項目以上を満たす	
	網赤血球	20,000/μL 未満
	血小板	20,000/μL 未満

注1: 定期的な赤血球輸血とは毎月2単位以上の輸血が必要なときを指す．
注2: この基準は平成 10（1998）年度に設定された5段階基準を修正したものである．
(再生不良性貧血診療の参照ガイド 2014 度改訂版より)[1]

治療方針

　再生不良性貧血の治療は，造血回復を目指す治療と支持療法の2つに分けられる．支持療法には輸血，サイトカイン，鉄キレート療法などがあり，それぞれ対症的に行われる．造血回復を目指す治療には，免疫抑制療法，同種造血幹細胞移植，蛋白同化ホルモン療法などがある．移植では造血能の完全な回復（治癒）が見込めるが，移植関連の合併症による死亡の危険がある．免疫抑制療法では抗胸腺細胞グロブリン (antithymocyte globulin: ATG) とシクロスポリン A (cyclosporine A: CsA) の併用療法が最も奏効率が高い．この治療は薬剤性や肝炎後再不貧などの二次性再生不良性貧血でも有効である．重症の再生不良性貧血に対する ATG/CsA 療法では 60〜

```
                汎血球減少の進行または 5 万/μL 以下の血小板減少
                                │
              ┌─────────────────┴─────────────────┐
              あり                                 なし
              │                                    │
         ATG 療法                          免疫病態を疑わせる所見 a
      ┌───────┴───────┐                  ┌─────────┴─────────┐
   希望しない      希望する                 あり                なし
      │               │                    │                  │
免疫病態を疑わせる所見 a   ATG b           シクロスポリン d,e    無治療で経過観察
      │           ± シクロスポリン e
  ┌───┴───┐
  なし    あり
  │       │
┌─┴─┐  シクロスポリン d,e
男性 女性 c       │
  │   │          │
  │ シクロスポリン d,e
  │   │          │
酢酸メテノロン d   │
  │   │          │
 輸血必要  輸血必要  輸血必要 f
  └───┬───┘      │
      └──────────┴──────────┐
          Stage 3 以上の治療方針に準じて治療
```

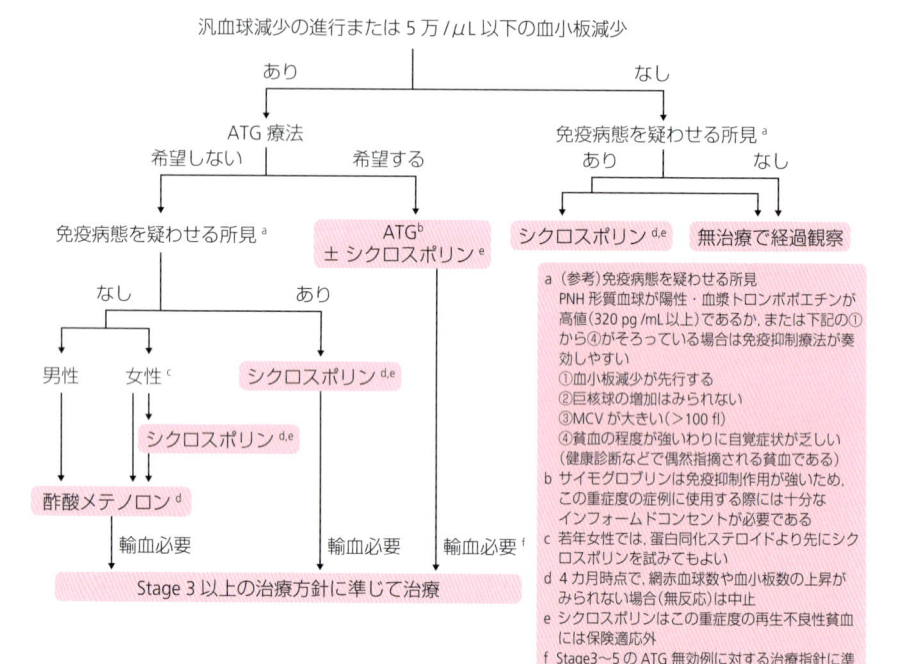

a（参考）免疫病態を疑わせる所見
PNH 形質血球が陽性・血漿トロンボポエチンが高値（320 pg/mL 以上）であるか，または下記の①から④がそろっている場合は免疫抑制療法が奏効しやすい
① 血小板減少が先行する
② 巨核球の増加はみられない
③ MCV が大きい（>100 fl）
④ 貧血の程度が強いわりに自覚症状が乏しい（健康診断などで偶然指摘される貧血である）
b サイモグロブリンは免疫抑制作用が強いため，この重症度の症例に使用する際には十分なインフォームドコンセントが必要である
c 若年女性では，蛋白同化ステロイドより先にシクロスポリンを試みてもよい
d 4 カ月時点で，網赤血球数や血小板数の上昇がみられない場合（無反応）は中止
e シクロスポリンはこの重症度の再生不良性貧血には保険適応外
f Stage3～5 の ATG 無効例に対する治療指針に準じて治療

図 1 再生不良性貧血の Stage 1 および 2（軽症～中等症）に対する治療指針
無治療経過観察が原則である．血球減少が進行性である場合や 5 万以下の血小板減少の場合には免疫抑制療法あるいは蛋白同化ホルモン投与を行う．
（再生不良性貧血診療の参照ガイド 2014 度改訂版より）[1]

80％の奏効が期待できるが，そのうちの約 1/3 の例のみが治癒（血算の正常化）し，1/3 は長期間 CsA 投与の依存性となり，残り 1/3 は再発あるいは二次性クローン性異常（PNH，MDS や AML）に移行する．蛋白同化ホルモン療法は前記の 2 つに較べて忍容性は優るが，効果の点で劣る．再生不良性貧血の治療では，有効性と安全性を考慮して，個々の症例の重症度（表 1）[1]と年齢に応じてこれらのなかから治療法を選択する．その際に特発性造血障害に関する調査研究班が作成した診療の参照ガイド[1]のアルゴリズムを参考にする（図 1～2）．

再生不良性貧血では，国際的に認められた標準的な治療効果判定基準はない．しかし，多くの臨床試験では Camitta[2]による判定基準（表 2）あるいはこれを改変したものが用いられている．そこで，治療効果の判定には，Camitta による判定基準を参考に用いる．

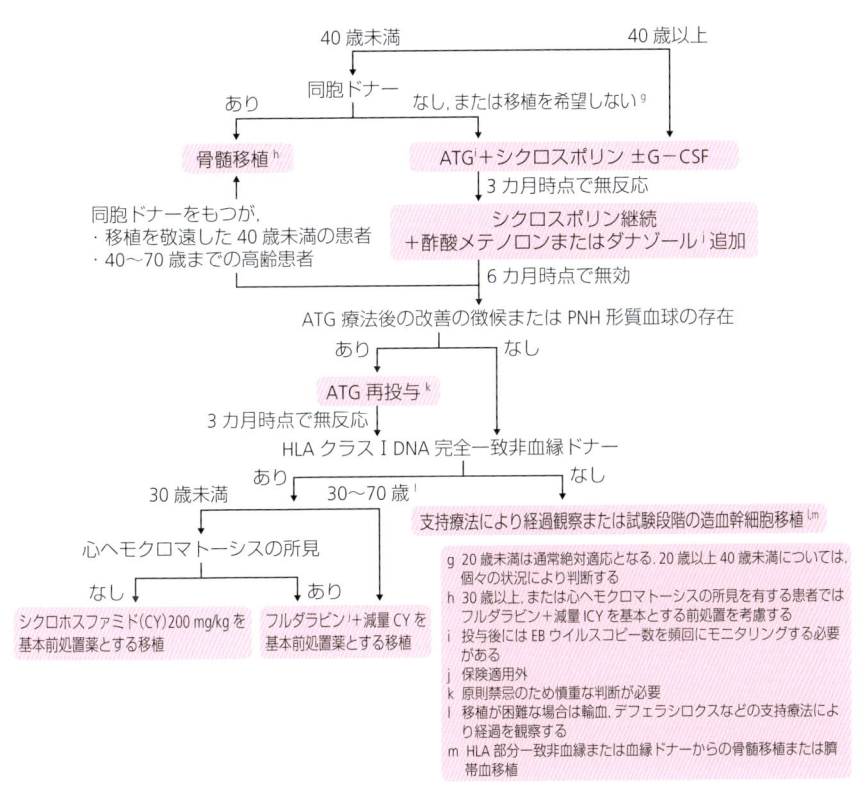

```
                        40 歳未満                    40 歳以上
                           │  同胞ドナー             │
              あり ────────┴──────── なし,または移植を希望しない g
               │                                    │
               ▼                                    ▼
           骨髄移植 h                     ATG i +シクロスポリン ±G-CSF
                                                    │ 3 カ月時点で無反応
        同胞ドナーをもつが,                            ▼
        ・移植を敬遠した 40 歳未満の患者      シクロスポリン継続
        ・40~70 歳までの高齢患者          +酢酸メテノロンまたはダナゾール j 追加
                                                    │ 6 カ月時点で無効
                                                    ▼
                           ATG 療法後の改善の徴候または PNH 形質血球の存在
                        あり ────────┬──────── なし
                           │                        
                           ▼                        
                        ATG 再投与 k                  
                           │ 3 カ月時点で無反応       
                           ▼                        
                       HLA クラス I DNA 完全一致非血縁ドナー
              あり ────── 30~70 歳 l ────── なし
               │                                    │
          30 歳未満                                   ▼
               │                        支持療法により経過観察または試験段階の造血幹細胞移植 l,m
     心ヘモクロマトーシスの所見
      なし ──┴── あり                  g 20 歳未満は通常絶対適応となる. 20 歳以上 40 歳未満については,
        │         │                       個々の状況により判断する
        ▼         ▼                     h 30 歳以上, または心ヘモクロマトーシスの所見を有する患者では
  シクロホスファミド(CY)200 mg/kg を   フルダラビン j +減量 CY を    フルダラビン+減量 ICY を基本とする前処置を考慮する
  基本前処置薬とする移植             基本前処置薬とする移植     i 投与後には EB ウイルスコピー数を頻回にモニタリングする必要
                                                         がある
                                                       j 保険適用外
                                                       k 原則禁忌のため慎重な判断が必要
                                                       l 移植が困難な場合は輸血,デフェラシロクスなどの支持療法により
                                                         経過を観察する
                                                       m HLA 部分一致非血縁または血縁ドナーからの骨髄移植または臍
                                                         帯血移植
```

図2 再生不良性貧血の Stage 3~5(やや重症~最重症)に対する治療指針

40 歳未満で HLA 一致同胞ドナーがいる場合には, HLA 一致同胞間骨髄移植を行う. 40 歳未満で HLA 一致同胞のいない例と 40 歳以上の例での第一選択は, ATG/CsA 併用の免疫抑制療法である.
(再生不良性貧血診療の参照ガイド 2014 度改訂版より)[2]

なお,再生不良性貧血は国の指定する難病であり,医療費の公費負担の制度があるので,患者に保健所などで申請するように伝える.

輸血非依存性の非重症例(Stage 1~2; 旧分類の軽症~中等症)(図1)

無治療経過観察が原則である.血球減少が進行性である場合や5万以下の血小板減少の場合には免疫抑制療法あるいは蛋白同化ホルモン投与を行う.再生不良性貧血の罹病期間が長くなるほど免疫抑制療法の奏効率が低下する.無治療で経過観察した小児の非重症例の多くは,その後輸血依存性に移行し,その時点ではすでに免疫抑制療法に抵抗性となっていることが報告されている.そこで,数カ月の観察で,改善のみ

表2　再生不良性貧血の治療効果判定基準

・重症
- 無効　　重症のまま
- 部分奏効　輸血非依存性化
　　　　　重症の基準を満たさない場合
- 完全奏効　ヘモグロビン濃度の正常化（年齢別基準値に従う）
　　　　　好中球数＞1,500/μL
　　　　　血小板数＞150,000/μL

・非重症
- 無効　　悪化，あるいは，下記のいずれにもあてはまらない場合
- 部分奏効　輸血非依存性化（ベースラインで輸血依存性の場合）
　　　　　または，少なくとも1系統以上の血球の正常化，あるいは，2倍に増加の場合
　　　　　または，ベースラインのヘモグロビン濃度＜6 g/dL では3 g/dL より多い増加の場合
　　　　　または，ベースラインの好中球数＜500/μL では500/μL より多い増加の場合
　　　　　または，ベースラインの血小板数＜2万/μL では2万/μL より多い増加の場合
- 完全奏効　ヘモグロビン濃度の正常化（年齢別基準値に従う）
　　　　　好中球数＞1,500/μL
　　　　　血小板数＞150,000/μL

(Camitta BM. Acta Haematol. 2000; 103: 16-8 より)[2]

られない場合に免疫抑制療法を行ってもよい．非重症例に対する免疫抑制療法において，CsA単独療法に比べてATG/CsA併用療法の奏効率が有意に優れている（6カ月時点の奏効率46%vs 74%）[3]．ATG投与は5日間であるが，ATG投与時のアナフィラキシーやアレルギー性の副作用や投与開始の7～14日後の血清病や感染症などの予防や輸血のために1カ月程度の入院を要する．そこで，社会的な事情を考慮して外来治療が可能なCsA（健康保険の適応外）の単独療法でもよい．

　無効であった場合には蛋白同化ホルモンへの変更や追加を検討する．蛋白同化ホルモンには肝障害の副作用があるので，定期的に肝機能を検査する．女性例では副作用の男性化作用がしばしば許容できない程度となるので，健康保険の適応外であるが，ダナゾール（ボンゾール®）の投与を考慮する[3]．

輸血依存性例（Stage 3～5；旧分類のやや重症～最重症）（図2）

　40歳未満でHLAの一致する同胞ドナーが得られる場合には，診断後に速やかに骨髄移植を行った場合に80～90%の長期生存率が期待できる[3,4]．これは免疫抑制療法による無再発生存率（約50%）よりも良好である．また，免疫抑制療法の既治療例や罹病期間の長い例における移植の成績が劣る[5]．そこで，HLA一致同胞ドナーが得られる場合には骨髄移植を第1に治療法として考慮する（p.67，表1参照）[4]．

造血幹細胞移植における幹細胞ソースに関しては，白血病などの造血器腫瘍における移植では移植片対宿主病（graft-versus-host disease：GVHD）と関連があるGVL効果が期待されるが，再生不良性貧血ではGVL効果はまったく必要ないのでできる限りGVHDを避けるべきである．末梢血幹細胞よりも骨髄の方が，慢性GVHDのリスクの低く，実際に生存率が優れていることが報告されており[3]，骨髄が勧められる．

　末梢血幹細胞を移植に用いることを考慮する場合として，①ドナーの骨髄採取が困難な場合，②ドナーの体重がレシピエント体重に較べて著しく軽い場合，③移植後早期に重症感染症を発症する可能性が極めて高い場合，などがあげられる[1]．

　再生不良性貧血の最重症型で感染症を合併し，顆粒状球コロニー刺激因子（granulocyte colony-stimulating factor：G-CSF）の投与に対しても好中球が0の状態が続いて感染症がコントロールできない場合には顆粒球輸血を用いて感染を終息させてから，非骨髄破壊的前処置を用いた移植を考慮する[1]．

　前処置はシクロホスファミド＋ATGあるいはシクロホスファミド＋ATG＋フルダラビンで，輸血量の多い症例では全身照射2Gyの追加を考慮する[1]．全身照射を用いない場合には妊孕性が保持される．HLA半合致の血縁をドナーとし，移植片対宿主病予防として移植後大量シクロホスファミド（posttransplantation-high dose cyclophosphamide：PT-CY）を用いた造血幹細胞移植が開発されているが，再生不良性貧血では，40歳以上の高齢患者におけるHLA一致同胞間骨髄移植で，GVHD予防にこのPT-CYを用いることが試みられている．

　GVHD予防のCsA投与は9カ月以上継続し，3カ月以上かけて漸減中止する．混合キメラの場合やレシピエント細胞の比率が増加してくる場合，CsAの減量や中止をすべきではないことに注意する[3]．

　HLA一致同胞ドナーが得られない場合，あるいは40歳以上の場合にはATG/CsA併用の免疫抑制療法が第1選択になる．奏効率は60～80％，5年生存率は75～85％である．HLA-DR15の症例や微小PNH血球が検出される例では，免疫抑制療法が奏効しやすいことが知られている．低リスク群MDSとの鑑別は厳密に行っておく必要があるが，免疫抑制薬を行う場合には，血中のエリスロポエチンやトロンボポエチンの濃度が著しく高値であることと，FISH検査で7番染色体の異常がないことを確認しておくことが望ましい．晩期の合併症のリスクは11年後の時点でMDSあるいはAML 8％，PNH 10％，固形腫瘍11％である[3]．

　重症における免疫抑制療法は，ATG単独療法に比べてATG/CsA併用療法で無イベント生存率と奏効率が有意に優れている（6カ月時点の奏効率31％ vs 65％）[3]．CsAの経口投与は5mg/kg/日で開始し，血中のCsAトラフレベル150～250μg/L

を目標に血圧や肝腎機能を定期的にモニターしながら，投与量を調節する[1,3]．CsA投与は少なくとも6カ月間続け，最大の反応が得られた後に減量を開始する．

免疫抑制療法に不応例

免疫抑制療法に抵抗性の若年の症例では，非血縁移植を考慮する．特に，HLA10/10アリル適合の非血縁ドナーが得られる若年の場合には，造血幹細胞移植が勧められる．最近のJMDPの解析では，HLA10/10アリル適合の非血縁ドナーがいなければ，1アリル不一致，あるいはHLA-C, -DRB1, -DQB1の複数アリル不一致ドナーは重症再不貧の非血縁ドナーとして許容されると報告されている[3,4]．

臍帯血移植は，少数例での前方視的研究の良好な成績が報告されているが，多数例の後方視的解析では生存率は40％程度である[3]．生着不全と免疫の再構築が不良であることが問題点である．

高齢者ではATGの再投与を行う．ATG/CsA療法の効果発現には通常3〜4カ月程度を要するが，その後に効果が現れるlate responderの存在が知られており，ATGの再投与は初回治療の6カ月後以降に行う．1回目ATG投与に無反応例でのATGの再投与の奏効率は30〜60％である[3]．

また，ATG/CsA療法に抵抗性の症例で好中球減少が重症ではない例では，後述する輸血と鉄キレート療法，造血因子療法の支持療法で，長期の生存が得られる例がある[3,6]．そこで，合併症がある例や高齢者では，支持療法で対処してもよい．

免疫抑制療法後の再発例

ATG/CsA併用療法を再度，行う．再投与の奏効率は30〜60％であり，1回目と2回目で同じウマATGを用いても，1回目ウマATGで2回目にウサギATGを用いても奏効率は同様である[3]．初回のATG投与に無反応の症例における2回目の投与の奏効率は30％にすぎないが，再発例では奏効率65％である[3]．ATGの3回目以降の投与において最も効果が期待できる症例は，ATGで効果がみられたことがある症例である．もし1回目あるいは2回目の投与で無反応であった場合には3度目の投与で効果がみられる可能性は極めて低い．

高齢者

高齢者では免疫抑制療法が適応となる．高齢者においてATGを投与するかどうかの判断は難しく，患者のリスクを慎重に評価する必要がある．若年者に比べて高齢者の奏効率が低く生存率も低い[3,7]．60歳以上ではATG投与で重篤な心臓合併症のリスクが高い．ATG療法の年齢の上限はないが，治療の前に重大な合併症を除外する

ことが重要である．高齢者ではATG療法に伴う出血や感染，心臓イベントと，それらによる死亡のリスクが高いことを患者によく説明する必要がある．CsAの単独投与を考慮してもよいが，高齢者では腎毒性と高血圧のリスクが高いので，CsAの血中トラフレベルを100〜150 ng/Lと低く保つことが勧められる．

高齢者で基礎体力の落ちている例や合併症を多くかかえる例では，重篤な感染症を起こさない程度の好中球数（200〜400/μL以上）があり，出血がなければ，上記の強力な免疫抑制療法を行わずに定期的な輸血だけで安定し，良好な生存が期待できる[3,6]．

妊娠例

妊娠では再生不良性貧血の再発のリスクが高く，再発率は約40％といわれている[8,9]．妊娠中の治療は支持療法が中心であり，可能であれば血小板数を2万/μL以上に保つ[9]．妊娠中にATG療法を行うことは危険を伴うので推奨できない．腎移植のデータからCsAは安全で奇形児の出産リスクは一般と変わらないので，妊娠中の治療にはCsAを考慮すべきである[9]．

染色体異常や体細胞遺伝子変異のある例

再生不良性貧血の症例では12％程度の症例に染色体異常が認められ，最もよくみられるものは，＋8，＋6，5q−，7番染色体異常であり，異常クローンは全分裂細胞の一部のみを占めることが多く，一過性で自然に消失することがある．染色体異常の有無では免疫抑制療法の成績に差はなく，＋8や13q−の例では奏効率が高いことが報告されている．そこで，染色体異常を有する症例は必ずしもMDSやAMLと同様に対処する必要はなく，免疫抑制療法の適応となる[3]．しかし，7番染色体の欠失（モノソミー7）例ではMDSやAMLへの移行のリスクが高く予後不良であり，免疫抑制療法の適応とはならず，むしろMDSとして治療したほうがよい．G-CSFはモノソミー7の細胞クローンを選択的に増殖させることが明らかにされており[10]，モノソミー7の例ではG-CSF投与はMDSあるいはAMLへの移行を促進する可能性がある．G-CSFを投与する際には末梢血のFISH検査で，モノソミー7がないことを確認しておくことが勧められる．

6番染色体長腕のcopy number-neutral loss of heterozygosity（6pLOH）で特徴づけられるクローン性の造血がかなりの頻度でみられる．6pLOHでは，6番染色体長腕に位置するHLA haplotypeの欠失がみられる．欠失するHLA alleleは，HLA-A*02:01，A*02:06，A*31:01，B*40:02などが多い．6qLOH造血は自己免疫からエスケープした造血を表し，その自己免疫はこれらのclass I HLAを介して造

血前駆細胞上に提示される関連自己抗原を標的とする細胞障害性T細胞によるものであることが示唆されている．そこで，そのような症例では免疫抑制療法が有効である可能性がある．

後天性再生不良性貧血の遺伝子解析で，*ASXL1*，*DNMT3A*，*BCOR*遺伝子の変異が検出されている．変異を有する症例は罹病期間が長く，テロメア長が短かく，体細胞変異の検出期間が6カ月以上の症例はMDSへの移行のリスクが高い（40%）ことが報告されている．そのような症例では，MDSとして治療したほうがよいかもしれない．

また，トロンボポエチンやその受容体の遺伝子の変異が報告されている．そのような症例ではトロンボポエチン受容体作動薬が有効である可能性がある．

■ 移植および免疫抑制療法以外の治療法

G-CSF

好中球数が500/μL以下の症例では，重症感染症の頻度が高いのでG-CSFの予防投与を考慮してもよい．好中球減少症を伴う感染症では充分量の抗菌薬あるいは抗真菌薬の投与とともにG-CSFを投与する

ATG/CsA併用療法において，感染症を合併している場合には，まずG-CSFと充分量の抗菌薬を投与して感染症を終息させてからATG投与を行う．最重症型あるいは感染リスクの高い場合にはG-CSFを併用する[3,11]．

ATG/CsA併用の免疫抑制療法において，血液学的回復がみられるまでの3カ月間にG-CSFによる好中球の反応によって感染のリスクを軽減する目的で，また，G-CSFの造血幹細胞の刺激による血球3系統の回復の改善効果を期待して，G-CSFは併用された．G-CSFの併用によって感染の減少と入院期間の短縮がみられ，また再生不良性貧血の再発率が低下したが，造血回復の改善効果は一定せず，生存率（overall survival: OS）の改善効果はみられていない．さらに，費用対効果の問題と，MDSあるいはAMLの発症を促進する可能性の問題がある．そのため，G-CSFを再生不良性貧血の初期治療において単独で長期に投与することは勧められない．

G-CSFの投与によるAML/MDSへの進展のリスクについて，リスクが増えるあるいは変わらないという相反する後方視的研究の報告がある．免疫抑制療法におけるG-CSFの併用の効果を調べるランダム化比較試験が行われ，これまでのところはAML/MDS移行のリスクについては変わらないと報告されているが，AML/MDSの晩期発症の問題に答えるにはいずれも観察期間が短い．さらに長期間の経過観察の必要がある[11]．

顆粒球輸血

　顆粒球輸血は重症再生不良性貧血の例の重篤な感染の治療において効果が期待される．HLA抗体が検出される例でも顆粒球輸血の絶対的な禁忌ではない．しかし，移植予定の症例で感染症のために顆粒球輸血を施行して，保存してあった移植用の末梢血幹細胞のHLA型に対するHLA抗体ができてしまって移植ドナーの変更を余儀なくされた例の報告があり，顆粒球輸血を行う際にはHLA抗体のことを考慮する必要がある．なお，顆粒球輸血は健康保険の適応外である．

副腎皮質ステロイド

　副腎皮質ステロイドの単独療法は奏効率が低く，また細菌や真菌感染を助長するので，用いられない．副腎皮質ステロイドは，ATG投与の際に，アナフィラキシーやアレルギー反応，血清病などの予防のために併用されるが，大腿骨頭壊死のリスクがあり，1カ月程度で減量して投与を終えることが推奨される．

蛋白同化ホルモン

　エリスロポエチンやコロニー刺激因子などの造血因子の産生を刺激したり，直接に造血幹細胞や前駆細胞に作用して造血を促進する．また，先天性角化症やテロメラーゼ遺伝子変異例では，テロメラーゼ遺伝子変異がヘテロの細胞でテロメラーゼ発現を増加させて造血を促進するメカニズムが知られている．

　蛋白同化ホルモンの効果発現までに3〜6カ月と長期間を要することが多く，また，1種類の薬剤が無効でも薬剤の種類を替えて投与すると効果が現れることある．

　ATG/CsA併用療法において，ATG投与の3カ月後に反応がみられない場合には，蛋白同化ホルモンを追加投与する．蛋白同化ホルモンとATGとの併用は，女性の重症例でATG単独に比べて奏効率が高いことが明らかにされている．

　女性では副作用の男性化作用がしばしば許容できない程度となるので，健康保険の適応外ではあるが，ダナゾール（ボンゾール®）の投与を考慮する．

高用量シクロホスファミド

　HLA一致同胞ドナーがいない再生不良性貧血の重症例に，シクロホスファミド（cyclophosphamide：CY［45 mg/kg×4］）大量投与を行い，有効であったとことをBroadskyらが1990年代に報告した[12]．ATG/CsA併用療法では高い再発率と晩期の二次性クローン性異常が問題であるが，CY大量療法では再発率が低く，二次性クローン性異常を認めないという報告であった．そこで，CY大量療法の有効性を確認するために，米国国立衛生研究所（NIH）でATG/CsA併用の標準療法との前方視

的ランダム化比較試験が行われたが，CY 大量療法群に全身真菌感染症と早期死亡が多く，この試験は途中で中止された．CY 大量療法では重篤で非常に遷延する汎血球減少のために輸血量が多く，抗菌薬とアムホテリシン B の投与期間と入院期間が長かった．CY 大量療法の奏効率は 75％であったが ATG/CsA 併用療法と比べて有意差はなく，CY 大量療法でも PNH クローンは残存し，また長期経過では二次性クローン性異常への移行が報告された．以上から，CY 大量療法の有効性と安全性は現時点では疑問視されるようになったが，ATG/CsA に比べて CY は安価であり，中国の天津病院では経済的理由から CsA 併用 CY 大量療法が行われていた．彼らは Broadsky らに比べて少ない CY 30 mg/kg（中等量）を用いて長期間の無菌室入院治療で，ATG/CsA 併用療法に匹敵する成績を報告した．そこで，米国 NIH はさらにこの中等量 CY+CsA と抗菌薬，抗ウィルス薬，抗真菌薬の予防の前方視的試験を行い，その結果を報告している[13]．遷延する好中球減少症による毒性はかなりあり，好中球減少は平均 2 カ月間持続した．少なからぬ例が難治性の感染で顆粒球輸血を必要とし，奏効率は 41％と低く，再発や二次性クローン性異常もみられた．中等量 CY は，高用量 CY と同様に，毒性は重度であり許容されないと結論されている[13]．

トロンボポエチン受容体作動薬

免疫抑制療法抵抗性の再生不良性貧血における小分子の経口のトロンボポエチン受容体作動薬である eltrombopag の米国の第 II 相試験では，150 mg を投与され，血液学的改善効果は 44％と報告されている[14]．長期投与試験に移行した奏効例 7 例のうち 6 例で 3 系統の改善効果がみられた．その後のアップデートデータの報告から，十分な血球回復がみられた症例では eltrombopag 投与を中止しても寛解が維持されることが明らかにされている[15]．現時点では開発治験の段階で，必要投与量は多く，実地診療での選択肢には上がらない．早急な開発が望まれる．

支持療法

支持療法には輸血，サイトカイン，鉄キレート療法などがあり，それぞれ対症的に行われる．

重症の再生不良性貧血の持続性の好中球減少は致死的感染症の発症の重要なリスク因子であり，従来，侵襲的真菌感染症による高い死亡率が強調されてきた．しかしながら，抗真菌治療の進歩と成分輸血の普及によって，以前に比べて生存率の改善がみられていることが米国 NIH から報告されている[6]．初期の免疫抑制療法に抵抗性の再生不良性貧血の重症例において，深在性真菌症の頻度は 1989～1996 年の 49％から 2002～2008 年の 8％まで改善し，5 年生存率は 1989～1996 年の 23％から 2002～

2008年の57％まで改善した．多変量解析では，若年，免疫抑制療法前の好中球の絶対数が200/μL以上，深在性真菌症がないこと，ボリコナゾール投与が，生存に関する予後良好の独立した予測因子であったことが報告されている[6]．

支持療法の進歩による予後の改善がある一方，前記の新規治療法が開発されつつあり，免疫抑制療法に抵抗性で合併症のある症例や高齢者では，無理な治療をせずに輸血と鉄キレート療法，造血因子療法の支持療法で経過を観察することも選択肢となる．

文献

1) 再生不良性貧血診療の参照ガイド 2014度改訂版．http://zoketsushogaihan.com/file/guideline_H25/1.pdf.
2) Camitta BM. What is the definition of cure for aplastic anemia. Acta Haematol. 2000; 103: 16-8.
3) 臼杵憲祐．再生不良性貧血の重症度別治療方針．臨床血液．2012; 53: 1500-8.
4) 日本造血細胞移植学会，編．造血細胞移植ガイドライン 再生不良性貧血（成人）．http://www.jshct.com/guideline/pdf/2010Apla.pdf
5) Locasciulli A, Oneto R, Bacigalupo A, et al. Outcome of patients with acquired aplastic anaemia given first line bone marrow transplantation or immunosuppression treatment in the last decade: a report from the European Group for Blood and Marrow Transplantation (EBMT). Haematologica. 2007; 91; 11-8.
6) Valdez JM, Scheinberg P, Nunez O, et al. Decreased Infection-Related Mortality and Improved Survival in Severe Aplastic Anemia in the Past Two Decades. CID. 2011; 52: 726-35.
7) Tichelli A, Socié G, Henry-Amar M, et al. Effectiveness of immunosuppressive therapy in older patients with aplastic anemia. Ann Intern Med. 1999; 130: 193-201.
8) Tichelli A, Socie G, Marsh J, et al. Outcome of pregnancy and disease outcome among women with aplastic anemia treated with immunosuppression. Ann Int Med. 2002; 137: 164-72.
9) 臼杵憲祐．特集：重篤な疾患を合併する妊産婦の管理，再生不良性貧血．周産期医学．2014; 44; 1207-12.
10) Sloand EM, Yong AS, Ramkissoon S, et al. Granulocyte colony-stimulating factor preferentially stimulates proliferation of monosomy 7 cells bearing the isoform Ⅳ receptor. Proc Natl Acad Sci U S A. 2006; 103: 14483-8.
11) 臼杵憲祐，骨髄不全症に対するG-CSFの適応と至適投与．In: 金倉 譲，木崎昌弘，鈴木律朗，神田善伸，編．EBM血液疾患の治療2013-2014．東京: 中外医学社; 2012. p.474-83.
12) 臼杵憲祐．再生不良性貧血におけるシクロホスファミド大量療法．血液内科．2011; 62: 240-6.
13) Scheinberg P, Townsly D, Dumitriu B, et al. Moderate-dose cyclophospha-

mide for severe aplastic anemia has significant toxicity and does not prevent relapse and clonal evolution. Blood. 2014; 124: 2820-3.
14) Olnes MJ, Scheinberg P, Calvo KR, et al. Eltrombopag and Improved Hematopoiesis in Refractory Aplastic Anemia. N Engl J Med. 2012; 367: 11-9.
15) Olnes MJ, Scheinberg P, Calvo K, et al. Eltrombopag can stimulate trilineage hematopoiesis with transfusion independence in patients with refractory severe aplastic anemia: results from a phase Ⅱ trial. Blood. 2011; 118: 508a.

〈臼杵憲祐〉

3-2 再生不良性貧血の治療
免疫抑制療法

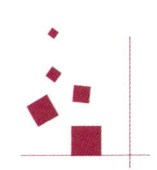

> **POINT**
> 1. 再生不良性貧血に対する免疫抑制療法では，ATG やシクロスポリンをそれぞれ単独あるいは併用で用いる．
> 2. Stage 3 以上の 40 歳以上の患者と HLA 適合同胞ドナーが得られない 40 歳未満の患者は，ATG とシクロスポリンを併用した免疫抑制療法が第一選択となる．
> 3. 輸血を必要としない Stage 1〜2 の非重症患者で血球減少が進行性の場合は，ATG あるいはシクロスポリンによる免疫抑制療法が治療の選択肢にあがる．
> 4. ウサギ ATG を投与する際は，EB ウイルスの再活性化に注意する．
> 5. 免疫病態の関与が示唆される非重症例では，長期間の経過観察後に治療抵抗性とならないように，診断早期からのシクロスポリン投与を考慮する．

　再生不良性貧血は「難病の患者に対する医療等に関する法律」に基づいて医療費助成が受けられる「指定難病」の一つである．かつては「不治の病」とされたが，1995 年に免疫抑制剤であるシクロスポリン（cyclosporine）と抗胸腺細胞グロブリン（antithymocyte globulin: ATG）が相次いで保険適用となり，本邦における治療成績も飛躍的に向上した．この間，再生不良性貧血の病態も少しずつ明らかにされ，免疫抑制療法が奏効する根拠も集積されつつある．しかし，免疫抑制療法後の不応例・再発例に対する治療戦略や骨髄異形成症候群（myelodysplastic syndromes: MDS）などのクローン性疾患へ移行後の対策など，いまだ解決されていない課題も多い．

　本稿では，再生不良性貧血に対する免疫抑制療法の現状と課題について概説する．

免疫抑制剤

　再生不良性貧血に対する免疫抑制療法では，ATG やシクロスポリンがそれぞれ単独あるいは併用で用いられる．

ATG

　ATGはT細胞のさまざまな表面抗原に対するポリクローナル抗体である．しかし，実際にはT細胞由来ではない抗原に対する抗体も含まれている．ATGがT細胞を抑制する機序は解明されていない点が多いものの，抗体依存性あるいは補体依存性細胞障害活性の他，Fas-Fasリガンド系を介したアポトーシスの誘導が想定されている．

　本邦では従来，ウマATGであるリンフォグロブリン®が使用されてきた．しかし，生物由来製剤における安全性確保の観点から，特定病原体に未感染の種が得られないウマ由来のATGは世界的に製造中止の動きが広まった．代わって登場したのがサイモグロブリン®である．サイモグロブリン®は，ヒト胸腺細胞をウサギに免疫して得られる血清から精製された抗ヒト胸腺細胞ウサギ免疫グロブリン（ウサギATG）である．本邦での保険適用は2008年のことであるが，サイモグロブリン®自体は，1984年にフランスで最初に承認された歴史のある薬剤である．サイモグロブリン®は長らくウマATG療法の不応例や再発例に対して使用されてきたが，本邦では現在，ATG療法の第一選択薬となっている．

　本邦で保険適用があるATG製剤には，サイモグロブリン®の他にゼットブリン®がある（ゼットブリン®は2015年9月8日時点で供給は一時停止状態となっている）．ゼットブリン®は急性リンパ芽球性白血病患者由来の培養ヒトTリンパ芽球（JM細胞株）をウサギに免疫して得られる血清から精製された抗ヒトTリンパ球ウサギ免疫グロブリン（rabbit anti-human T lymphocyte immunoglobulin）である．ドイツのFresenius社で開発されたので，論文などではATG-Fと略されることが多い．これまで，ATG-Fが再生不良性貧血に対する第一選択薬として使用されたことはほとんどない．これは，ロシアや中国[1]からウマATGと比較した治療成績が報告され，いずれもATG-Fが劣る結果であったからである．なお，サイモグロブリン®とゼットブリン®を直接比較した臨床試験はない．

シクロスポリン

　シクロスポリンは主としてT細胞によるインターロイキン-2（interleukin-2: IL-2）などのサイトカイン産生を阻害することにより，強力な免疫抑制作用を示す真菌由来の環状ポリペプチドである．シクロスポリンはT細胞内でシクロフィリンと複合体を形成した後，T細胞活性化のシグナル伝達に関与するカルシニューリンに結合し，その活性化を阻害する．その結果，脱リン酸化による転写因子NFAT（nuclear factor of activated T-cells）の核内移行が阻害され，IL-2などのサイトカイン産生が抑制される．それゆえ，シクロスポリンはカルシニューリンインヒビターに分類されている．

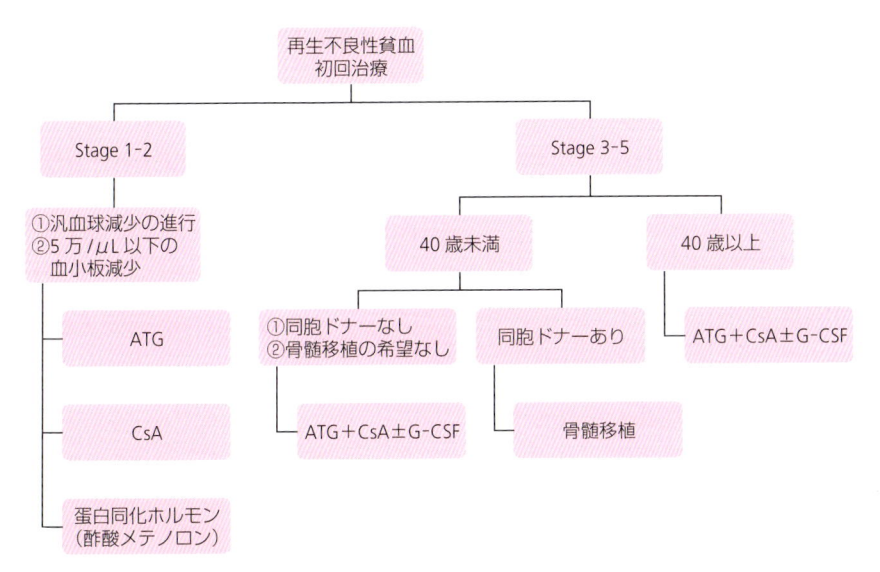

```
                    再生不良性貧血
                       初回治療
         ┌─────────────────┴─────────────────┐
      Stage 1-2                         Stage 3-5
         │                    ┌─────────────┴─────────────┐
   ①汎血球減少の進行          40歳未満                    40歳以上
   ②5万/μL以下の        ┌──────┴──────┐                    │
    血小板減少      ①同胞ドナーなし  同胞ドナーあり    ATG＋CsA±G-CSF
         │         ②骨髄移植の希望なし      │
       ATG              │                    │
         │          ATG＋CsA±G-CSF       骨髄移植
        CsA
         │
   蛋白同化ホルモン
   (酢酸メテノロン)
```

図1 再生不良性貧血に対する免疫抑制療法の位置づけ

　欧米では，ATGを用いた免疫抑制療法の補助薬として位置づけられていることが多く，単独で使用されることは少ない．一方，本邦では非重症例を対象として，しばしば単独投与が試みられている．

■ 免疫抑制療法の適応（図1）

　免疫抑制療法が適応となる患者は同種骨髄移植の対象とならない患者である．したがって，Stage 3以上の40歳以上の患者とHLA適合同胞ドナーが得られない40歳未満の患者は，免疫抑制療法が第一選択となる．一方，輸血を必要としないStage 1～2の非重症患者にも骨髄移植の適応はないので，血球減少が進行性の場合はATGあるいはシクロスポリンによる免疫抑制療法が治療の選択肢にあがる．

免疫抑制療法 vs 骨髄移植

　Stage 3以上でHLA適合同胞ドナーが得られる40歳未満の患者には同種骨髄移植が勧められている．しかし，免疫抑制療法の治療成績が同種骨髄移植とほぼ同等のところまで向上してきたため，成人領域では毒性の強い骨髄移植が避けられ，免疫抑制療法が選択されることもある．骨髄移植と免疫抑制療法を直接比較した無作為試験の

報告はない．免疫抑制療法では，造血回復までに時間を要し，その回復はしばしば不完全であり，再発のリスクも比較的高いという欠点がある．また，二次性の MDS・急性骨髄性白血病（acute myeloid leukemia: AML）や発作性夜間ヘモグロビン血症（paroxysmal nocturnal hemoglobinuria: PNH）に移行する頻度も比較的高いことが特徴である．一方，骨髄移植と比較して治療関連毒性が少ないため入院期間が比較的短くすみ，骨髄移植後の移植片対宿主病（graft versus host disease: GVHD）のような合併症を伴わないという利点もある．治療法を選択する際には，それぞれの治療法の利点と欠点を理解しておく必要がある．

シクロスポリンによる早期介入

定期的な赤血球輸血を必要としない Stage 1〜2 では，血球減少が進行性でなければ無治療で経過観察されている例が多い．しかし，病期が進行し輸血依存となってから免疫抑制療法を行っても，診断から長期間経過している例は治療抵抗性となる．したがって，たとえ血球減少に伴う症状が明らかでない場合であっても，免疫病態の関与を示唆する所見を伴う場合は，シクロスポリンによる早期治療が望ましい．ただし，シクロスポリンの保険適用は重症例のみである．

免疫病態の診断方法

免疫病態の代表的な診断方法を示す．

フローサイトメトリーによる PNH 型血球の検出

CD55 や CD59 などの glycosylphatidyl inositol (GPI) アンカー膜蛋白を発現していない PNH 型血球（赤血球あるいは顆粒球）は，*PIG-A* 遺伝子に突然変異をきたした異常造血幹細胞に由来する．0.001％レベルのわずかな PNH 型血球を検出できる高感度のフローサイトメトリーを用いると，再生不良性貧血患者の約 5 割に 0.003％以上の PNH 型血球が検出される．PNH 型血球陽性例は陰性例に比べて免疫抑制療法が奏効することが報告されている[2,3]．

血漿トロンボポエチン（thrombopoietin: TPO）値の測定

再生不良性貧血では血漿 TPO 値が高いことは知られていた．TPO 高値が免疫病態を示唆する簡便なマーカーであることは，免疫抑制療法が奏効する低リスク MDS でも高値を示すことから明らかになった[4]．

免疫病態の関与を疑わせる臨床所見

　上記の PNH 型血球陽性例や TPO 高値例に共通した臨床的特徴は，免疫病態の関与を予測する上で参考になる．血小板減少が先行する臨床経過，巨核球の減少，MCV がわずかに大きい傾向，貧血の程度の割には貧血症状の自覚が乏しい，などの所見を併せもつ場合は，免疫病態が関与した再生不良性貧血と判断してもよい．

ATG を用いた免疫抑制療法のポイント

シクロスポリンの併用

　ウマ ATG を用いた重症例に対する臨床試験では，ATG 単独に比べシクロスポリンを併用したほうが有効率・failure free の生存率ともに高いことが報告されており，ウサギ ATG を投与する場合もシクロスポリンの併用が望ましい．ただし，非重症例におけるシクロスポリン併用の有用性については明らかではない．

　通常 3〜4 mg/kg（最大 6 mg/kg）を 1 日 2 回に分けて内服する．われわれは末梢血中のリンパ球実数が ＜200/μL の間はシクロスポリンの内服 2 時間後の血中濃度（C2）を 400〜600 ng/mL，≧200 となった時点で 600 ng/mL 以上を目標にシクロスポリンの投与量を調整している．主な副作用は，腎機能障害（Cr の上昇），高血圧，多毛である．Cr がベースライン値の 150％以上に上昇した場合には，投与量を 25％減量する．

　なお，シクロスポリンの早期中止は再発しやすい．奏効例であっても少なくとも 1 年以上は継続したほうがよい．ただし，シクロスポリンは一部の依存例を除いてほとんどで中止可能である．

G-CSF 併用の是非

　G-CSF 併用の功罪については，これまでにもいろいろと議論されてきたが，小児のグループを中心として，G-CSF の長期・大量投与によって，7 番染色体モノソミーが高頻度に出現することが報告されて以来，G-CSF の併用に対し慎重論が大勢を占めるようになった．EBMT による後方視的検討でも，初回の免疫抑制療法後に G-CSF を併用された群における MDS/AML への移行リスクが G-CSF を使用されなかった群の 1.9 倍に上ることが示されている[5]．さらに，G-CSF の併用は好中球数の回復は促進するものの，生存率には影響を与えないことがいくつかの臨床試験で報告されており，最近では好中球数が 200/μL 未満の最重症例や感染症を伴った重症例にのみ投与されるようになった．

　一方，Teramura らは G-CSF の併用が再発率を有意に低下させることを報告し

表1 再生不良性貧血に対するウサギATGとウマATGの治療成績の比較

報告者	ATG	症例数	ATGの投与量	CsA併用	6カ月後の有効率	
Chang (Eur J Haematol, 2010)	サイモグロブリン ATGAM	33 29	3.5 mg/kg×5日 40 mg/kg×4日	● ●	48%* 52%*	p=0.304
Atta (Ann Hematol, 2010)	サイモグロブリン リンフォグロブリン	42 29	2.5 mg/kg×5日 40 mg/kg×4日	● ●	35% 60%	p=0.05
Afable (2010)	サイモグロブリン ATGAM	20 67	3.5 mg/kg×5日 40 mg/kg×4日	● ●	45% 58%	p=0.44
Scheinberg (N Engl J Med, 2011)	サイモグロブリン ATGAM	60 60	3.5 mg/kg×5日 40 mg/kg×4日	● ●	37% 68%	p<0.001
Marsh (Blood, 2012)	サイモグロブリン リンフォグロブリン	35 105	3.75 mg/kg×5日 15 mg/kg×5日	● ●	40% 72%	
Vallejo (Ann Hematol, 2015)	サイモグロブリン リンフォグロブリン ATGAM	169 62	2.5～4.0 mg/kg×5日 15 mg/kg×5日 40 mg/kg×4日	● ●	73% 75%	p=0.665

ウサギATG: サイモグロブリン®, ウマATG: リンフォグロブリン®, ATGAM®　　*overall response

た[6]．100日までの比較的短い期間に限定した投与であればMDSへの移行は防げる可能性が指摘されており，今後G-CSFの有用性が改めて見直されるかもしれない．

ATG＋シクロスポリン療法の治療成績

ウマATGからウサギATGへの移行後も，再生不良性貧血治療におけるATGの位置づけは変更されていない．しかし，ここ数年，アメリカ[7]やヨーロッパ[8]から，ウサギATGはウマATGより治療成績が劣るとする報告が相次いだ．なかにはウマATGと同等と評価された報告も散見されるが，少なくともウサギATGが優れているとした報告はなく，再生不良性貧血に対するウサギATG療法の評価は混沌としている（表1）．報告によって治療成績が異なる原因としては，ウサギATGの至適投与量がまだ定まっていないことや，試験の対象とされた患者集団が均一ではなかったことが予想され，現在，日本・韓国・アジアおいて，至適投与量を探るウサギATGの臨床試験が行われている．

ウサギ ATG と制御性 T 細胞

治療前の再生不良性貧血患者では健常人に比べて，制御性 T 細胞（Treg）が減少している．

Feng らは，免疫抑制剤存在下での Treg の誘導性の違いを *in vitro* で検証した[9]．シクロスポリンやウマ ATG で末梢血単核球を処理しても Treg の増加は観察されなかったが，ウサギ ATG で処理した場合には Treg が有意に増加した．一方，ウサギ ATG により誘導された Treg は CD3/CD8 抗体で刺激された T 細胞の増殖を抑制したが，ウマ ATG やシクロスポリンにはその作用は認められなかった．こうした結果から，再生不良性貧血患者にウサギ ATG を投与した場合，自己反応性の T 細胞を直接抑制するのみならず，発病時に減少している Treg を増加させ，Th1 や Th17 を抑制する機序が期待された．

しかし，先にも述べたようにウサギ ATG がウマ ATG より優れているとする報告は少なく，むしろ，ウサギ ATG は従来のウマ ATG を用いた場合に比べて治療成績が劣るとの報告が多い．Scheinberg らはこの原因を Treg の細胞数から説明した[7]．ウサギ ATG 投与患者はウマ ATG 投与患者に比べて，T 細胞中の Treg 比率は高かったものの CD4$^+$T 細胞の総数そのものが極めて少ないため，Treg の絶対数も明らかに減少していた．彼らはウサギ ATG による治療成績が劣るのは，この Treg の細胞数が少ないことと関連していると考察している．本邦では late responder の存在が指摘されているが，遅延していた Treg の回復と関係しているのかもしれない．

ATG の投与方法（図 2）

添付文書には「2.5～3.75 mg/kg を生理食塩水または 5％ブドウ糖液 500 mL で希釈し，6 時間以上（できる限り 12～18 時間）かけて緩徐に，1 日 1 回，5 日間投与」と記載されているが，現在のところ，至適用量は明らかになっていない．なお，本投与時には，アナフィラキシー症状や血清病予防のため，副腎皮質ステロイド（mPSL：メチルプレドニゾロン，PSL：プレドニゾロン）を併用する．投与法の一例を以下に示す．

Day 1～5（5 日間）: mPSL 2.0 mg/kg/日を点滴静注．
Day 6: mPSL 1.0 mg/kg/日を点滴静注．
Day 8, 10, 12, 14, 16, 18, 20（7 日間）: PSL 0.5 mg/kg/日を経口投与．

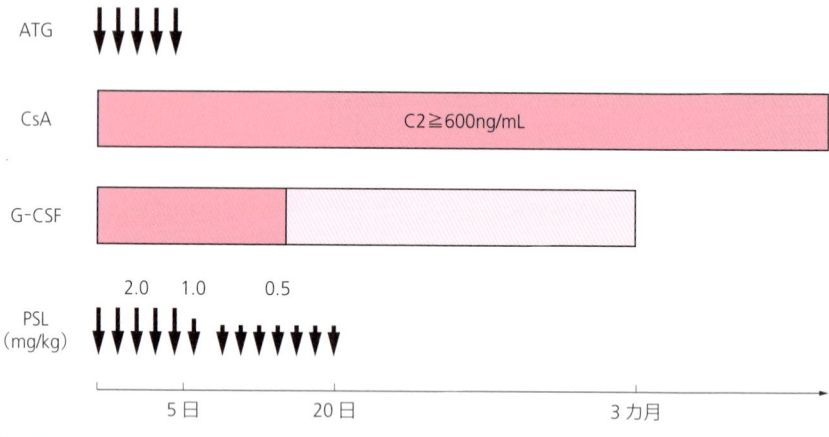

```
ATG    ↓↓↓↓↓

CsA    [████ C2≧600ng/mL ████]

G-CSF  [████░░░░░░░░░]

        2.0  1.0  0.5
PSL    ↓↓↓↓↓ ↓↓↓↓↓↓↓↓
(mg/kg)
        ├─5日──20日────────3ヵ月──→
```

図2 ATG+CsA 療法のスケジュール

ATG の副作用

投与中期間中に認められる主な副作用には発熱・血小板減少・アナフィラキシーショックがある.

①**発熱**: 投与後3～5時間ぐらいで出現することが多い. 悪寒・戦慄を伴う高熱であることが多く, 高度の好中球減少に伴う敗血症症状との鑑別が問題となる. 発熱時にはヒドロコルチゾン 100～500 mg の点滴静注が有効である.

②**血小板減少**: ATG 投与中には血小板減少が更に進行することが多いため, 計画的な血小板輸血が必要となる. なお, ATG には血小板に対する交差反応性抗体が含まれることから, ATG の点滴静注と同時に血小板輸血を行うことは避けたほうがよい.

③**アナフィラキシーショック**: 稀ではあるものの, ATG 投与時に発生するおそれのある最も注意すべき副作用の一つである. 口唇のしびれ, 悪心などに引き続き, 声門浮腫・呼吸困難・血圧低下・膨疹などが出現する. アドレナリン 0.3～0.5 mg(0.3～0.5 mL)の皮下注やヒドロコルチゾン 500 mg の静注などで迅速に対処することが大切である. 呼吸困難や声門浮腫に対しては気管内挿管や気管切開を迅速に行わなければならないことがある.

投与期間終了後に認められる主な副作用には血清病や間質性肺炎がある.
①**血清病**: 異種蛋白に対する免疫反応で, ATG 投与開始から1～3週間以内に出現す

ることが多い．紅斑・関節痛・体重増加・蛋白尿など症状は多彩であるものの，通常は自然軽快することが多い．関節痛や関節のこわばりは数カ月持続することがあるものの，湿布あるいは消炎鎮痛剤の投与で対処できる．
②**間質性肺炎**: 低酸素血症を伴う間質性肺炎が出現することが稀にある．酸素吸入やステロイドパルス療法（メチルプレドニゾロン 20 mg/kg の点滴静注を 3 日間続け，以後漸減する）が有効である．

感染症は全経過を通じて注意が必要である．
①**細菌感染症予防**: 海外では，シプロフロキサシンなどのニューキノロン系抗菌薬の予防投与が推奨されている．
②**真菌感染症**: 海外では，アスペルギルス感染症の予防を目的としてイトラコナゾールの予防投与が推奨されている．本邦では同剤の予防投与が保険診療として認められていないため，β-D-グルカンやガラクトマンナンなど血清学的なマーカーをモニタリングしている施設が多い．
③**ウイルス感染症**: 2009 年に改訂された英国ガイドラインでは，単純ヘルペスウイルス感染症や帯状疱疹の予防のため，ATG 投与後 3〜4 週間，アシクロビルの予防投与が推奨されている．その他，antigenemia 法による CMVpp65 抗原や PCR 法による EBV の再活性化などについてのモニタリングが必要である．

ウサギ ATG 投与後の EBV 再活性化

ウサギ ATG はウマ ATG に比べて免疫抑制効果が強いことが示唆されている．Scheinberg らは，ウマ ATG に比べてウサギ ATG（3.75 mg/kg×5 日間）を用いた免疫抑制療法後は，EBV 再活性化による EBV-DNA 量が極めて多くなり，再活性化の期間も長いことを報告した[10]（表2）．彼らの報告では EBV 関連リンパ増殖性疾患の発症例は認めなかったものの，国内においては死亡例が報告されている[11,12]．

表2 免疫抑制療法後の EB ウイルス再活性化

	ウマ ATG+CsA	ウサギ ATG+CsA
EBV が再活性化した患者の比率	29/33（88％）	13/13（100％）
EBV コピー数のピーク	4,380 (480-160,000)	270,000 (6,700-1,025,000)
EBV が検出される期間（週）	6（1-25）	12（4-24）

(Scheinberg P, et al. Blood. 2007; 109: 3219-24 より引用)[10]

発症を事前に予知するために，EBV-DNA量のモニタリングが推奨されている．しかし，EBV-DNA量の測定にはいまだ保険適用がなく，どのような間隔での測定が適切かも明らかではない．全血・血漿・単核球のどの検体を用いて測定してもよいが，病変がリンパ節や臓器に限局している場合は血漿を用いることが好ましく，白血化した場合は血液細胞が含まれる全血や単核球での測定が有用である．スクリーニングには全血が用いられることが多いが，両者を測定して比較すれば，リンパ腫型か白血病型かを鑑別することが可能となる．また，病像が完成する前にリツキシマブを先行投与する戦略が注目されているものの，投与開始の目安となるEBV-DNA量は定まっていない．これらは今後の課題である．

■ 免疫抑制療法不応例および再発例に対する治療

　免疫抑制療法の治療成績向上のためには早期診断・早期治療の重要性が指摘されている．例えば，診断から治療までの中央値（23日）より早く治療を開始した例は，遅い例より有効率が高いことがEBMTから報告されている．

　免疫抑制療法が無効の場合，最終的には骨髄移植の適応を検討することになるが，その前に試みるべき手段がいくつかある．まず，免疫抑制療法不応例の中にはシクロスポリンの血中濃度が十分に得られていない例が見受けられる．この場合，シクロスポリンの内服を食前の空腹時に変更することによって，血中濃度のピーク値が上昇し造血回復が得られることがある．

　次に，蛋白同化ステロイドの追加である．Stage 3以上では蛋白同化ステロイド単独での治療効果は期待できないものの，ATG＋シクロスポリンによる免疫抑制療法の治療効果が乏しい場合に追加投与すると造血が促進される例をしばしば経験する．免疫抑制療法によって造血回復が得られる場合は遅くとも治療開始後3カ月以内にはなんらかの徴候が現れるので，その時点で網状赤血球数の増加や血小板数の増加がまったくみられない場合は蛋白同化ステロイドの追加を考慮すべきと思われる．

　欧米ではATGの再投与が積極的に試みられているが，本邦の成績は芳しくない．また，本邦ではlate responderがしばしば認められるため，少なくとも6カ月間は再投与しないよう勧められている．

　最近，米国立衛生研究所（NIH）のOlnesらが，ATG＋シクロスポリンによる免疫抑制療法に不応の再生不良性貧血患者にトロンボポエチン受容体作動薬（経口血小板増加薬）であるエルトロンボパグを投与したところ，約4割の患者に造血回復が得られることを報告した[13]．

　トロンボポエチンは巨核球および血小板のトロンボポエチン受容体であるc-MPL

に結合することによって血小板産生を促す調節因子である．しかし，c-MPL は血小板・巨核球系細胞のみならず，造血幹細胞や他の系統の前駆細胞にも表出している．そのため，TPO はこれを介して未分化な造血幹細胞に作用し，造血を促進させる作用があると考えられている．

なお，エルトロンボパグに反応が得られなかった患者から，モノソミー 7 の染色体異常が新たに出現したと報告されており，この治療を行った場合も，MDS への移行に注意する必要がある．

おわりに

非重症再生不良性貧血に対するシクロスポリンを用いた早期の介入は，治療抵抗例を生み出さないためにも重要な戦略である．いまだ研究室レベルの検査法が多いものの，免疫病態が関与した例をうまく選別することが重要である．

一方，重症再生不良性貧血に対する ATG＋シクロスポリンを用いた免疫抑制療法の有用性はすでに確立されているものの，ATG としてサイモグロブリン® を用いた場合の治療成績が従来のウマ ATG と同等以上の治療成績を得るためには，至適投与量や必要な感染症対策を明らかにする必要がある．現在，サイモグロブリン® を用いた

ATG の処方例

抗ヒト胸腺細胞ウサギ免疫グロブリン anti-human thymocyte immunoglobulin, Rabbit （サイモグロブリン®点滴静注用: 25 mg）	1 日 1 回 2.5〜3.75 mg/kg を生理食塩液または 5％ブドウ糖注射液 500 mL で希釈し，6 時間以上（できる限り 12〜18 時間）かけて緩徐に，5 日間連日点滴静注する． ＊本投与前に試験投与を行う． 　本剤 1 バイアル（25 mg）を日局注射用水 5 mL にて溶解後，その 0.5 mL（ウサギ ATG として 2.5 mg）を 100 mL の生理食塩液で希釈して，1 時間以上かけて点滴静注する． ＊本投与時には，アナフィラキシー症状や血清病予防のため，副腎皮質ステロイド（mPSL: メチルプレドニゾロン，PSL: プレドニゾロン）を併用する． 〈併用例〉 　　Day 1〜5（5 日間）: mPSL 2.0 mg/kg/日を点滴静注 　　Day 6: mPSL 1.0 mg/kg/日を点滴静注． 　　Day 8, 10, 12, 14, 16, 18, 20（7 日間）: PSL 0.5 mg/kg/日を経口投与． ＊本文の副作用の項を参照

シクロスポリンの処方例	
シクロスポリン cyclosporine (ネオーラル® 10 mg カプセル, 25 mg カプセル, 50 mg カプセル)	3〜4 mg/kg（最大 6 mg/kg）を 1 日 2 回に分けて内服する. ＊トラフ値および内服 2 時間後の血中濃度（C2）をモニタリングしながら投与する. 〈モニタリング例: C2 の目標値〉 　単独投与: 600 ng/mL 以上 　ATG との併用時: 末梢血中のリンパ球実数が 200 μL 未満なら 400〜600 ng/mL, 200/μL 以上なら 600 ng/mL 以上 ＊十分な血中濃度が得られない場合（吸収不良が疑われる場合）は食前投与に切りかえる. ＊主な副作用は, 腎機能障害（Cr の上昇）, 高血圧, 多毛である. ＊Cr がベースライン値の 150％以上に上昇した場合には, 投与量を 25％減量する.

国際共同臨床試験が進行中である．新たに創出されたエビデンスによる治療ガイドラインの登場が望まれる．

文献

1) Zheng Y, Liu Y, Chu Y. Immunosuppressive therapy for acquired severe aplastic anemia(SAA): a prospective comparison of four different regimens. Exp Hematol. 2006; 34: 826-31.
2) Sugimori C, Chuhjo T, Feng X, et al. Minor population of CD55-CD59-blood cells predicts response to immunosuppressive therapy and prognosis in patients with aplastic anemia. Blood. 2006; 107: 1308-14.
3) Kulagin A, Lisukov I, Ivanova M, et al. Prognostic value of paroxysmal nocturnal haemoglobinuria clone presence in aplastic anaemia patients treated with combined immunosuppression: results of two-centre prospective study. Br J Haematol. 2014; 164: 546-54.
4) Seiki Y, Sasaki Y, Hosokawa K, et al. Increased plasma thrombopoietin levels in patients with myelodysplastic syndrome: a reliable marker for a benign subset of bone marrow failure. Haematologica. 2013; 98: 901-7.
5) Socie G, Mary JY, Schrezenmeier H, et al. Granulocyte-stimulating factor and severe aplastic anemia: a survey by the European Group for Blood and Marrow Transplantation (EBMT). Blood. 2007; 109: 2794-6.
6) Teramura M, Kimura A, Iwase S, et al. Treatment of severe aplastic anemia with antithymocyte globulin and cyclosporin A with or without G-CSF in adults: a multicenter randomized study in Japan. Blood. 2007; 110: 1756-61.
7) Scheinberg P, Nunez O, Weinstein B, et al. Horse versus rabbit antithymocyte

globulin in acquired aplastic anemia. N Engl J Med. 2011; 365: 430-8.
8) Marsh JC, Bacigalupo A, Schrezenmeier H, et al. Prospective study of rabbit antithymocyte globulin and cyclosporine for aplastic anemia from the EBMT Severe Aplastic Anaemia Working Party. Blood. 2012; 119: 5391-6.
9) Feng X, Kajigaya S, Solomou EE, et al. Rabbit ATG but not horse ATG promotes expansion of functional CD4+CD25highFOXP3+regulatory T cells in vitro. Blood. 2008; 111: 3675-83.
10) Scheinberg P, Fischer SH, Li L, et al. Distinct EBV and CMV reactivation patterns following antibody-based immunosuppressive regimens in patients with severe aplastic anemia. Blood. 2007; 109: 3219-24.
11) 住 昌彦, 渡辺正秀, 佐藤慶二郎, 他. T細胞性大顆粒リンパ球性白血病に合併した骨髄不全に対する抗胸腺細胞グロブリン療法後に発症したEBウイルス関連リンパ増殖性疾患. 臨床血液. 2011; 52: 1782-7.
12) Ohata K, Iwaki N, Kotani T, et al. An Epstein-Barr virus-associated leukemic lymphoma in a patient treated with rabbit antithymocyte globulin and cyclosporine for hepatitis-associated aplastic anemia. Acta Haematol. 2012; 127: 96-9.
13) Olnes MJ, Scheinberg P, Calvo KR, et al. Eltrombopag and improved hematopoiesis in refractory aplastic anemia. N Engl J Med. 2012; 367: 11.

〔山﨑宏人〕

3-3 再生不良性貧血の治療
同種造血幹細胞移植

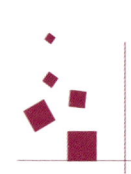

POINT

1. 再生不良性貧血に対する同種造血幹細胞移植の適応判断に，再生不良性貧血の診療ガイド，日本造血細胞移植学会ガイドライン，最新の移植成績を用いる．
2. 末梢血幹細胞移植より骨髄移植の成績が優れる．
3. 標準前処置は，フルダラビン 120 mg/kg＋シクロホスファミド 100 mg/kg＋ATG 2.5〜5.0 mg/kg±2 Gy 全身放射線照射である．

同種造血幹細胞移植（以下同種移植）は再生不良性貧血（以下再不貧）の根治療法である．ただし高毒性治療であり，慎重に適応を判断する．本項では，再不貧に対する同種移植の適応，方法を中心にまとめた．

成人再不貧への同種移植適応

成人再不貧の同種移植適応は，再生不良性貧血の診療ガイド[1]，日本造血細胞移植学会ガイドライン（表1)[2]，最新の移植成績（表2)[3]などにより判断する．好中球0の劇症型は，G-CSF 投与後も重症感染症を合併していることも多く，免疫抑制療法自体困難である．適切なドナーが見出せた時点で速やかに同種移植を実施するのが望ましい．臍帯血移植の適応も考慮される[4-6]．Stage 3〜5 の初発例でも，HLA 一致血縁ドナーを有する 20 歳未満は同種移植が勧められる．20〜40 歳でも考慮すべきと思われる．40 歳以上は免疫抑制療法が第一選択だが，移植関連死亡の危険性が低ければ，50 歳まで移植適応を広げてもよいと思われる．免疫抑制療法無効例や再発例も同種移植の適応が考慮される．その場合，血縁ドナーが見出せなければ，非血縁ドナーからの移植も考慮される．60 歳以上でも，抗胸腺細胞グロブリン（antithymocyte globulin: ATG）療法が 2 回以上無効に終われば，非血縁者間移植の適応を考慮すべきと思われる．

表1 日本造血細胞移植学会ガイドラインによる同種移植適応

(1) 成人

重症度	年齢	HLA 適合同胞	HLA 適合非血縁	臍帯血
初回治療				
G-CSFに反応しない好中球0の劇症型	40歳未満	S	CO	CO
	40〜60歳	S	CO	CO
	60歳以上	CO	Dev	Dev
Stage 3〜5	20歳未満	S	GNR	GNR
	20〜40歳	CO	GNR	GNR
	40〜60歳	GNR	GNR	GNR
	60歳以上	GNR	GNR	GNR
免疫抑制療法不応例				
Stage 3〜5	40歳未満	S	CO	CO
	40〜60歳	S	CO	CO
	60歳以上	CO	CO	CO

(2) 小児

重症度	HLA 適合同胞	HLA 適合非血縁	HLA 不適合非血縁臍帯血
初回治療例			
最重症・重症	S	GNR	GNR
中等症	GNR	GNR	GNR
免疫抑制療法不応例（6カ月間の観察期間の後に判定）			
最重症・重症	S	S	Dev
中等症	GNR	GNR	GNR

S: standard of care. 移植が標準治療（合併症，QOLなど不利益も検討し総合的に決定）
CO: clinical option. 移植を考慮してもよい場合
Dev: developmental. 開発中であり，臨床試験として実施すべき
GNR: generally not recommended. 一般的には勧められない
（日本造血細胞移植学会ガイドライン．http://www.jshct.com/guideline/より）[2]

小児再不貧への同種移植適応

　最重症・重症小児再不貧は，初発例，再発難治例にかかわらず，HLA一致ドナーが得られれば同種移植が勧められる．同種移植後長期生存率は90％と高い（表2)[7-10]．小児重症再不貧初発例に対する免疫抑制療法・HLA一致血縁者間骨髄移植の国内大規模後方視比較試験[10]において，15年全生存率88％・92％と差はなかったが，治療失敗（＝死亡，生着不全，再発，2次腫瘍，クローン性造血，病型移行，他治療法の導入）のない15年生存率は，56％・87％（$p<0.0001$）と移植群が優れていた．欧州血液骨髄移植グループ（European Group for Blood and Marrow Transplantation：EBMT）からも同様の結果が報告されている[11]．

表2 同種移植後生存率（平成26年度全国調査報告書）

年齢	移植ソース											
	血縁者骨髄			血縁者末梢血			非血縁者骨髄			同種臍帯血		
	症例数	1年(%)	5年(%)	症例数	1年(%)	5年(%)	症例数	1年(%)	5年(%)	症例数	1年(%)	5年(%)
16歳未満	421	95	93	15	80	73	283	90	88	23	74	68
16歳以上40歳未満	466	89	87	76	87	75	327	76	69	35	77	77
40歳以上	106	80	71	55	58	41	110	70	57	58	51	54

(日本造血細胞移植学会全国調査報告書．http://www.jshct.com/report/index.shtml より)[3]

一方，中等症再不貧は免疫抑制療法の効果が期待できる[12]ため，同種移植の適応は限られる（表1）．ATG を含む免疫抑制療法不応（治療開始後6カ月を目安に判定）の重症例に対する ATG 再投与の成績は芳しくない（奏効率約20％，長期無病生存率約10％）ため，HLA 適合非血縁者間移植が勧められる（長期生存率約80％）（表1）[13]．

■ 移植ソースとドナー

骨髄移植に比べ，末梢血幹細胞移植は慢性移植片対宿主病（graft-versus-host disease: GVHD）が多く，生存率も低い[14]．EBMT と国際血液骨髄移植研究センター（Center for International Blood and Marrow Transplant Research: CIBMTR）が，重症再不貧に対する HLA 一致同胞間骨髄移植・末梢血幹細胞移植の成績を比較した[15]ところ，5年生存率は85％・73％（20歳以下），64％・52％（21歳以上）と，前者が有意に優れていた．長期観察結果や非血縁者間移植でも同じ傾向がみられた[16,17]．骨髄採取が困難，患者・ドナー間の体格差（ドナーが小柄），活動性感染症の現有または移植後早期致死的感染症の懸念がある場合などを除き，骨髄移植が望まれる．移植前処置に ATG を用いない異性間移植は同性間移植より治療成績が劣るとの報告がある[18]．ただし，現在移植前処置に ATG はほぼ必須であり，現時点でドナーの性別を考慮すべきか不明である．非血縁者間移植後長期生存率は血縁者間移植に匹敵する[14]が，GVHD が多いため，後遺障害や生活の質も考慮し，適応を判断する必要がある．HLA 一致ドナーが望ましいが，HLA-C，-DRB1，-DQB1 の不一致（複数アリル不一致を含む）ドナーは許容されると報告されている[19]．

■ 同種移植前処置

再不貧への同種移植における現在の標準前処置は，フルダラビン120 mg/kg＋シ

クロホスファミド 100 mg/kg＋ATG 2.5～5.0 mg/kg と考えられる[1,9]．大量（200 mg/kg）シクロホスファミド前処置も用いられるが，特に高度輸血歴を有する場合など心毒性が懸念される．フルダラビン併用により，シクロホスファミド減量が可能になり，さらに生着率向上が期待される[20]．国内大規模後方視的解析（小島勢二，2011 年日本造血細胞移植学会会長講演）でも，フルダラビン併用による全生存率向上効果が示唆された．再不貧への同種移植は従来生着不全が懸念されてきたが，国内の血縁者間・非血縁者間骨髄移植後の生着不全率は 3%・8% と急性白血病と遜色ない[3]．生着不全の危険因子として，移植前免疫抑制療法[21]，移植前大量赤血球輸血歴[22]が知られている．赤血球輸血総量が 40 単位以上になると生着不全率は約 5 倍に高まる[22]．赤血球輸血総量が 40 単位以上，病歴 2 年以上，患者年齢 15～30 歳以上など，生着不全の危険性が高いと予想される場合，全身放射線照射（total body irradiation: TBI）2 Gy の追加が推奨されている[1,23]．ただし，少量 TBI 追加が生着不全抑制に有効かは不明である．非血縁者間移植中心のコホート研究において，少量 TBI 追加は生着率を改善しなかった[24]．ことに HLA 一致血縁者間移植では，フルダラビン＋シクロホスファミド＋ATG-TBI でも，高い生着率が期待できると報告されている[23,25,26]．

　ATG は生着不全回避による生存率向上（特に非血縁者間移植）を企図して用いられる[27-29]が，EB ウイルス関連リンパ増殖性疾患や致死的感染症を防ぐため，可能な限り少ない方が良い．ATG 5 mg/kg は 10 mg/kg より無イベント生存率が高いとの報告（矢部普正：2010 年日本造血細胞移植学会口演発表）があり，ATG は 5 mg/kg かそれ以下が妥当と考えられる．

同種移植後 GVHD 予防

　同種移植後 GVHD 予防は，カルシニューリン阻害薬＋短期メトトレキサートが標準である[30]．シクロスポリン，タクロリムスの優劣は不明だが，非血縁者間骨髄移植において後者が生存率に優るとの後方視的解析結果が報告されている[31]（小島勢二，2011 年日本造血細胞移植学会会長講演）．

同種移植予後因子

　EBMT が再不貧 1,448 例に対する同種移植成績を解析し[14]，以下が予後不良因子と明らかにした；末梢血幹細胞移植，診断から移植まで 180 日以上，患者年齢 20 歳以上，前処置に ATG を用いない，患者・ドナーのいずれかまたは両者がサイトメガロウイルス抗体陽性．

再不貧に対する移植前処置の処方例: フルダラビン・シクロホスファミド・ATG・TBI 前処置	
リン酸フルダラビン fludarabine （フルダラ®静注用 50 mg）	移植日 5 日前から 2 日前までの 4 日間連日，30 mg/m² を 1 日 1 回，30 分かけて投与する．
シクロホスファミド cyclophosphamide （注射用エンドキサン® 100 mg, 500 mg）	移植前 3 日前と 2 日前の 2 日間，60 mg/kg を 1 日 1 回，3 時間かけて投与する．
ATG （サイモグロブリン® 点滴静注用 25 mg）	移植前 3 日前と 2 日前の 2 日間，2.5 mg/kg を 1 日 1 回，6 時間以上かけ緩徐に投与する．
TBI	移植前日，2 Gy を全身照射する．

＊シクロホスファミド大量投与による心毒性に注意する．また出血性膀胱炎を予防するために，大量補液とメスナの投与が必要である．
＊リン酸フルダラビンは腎障害時に神経毒性が強くなるため，腎機能に合わせた用量調整が必要である．

文献

1) 再生不良性貧血の診断基準と診療の参照ガイド．http://www.jichi.ac.jp/zoketsu-shogaihan/aa.pdf（Accessed 2015 May 1）
2) 日本造血細胞移植学会ガイドライン．http://www.jshct.com/guideline/（Accessed 2015 May 1）．
3) 日本造血細胞移植学会全国調査報告書．http://www.jshct.com/report/index.shtml（Accessed 2015 May 1）
4) Yoshimi A, Kojima S, Taniguchi S, et al. Unrelated cord blood transplantation for severe aplastic anemia. Biol Blood Marrow Transplant. 2008; 14: 1057-63.
5) Peffault de Latour R, Purtill D, Ruggeri A, et al. Influence of nucleated cell dose on overall survival of unrelated cord blood transplantation for patients with severe acquired aplastic anemia: a study by eurocord and the aplastic anemia working party of the European group for blood and marrow transplantation. Biol Blood Marrow Transplant. 2011; 17: 78-85.
6) Yamamoto H, Kato D, Uchida N, et al. Successful sustained engraftment after reduced-intensity umbilical cord blood transplantation for adult patients with severe aplastic anemia. Blood. 2011; 117: 3240-2.
7) Kojima S, Horibe K, Inaba J, et al. Long-term outcome of acquired aplastic

anaemia in children: comparison between immunosuppressive therapy and bone marrow transplantation. Br J Haematol. 2000; 111: 321-8.

8) Kikuchi A, Yabe H, Kato K, et al. Long-term outcome of childhood aplastic anemia patients who underwent allogeneic hematopoietic SCT from an HLA-matched sibling donor in Japan. Bone Marrow Transplant. 2013; 48: 657-60.

9) 小島 勢. 小児再生不良性貧血の治療. 臨床血液. 2014; 55: 1769-76.

10) Yoshida N, Kobayashi R, Yabe H, et al. First-line treatment for severe aplastic anemia in children: bone marrow transplantation from a matched family donor versus immunosuppressive therapy. Haematologica. 2014; 99: 1784-91.

11) Dufour C, Pillon M, Socie G, et al. Outcome of aplastic anaemia in children. A study by the severe aplastic anaemia and paediatric disease working parties of the European group blood and bone marrow transplant. Br J Haematol. 2015; 169: 565-73.

12) Kojima S, Hibi S, Kosaka Y, et al. Immunosuppressive therapy using antithymocyte globulin, cyclosporine, and danazol with or without human granulocyte colony-stimulating factor in children with acquired aplastic anemia. Blood. 2000; 96: 2049-54.

13) Kosaka Y, Yagasaki H, Sano K, et al. Prospective multicenter trial comparing repeated immunosuppressive therapy with stem-cell transplantation from an alternative donor as second-line treatment for children with severe and very severe aplastic anemia. Blood. 2008; 111: 1054-9.

14) Bacigalupo A, Socie G, Hamladji RM, et al. Current outcome of HLA identical sibling versus unrelated donor transplants in severe aplastic anemia: an EBMT analysis. Haematologica. 2015; 100: 696-702.

15) Schrezenmeier H, Passweg JR, Marsh JC, et al. Worse outcome and more chronic GVHD with peripheral blood progenitor cells than bone marrow in HLA-matched sibling donor transplants for young patients with severe acquired aplastic anemia. Blood. 2007; 110: 1397-400.

16) Bacigalupo A, Socie G, Schrezenmeier H, et al. Bone marrow versus peripheral blood as the stem cell source for sibling transplants in acquired aplastic anemia: survival advantage for bone marrow in all age groups. Haematologica. 2012; 97: 1142-8.

17) Eapen M, Le Rademacher J, Antin JH, et al. Effect of stem cell source on outcomes after unrelated donor transplantation in severe aplastic anemia. Blood. 2011; 118: 2618-21.

18) Stern M, Passweg JR, Locasciulli A, et al. Influence of donor/recipient sex matching on outcome of allogeneic hematopoietic stem cell transplantation for aplastic anemia. Transplantation. 2006; 82: 218-26.

19) Yagasaki H, Kojima S, Yabe H, et al. Acceptable HLA-mismatching in unrelated donor bone marrow transplantation for patients with acquired severe aplastic anemia. Blood. 2011; 118: 3186-90.

20) Srinivasan R, Takahashi Y, Philip McCoy J, et al. Overcoming graft rejection in heavily transfused and allo-immunised patients with bone marrow failure syndromes using fludarabine-based haematopoietic cell transplantation. Br J Haematol. 2006; 133: 305-14.
21) Kobayashi R, Yabe H, Hara J, et al. Preceding immunosuppressive therapy with antithymocyte globulin and ciclosporin increases the incidence of graft rejection in children with aplastic anaemia who underwent allogeneic bone marrow transplantation from HLA-identical siblings. Br J Haematol. 2006; 135: 693-6.
22) Champlin RE, Horowitz MM, van Bekkum DW, et al. Graft failure following bone marrow transplantation for severe aplastic anemia: risk factors and treatment results. Blood. 1989; 73: 606-13.
23) Bacigalupo A, Locatelli F, Lanino E, et al. Fludarabine, cyclophosphamide and anti-thymocyte globulin for alternative donor transplants in acquired severe aplastic anemia: a report from the EBMT-SAA Working Party. Bone Marrow Transplant. 2005; 36: 947-50.
24) Bacigalupo A, Socie G, Lanino E, et al. Fludarabine, cyclophosphamide, anti-thymocyte globulin, with or without low dose total body irradiation, for alternative donor transplants, in acquired severe aplastic anemia: a retrospective study from the EBMT-SAA Working Party. Haematologica. 2010; 95: 976-82.
25) Maury S, Bacigalupo A, Anderlini P, et al. Improved outcome of patients older than 30 years receiving HLA-identical sibling hematopoietic stem cell transplantation for severe acquired aplastic anemia using fludarabine-based conditioning: a comparison with conventional conditioning regimen. Haematologica. 2009; 94: 1312-5.
26) Resnick IB, Aker M, Shapira MY, et al. Allogeneic stem cell transplantation for severe acquired aplastic anaemia using a fludarabine-based preparative regimen. Br J Haematol. 2006; 133: 649-54.
27) Deeg HJ, O'Donnell M, Tolar J, et al. Optimization of conditioning for marrow transplantation from unrelated donors for patients with aplastic anemia after failure of immunosuppressive therapy. Blood. 2006; 108: 1485-91.
28) Kojima S, Matsuyama T, Kato S, et al. Outcome of 154 patients with severe aplastic anemia who received transplants from unrelated donors: the Japan Marrow Donor Program. Blood. 2002; 100: 799-803.
29) Ades L, Mary JY, Robin M, et al. Long-term outcome after bone marrow transplantation for severe aplastic anemia. Blood. 2004; 103: 2490-7.
30) Locatelli F, Bruno B, Zecca M, et al. Cyclosporin A and short-term methotrexate versus cyclosporin A as graft versus host disease prophylaxis in patients with severe aplastic anemia given allogeneic bone marrow transplantation from an HLA-identical sibling: results of a GITMO/EBMT randomized trial. Blood. 2000; 96: 1690-7.

31) Yagasaki H, Kojima S, Yabe H, et al. Tacrolimus/Methotrexate versus cyclosporine/methotrexate as graft-versus-host disease prophylaxis in patients with severe aplastic anemia who received bone marrow transplantation from unrelated donors: results of matched pair analysis. Biol Blood Marrow Transplant. 2009; 15: 1603-8.

〔高見昭良〕

4 慢性赤芽球癆の診断と治療

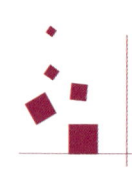

POINT

1. わが国における後天性慢性赤芽球癆の3大病因は，特発性赤芽球癆，胸腺腫関連赤芽球癆，大顆粒リンパ球性白血病を含むリンパ系腫瘍である．
2. 急性赤芽球癆と慢性赤芽球癆の鑑別には，約1カ月間の経過観察が必要である．
3. 特発性赤芽球癆および基礎疾患に対する治療によって貧血が改善しない続発性慢性赤芽球癆に対して，免疫抑制療法が適応となる．
4. 免疫抑制療法奏効例の多くは長期間にわたる寛解維持療法が必要である．
5. 免疫抑制療法に対する不応および再発は生命予後に負の影響を与える．

　赤芽球癆（pure red cell aplasia）は造血幹細胞・前駆細胞の量的・質的減少に基づく難治性貧血（骨髄不全症候群）の一つであり，骨髄における赤血球系造血の選択的減少と，それに起因する網赤血球の減少および正球性正色素性貧血を呈する疾患である．原則として，好中球および血小板の造血機能は障害されない．赤芽球癆の病因と病態はきわめて多様であるため，治療方針の決定および予後予測のためには，その病因を特定することが重要である[1]．

　赤芽球癆は大きく先天性と後天性に区分され，後天性は原因を特定できない特発性と，何らかの基礎疾患に伴う続発性がある．また，臨床経過から急性と慢性に分類される．急性赤芽球癆の多くは薬剤性あるいはウイルス感染症に伴うものであり，被疑薬の中止あるいは経過観察に伴っておよそ1カ月以内に貧血の改善をみるが，特発性赤芽球癆や，基礎疾患に対する治療によって貧血が改善しない続発性慢性赤芽球癆においては免疫抑制療法が必要となる．しかも，多くは寛解維持療法が必要となるため，赤芽球癆の病因診断はきわめて重要となる．

　特発性造血障害に関する調査研究班（小峰班・小澤班・黒川班）は2004年から開始された後天性慢性赤芽球癆に関する全国調査により，特発性赤芽球癆，胸腺腫関連赤芽球癆，大顆粒リンパ球性白血病関連赤芽球癆，悪性リンパ腫関連赤芽球癆，そしてABO major不適合造血幹細胞移植後赤芽球癆に関する治療実態とその有効性，予

表1 慢性赤芽球癆の診断手順

赤芽球癆の形態学的診断
・正球性正色素性貧血
・網赤血球の著減
・骨髄赤芽球の著減

赤芽球癆の病因診断（病歴聴取）
・薬剤服用歴
・先行感染症の有無
・自然寛解の有無

赤芽球癆の病因診断（検査）
・末梢血塗抹標本
・末梢血リンパ球サブセット
・骨髄細胞染色体検査
・画像検査
・T細胞抗原受容体遺伝子再構成
・ヒトパルボウイルスB19-DNA
・血中エリスロポエチン
・自己抗体

（特発性造血障害疾患の診療の参照ガイド 平成26年度改訂版. http://zoketsushogaihan.com を改変引用）

後について明らかにし，病因別の治療方針を提案してきた．わが国における後天性慢性赤芽球癆の研究成果は国際的にも認知され，赤芽球診療の標準化に貢献している．本稿では特発性造血障害班による研究成果も踏まえて，慢性赤芽球癆の診断と治療について概説する．

診断

診断の手順

　正球性正色素性貧血と網赤血球数の著減があり，骨髄検査にて赤芽球の著減が確認できれば，形態学的に赤芽球癆と診断される（表1）．網赤血球は通常1％未満であり，2％を超える場合には他の疾患を考慮すべきである．骨髄赤芽球数は5％未満である．通常白血球数および血小板数は正常範囲であるが，基礎疾患により，特に大顆粒リンパ球性白血病においては白血球数の異常を呈することがある．赤芽球癆の病因診断にあたり，薬剤服用歴の聴取と貧血の発症に先行する感染症の有無の確認はきわめて重要である．

表2	赤芽球癆の起因薬剤		
	アロプリノール	α-メチルドーパ	アザチオプリン
	カルバマゼピン	セファロチン	クロラムフェニコール
	クロルプロパミド	クラドリビン	クロピドグレル
	ジフェニルヒダントイン	エリスロポエチン	エストロゲン
	フェンブフェン	フェノプロフェン	タクロリムス（FK506）
	フルダラビン	金	ハロタン
	インターフェロン-α	イソニアジド	ラミブジン
	ロイプロリド	リネゾリド	マロプリム（ダプソン・ピリメタミン）
	メタゾラミド	ミコフェノール酸モフェチル	D-ペニシラミン
	ペニシリン	フェノバルビタール	フェニルブタゾン
	プロカインアミド	リファンピシン	サリチルアゾスルファピリジン
	サントニン	バルプロ酸ナトリウム	ST合剤
	スルファサラジン	スリンダク	チアンフェニコール
	トルブタミド	ジドブジン	

(Dessypris ELJ. Red cell aplasia. In: Greer JP, et al, eds. Wintrobe's Clinical Hematology. 12th ed. Philadelphia and London: Lippincott Williams & Wilkins; 2009. p.1196-211 を改変引用)[1]

急性赤芽球癆と慢性赤芽球癆

　赤芽球癆の病型は大きく先天性と後天性に分けられ，臨床経過から急性と慢性に区分される．急性は経過観察や被疑薬の中止などにより診断から1カ月以内に自然に貧血の改善がみられるものをいう．薬剤性赤芽球癆の原因として報告されている薬剤は50種類以上にのぼる（表2）．もし被疑薬があれば，中止ないしは他剤に変更し，約1カ月間経過観察する．通常3週間以内に貧血の改善がみられる．慢性腎臓病に合併した貧血に対するエリスロポエチン製剤投与後にみられる赤芽球癆は抗エリスロポエチン抗体によるが，薬剤の中止により自然軽快することは稀であることが報告されている．

　ヒトパルボウイルスB19感染の初感染による赤芽球癆は，背景に溶血性貧血など赤血球寿命が短縮した造血状態がある患者に発症する．通常急性発症でself-limitedであるが，ヒト免疫不全ウイルス（human immunodeficiency virus: HIV）感染症や臓器移植あるいは化学療法後などにおいて持続感染となり，赤芽球癆を引き起こすことがある．したがって，慢性型の赤芽球癆においてもヒトパルボウイルスB19のDNA検査を行うことが推奨される．

続発性赤芽球癆の病因診断

　後天性赤芽球癆は原因を特定できない特発性と，基礎疾患を有する続発性に分類される．続発性赤芽球癆の基礎疾患は，胸腺腫，大顆粒リンパ球性白血病や悪性リンパ

表3 赤芽球癆の病型と病因

病型	病因	Disease
先天性	遺伝性	Diamond-Blackfan 貧血
後天性	特発性	
	続発性	薬剤（表1）
		感染症（ヒトパルボウイルス B19，HIV）
		胸腺腫
		リンパ系腫瘍（大顆粒リンパ球性白血病，悪性リンパ腫，慢性リンパ性白血病）
		骨髄性腫瘍（骨髄異形成症候群，骨髄増殖性腫瘍）
		リウマチ性疾患・膠原病
		固形腫瘍
		妊娠
		ABO major 不適合造血幹細胞移植

(Dessypris ELJ. Red cell aplasia. In: Greer JP, et al, eds. Wintrobe's Clinical Hematology, 12th edition, Philadelphia and London: Lippincott Williams & Wilkins; 2009. p.1196-211. を改変引用)[1]

表4 本邦における後天性慢性赤芽球癆の主な病因

病因	症例数	割合（%）
特発性	73	39.5
続発性		
胸腺腫	42	22.7
大顆粒リンパ球性白血病	14	7.6
悪性リンパ腫	8	4.3
マクログロブリン血症	3	1.6
慢性リンパ性白血病	1	0.5
骨髄異形成症候群	11	5.9
関節リウマチ	7	3.8
Sjögren 症候群	2	1.1
固形腫瘍	5	2.7
薬剤性	2	1.1

(Sawada K, et al. Haematologica. 2007; 92: 1021-8 を改変引用)[5]

腫などのリンパ系腫瘍，自己免疫疾患，薬剤性，固形腫瘍，ウイルス感染症，妊娠，ABO 不適合同種造血幹細胞移植など多様である（表3）．特発性造血障害に関する調査研究班の調査によれば，本邦における後天性慢性赤芽球癆の3大病因は，特発性（39%），胸腺腫関連（23%），リンパ系腫瘍関連（14%）である（表4）．リンパ系腫瘍で最も多いのは大顆粒リンパ球性白血病，次いで悪性リンパ腫である．ABO 不適

合同種造血幹細胞移植後の赤芽球癆については，特発性造血障害に関する調査研究班と日本造血細胞移植学会との共同により全国調査が行われており，46例の解析結果が報告されている．

　病因診断を行うにあたって，薬剤服用歴と先行感染症の有無の確認がきわめて重要であることは前述したとおりであるが，もし，被疑薬があれば中止ないし他剤に変更して約1カ月間経過観察する．抗エリスロポエチン抗体によるものを除いて，一般的に薬剤性赤芽球癆は1カ月以内に自然軽快する．

　この1カ月間の経過観察中に，病因診断を行う．骨髄異形成症候群が赤芽球癆に似た末梢血液学的検査所見および骨髄形態学的所見を呈することがあるため，骨髄細胞の染色体検査は必須である．そして，胸腺腫およびリンパ系腫瘍の有無の確認するために，胸部X線検査やCT検査などの画像検査，末梢血塗抹標本の鏡検，リンパ球サブセット（CD4/CD8）やT細胞抗原受容体のクロナリティ解析を行う．クローン性が証明できれば顆粒リンパ球数は2,000/μL未満でもよいとされている．必ずしも大きなリンパ球とは限らず，その5％ではアズール顆粒に乏しいとされるのでリンパ球表面形質の確認が必要である．ヒトパルボウイルスB19の初感染による赤芽球癆は通常急性発症であるが，HIV感染症や臓器移植，化学療法後などの免疫不全を背景にもつ患者において，持続性ヒトパルボウイルスB19感染による慢性赤芽球癆を引き起こすことがあるので，慢性型においてもヒトパルボウイルスB19のDNA検査を行うことが望ましい．その他，年齢に応じた固形腫瘍のスクリーニング，血中エリスロポエチン濃度などの検査を行う．

鑑別診断

　慢性赤芽球癆と鑑別診断上留意すべき疾患は低リスク群骨髄異形成症候群である[2]．明らかに骨髄異形成症候群を示唆する染色体異常を有する場合には，網赤血球数の減少と骨髄赤芽球の著減を呈していても，骨髄異形成症候群として取り扱われるべきである．いったん免疫抑制療法を開始した慢性赤芽球癆にあっても，治療抵抗性を示す場合には骨髄異形成症候群の可能性について検討すべきであろう．

　妊娠に合併する赤芽球癆は稀な病態ではあるが，出産後に自然寛解することから免疫抑制療法は通常必要ないこと，また次回の妊娠時に再発しやすいことが知られているため，若年女性の赤芽球癆を診た際には，妊娠の可能性を想起することが重要である[3]．

治療

初期治療

　慢性赤芽球癆は診断時すでに中等度ないし高度の貧血を呈していることが多い．貧血により日常生活が障害されている場合には赤血球輸血を考慮する．被疑薬(表2)がある場合には，中止ないし他剤に変更して経過観察することは前述のとおりである．急性のヒトパルボウイルスB19感染症は対症的に経過を観察する．薬剤性や感染性の場合，通常1～3週間で改善傾向が認められる．赤芽球癆の診断から約1カ月間の経過観察を行っても貧血が自然軽快しない場合や，基礎疾患の治療によって貧血が改善しない場合には免疫抑制薬の使用を考慮する

免疫抑制療法

寛解導入療法

　後天性慢性赤芽球癆に対する免疫抑制療法は1970年代より行われており，副腎皮質ステロイド，シクロスポリン，シクロホスファミドなどが使用されている (表5)．後天性慢性赤芽球癆に対する副腎皮質ステロイドおよびシクロスポリンの奏効率はそれぞれ30～62％，65～87％，シクロホスファミドの奏効率は単剤で7～20％，副腎皮質ステロイドとの併用で46～56％と報告されている[4]．しかしこれらの報告はいずれもケースシリーズに基づく研究結果であり，いずれの薬剤が最も優れているかについて検証した前向きランダム化比較試験は国内外を問わず行われていない．したがって，エビデンスレベルの高い検証的臨床研究に基づいた病因別の治療ガイドラインもまた存在しない．

　特発性造血障害に関する調査研究班（小峰班・小澤班・黒川班）はこのような背景のなか，病因別の慢性赤芽球癆の診療指針を作成することを目標として，2004年より全国調査を開始した．その結果，解析可能な特発性赤芽球癆62例が集積され，初回寛解導入療法における奏効率はシクロスポリン74％（n=31），副腎皮質ステロイド60％（n=20），シクロスポリン＋副腎皮質ステロイド100％（n=4），シクロスポリン＋蛋白同化ステロイド100％（n=1），副腎皮質ステロイド＋蛋白同化ステロイド100％（n=2）であることが判明した．免疫抑制療法全体の寛解導入奏効率は94％であった[5]．同研究班により集積された胸腺腫関連赤芽球癆41例においては特発性赤芽球癆と同様にシクロスポリンが最も多く使われており，寛解導入奏効率は95％であった[6]．また，大顆粒リンパ球性白血病14例における免疫抑制薬の初回寛解導入奏効率は，シクロホスファミド75％（n=8），シクロスポリン25％（n=4），副腎皮質ステロイド0％（n=2）であった[7]．シクロスポリンが有効な特発性赤芽球

表5 後天性慢性赤芽球癆に対する免疫抑制療法

報告者 (報告年)	病因と症例数	治療	奏効率
Clark (1984)[12]	特発性 27 例 続発性 10 例	副腎皮質ステロイド 殺細胞薬 抗胸腺グロブリン	免疫抑制療法全体 66% 殺細胞薬＋副腎皮質ステロイド 56%
Lacy (1996)[13]	特発性 25 例 LGL 白血病 9 例 胸腺腫 4 例 CLL 4 例 悪性リンパ腫 2 例 染色体異常 4 例	副腎皮質ステロイド シクロホスファミド シクロスポリン	副腎皮質ステロイド 31% シクロホスファミド 52% シクロスポリン 80%
Go (2001)[14]	LGL 白血病 15 例	副腎皮質ステロイド シクロホスファミド	副腎皮質ステロイド 50% シクロホスファミド 60%
Thompson (2006)[15]	胸腺腫 13 例	胸腺腫摘出術 種々の免疫抑制療法	完全寛解 31% 胸腺腫摘出術による貧血の改善 0%
Sawada (2007)[5]	特発性 62 例	副腎皮質ステロイド シクロスポリン	副腎皮質ステロイド 60% シクロスポリン 74% 免疫抑制療法全体 94%
Hirokawa (2007)[6]	胸腺腫 41 例	副腎皮質ステロイド シクロスポリン	副腎皮質ステロイド 46% シクロスポリン 95%
Fujishima (2008)[7]	LGL 白血病 14 例	シクロホスファミド シクロスポリン 副腎皮質ステロイド	シクロホスファミド 75% シクロスポリン 25% 副腎皮質ステロイド 0%

LGL: large granular lymphocyte, CLL: chronic lymphocytic leukemia

癆では，4分の3の症例は1カ月以内に輸血不要となるが，残り4分の1は3カ月以上を要する．シクロスポリンが有効な胸腺腫関連赤芽球癆では2週間以内に輸血から離脱可能である[6]．

寛解維持療法

特発性造血障害班による研究により，特発性慢性赤芽球癆においてはシクロスポリンの中止は再発と強く相関していること，特発性赤芽球癆のみならず胸腺腫関連赤芽球癆においても寛解維持療法の継続を余儀なくされている実態が明らかとなっている[5,6]．また，大顆粒リンパ球性白血病関連赤芽球癆においても免疫抑制療法の中止と赤芽球癆の再燃との関連が指摘されている[7]．大顆粒リンパ球性白血病関連赤芽球癆においてシクロホスファミドにより寛解を得た後，同剤を中止した5例中2例において赤芽球癆の再燃をみていること，シクロスポリンによる維持療法を受けていた5例中2例において，同剤の減量中に赤芽球癆の再燃をみていることが明らかとなった．

さらに，特発性造血障害班による後天性慢性赤芽球癆の長期予後調査により，特発

表6 後天性慢性赤芽球癆の病因別治療参照ガイド

病因	治療法
特発性	シクロスポリン
胸腺腫	胸腺腫摘出術,シクロスポリン
大顆粒リンパ球性白血病	シクロホスファミド±副腎皮質ステロイド,シクロスポリン
その他のリンパ系腫瘍(同時発症)	化学療法
自己免疫疾患・固形腫瘍	基礎疾患に対する治療
ヒトパルボウイルス B19 感染症	免疫不全の改善,ガンマグロブリン
薬剤性	原因薬剤の中止
ABO major 不適合造血幹細胞移植	保存的治療

(特発性造血障害疾患の診療の参照ガイド 平成26年度改訂版.http://zoketsushogaihan.comを改変引用)

性慢性赤芽球癆,胸腺腫関連赤芽球癆および大顆粒リンパ球性白血病関連赤芽球癆において貧血再燃は生命予後に負の影響を与えること,再発後の寛解導入療法奏効率は初回より低いことが明らかにされた[8].したがって,貧血を再燃させないための寛解維持療法は重要である.

寛解維持療法に用いる薬剤は有効性と安全性の両面から考慮しなければならない.シクロホスファミドの最大の懸念は,長期投与にともなう二次がんおよび生殖器毒性である.副腎皮質ステロイドの寛解維持効果は必ずしも良好ではなく,長期投与に伴う糖尿病,感染,骨折リスクの増大など生活の質に直接影響を与える有害事象がある.シクロスポリンの寛解維持効果は強力で,その長期投与で最も懸念される有害事象は腎毒性と免疫抑制に基づく悪性腫瘍の増加であるが,特発性造血障害班が集積した特発性および胸腺腫合併赤芽球癆のコホート中にシクロスポリンが直接関連したと思われる悪性腫瘍の発生は明らかでなかった.したがって,現時点において寛解維持療法に推奨される薬剤はシクロスポリンであると思われる.寛解維持に必要なシクロスポリンの最低用量と血中濃度は明らかにされていない.2年以上寛解を維持している特発性慢性赤芽球癆におけるシクロスポリン維持量は初期投与量の約40%であったことが明らかとなっている[5].したがって,初期投与量の約50%までシクロスポリンを減量した後は,慎重に減量を行うべきである.

続発性赤芽球癆の治療
続発性赤芽球癆の治療指針

特発性造血障害に関する調査研究班が提案している病因別の後天性慢性赤芽球癆の治癒参照ガイドは表6のとおりである.基礎疾患の治療により赤芽球癆を治癒せしめ得る可能性のある基礎疾患は,ヒトパルボウイルスB19持続感染症と,赤芽球癆を同

時発症した悪性リンパ腫である．静注用ガンマグロブリンにはヒトパルボウイルスB19に対する中和抗体が含まれており，臓器移植やHIV感染症においてみられるヒトパルボウイルスB19持続感染症関連赤芽球癆に対して有効な治療法である[9]．赤芽球癆を同時発症した悪性リンパ腫において，原病に対して化学療法が有効であった場合，貧血の改善も期待される[10]．

抗エリスロポエチン（EPO）抗体による赤芽球癆

抗EPO抗体の産生によって腎不全患者に赤芽球癆が発症した場合，初期治療はすべてのEPO製剤の使用中止であるが，自然寛解はきわめて稀であることからシクロスポリンなどを用いた免疫抑制療法が必要であると言われている．また，腎移植はきわめて有効な治療手段であることが報告されているが，その適応は限られる．何らかの臨床的理由あるいは患者が強く希望する場合に，抗EPO抗体が検出されなくなった場合に限ってEPO製剤の再投与を検討してもよいのではないかとの提案がヨーロッパの研究グループからなされているが，見解は一定していない．合成EPO受容体リガンドであるHematide®は抗EPO抗体による赤芽球癆の治療に有益であることが期待されていたが，重篤な過敏反応が認められたため，市場から撤退している．

ABO major不適合同種造血幹細胞移植後赤芽球癆

ABO major不適合ドナーから同種造血幹細胞移植を受けた患者において，レシピエントに残存する不適合血球凝集素により赤血球造血の回復遅延がみられ，時に赤芽球癆を発症することが知られている．血漿交換，免疫吸着，免疫抑制薬の急速減量，ドナーリンパ球輸注，副腎皮質ステロイド，EPO，リツキシマブなどの有効例が症例報告として散見されるが，標準的治療は確立されていなかったため，特発性造血障害班と日本造血細胞移植学会が共同で全国調査を行い，46例の赤芽球癆合併例を集積した．後方視的研究であり，解析対象症例数が必ずしも多いとは言えないため，その解釈には注意が必要であるが，赤芽球癆に対する治療介入が赤血球系造血の回復に貢献することを支持する証拠は得られなかった[11]．したがって，現時点における移植後赤芽球癆に対する標準的治療は輸血を中心とする保存的治療と思われる．

妊娠関連赤芽球癆

妊娠に伴う赤芽球癆は稀であるが，分娩後に自然軽快することが一般的で，免疫抑制療法は不要であることから，若年女性の慢性赤芽球癆をみたときには想起すべき病態である．好発する妊娠週数は特にない．多くは分娩後3カ月以内に自然寛解するが，次回の妊娠時に再発しやすいことが知られている[3]．発生機序は不明である．

再発・難治例の治療

再発例においてはシクロスポリンや副腎皮質ステロイドの減量・中止の速度が適正

であったか否かを確認する．再発例の多くは何らかの免疫抑制薬に反応することが多いが，奏効率は初回寛解導入より低い．

　免疫抑制療法が無効であった場合，その投与量と投与期間が適切であったかどうかを検討する．さらに，骨髄異形成症候群，ヒトパルボウイルスB19持続感染症，想定していなかった続発性慢性赤芽球癆の可能性について検討する．シクロスポリン，副腎皮質ステロイド，シクロホスファミドに抵抗性を示す難治例に対して，抗リンパ球グロブリン，抗CD20抗体（リツキシマブ），抗CD52抗体などの有効性が報告されているが，いずれも保険適応がなく，入院治療が必要であること，治療薬が効果であること，確立された治療法でないことに留意が必要である．

予後

　本邦における特発性慢性赤芽球癆の予測平均生存期間は212.6カ月，胸腺腫関連赤芽球癆および大顆粒リンパ球性白血病関連赤芽球癆の予測生存期間中央値はそれぞれ142.1カ月，147.8カ月であり，これら3病因による赤芽球癆の生存期間は統計学的に有意差がないことが，特発性造血障害班の調査研究により明らかにされた[8]．主な死因は感染症と臓器不全であった．これらの3病因による慢性赤芽球癆において寛解導入療法不応および貧血再発は生命予後に負の影響を与えることも明らかとなっている[8]．したがって，後天性慢性赤芽球癆の予後を改善するためには，寛解導入療法不応症例における使用薬剤の用量・用法の再検討および診断の見直し，貧血を再燃させないための寛解維持療法の適正化，免疫抑制療法中の感染症の予防と治療，輸血依存例における鉄過剰症の予防と治療などが重要と考えられる．

シクロスポリンの処方例

シクロスポリン cyclosporine （ネオーラル®10 mgカプセル/ネオーラル®25 mgカプセル/ネオーラル®50 mgカプセル）	1日量6 mg/kgを朝・夕食後に2回に分けて内服
	*血中トラフ値150〜250 ng/mLを目安に調節する． *軽度の腎障害がある場合や高齢者には減量（4〜5 mg/kg）する． *定期的に血液学的検査を行い，適宜増減する． *定期的に血清クレアチニンを検査し，2.0 mg/dLを超えたら投与を中止する． *寛解後の減量はゆっくり（3カ月に10%程度）行う．初期投与量の50%まで減量した後は再発が多くなるので，より慎重に減量する．

プレドニゾロンの処方例	
プレドニゾロン prednisolone （プレドニゾロン®錠 5 mg）	1日量 1 mg/kg を2～3回に分けて食後に内服
	*投与中は糖尿病の悪化に注意する．

シクロホスファミドの処方例	
シクロホスファミド cyclophosphamide （エンドキサン®錠 50 mg） 保険適応外	1日量 50～100 mg を内服
	*定期的に血液学的検査を行い，好中球数＜1,000/μL または血小板数＜10万/μL）が現れれば中止する．

ST合剤の処方例	
スルファメトキサ ゾール・トリメトプ リム sulfamethoxazole-tri- methoprim （バクタ®配合錠）	1日量1錠を内服
	*ニューモシスチス肺炎の予防として行う． *過敏症状がみられるときは，ペンタミジン吸入療法に変更する．

参考文献

1) Dessypris ELJ. Red cell aplasia In: Greer JP, et al, eds. Wintrobe's Clinical Hematology. 12th ed. Philadelphia and London: Lippincott Williams & Wilkins; 2009. p.1196-211.
2) Wang SA, Yue G, Hutchinson L, et al. Myelodysplastic syndrome with pure red cell aplasia shows characteristic clinicopathological features and clonal T-cell expansion. Br J Haematol. 2007; 138: 271-5.
3) Choudry MA, Moffett BK, Laber DA. Pure red-cell aplasia secondary to pregnancy, characterization of a syndrome. Ann Hematol. 2007; 86: 233-7.
4) Sawada K, Fujishima N, Hirokawa M. Acquired pure red cell aplasia: updated review of treatment. Br J Haematol. 2008; 142: 505-14.
5) Sawada K, Hirokawa M, Fujishima N, et al. Long-term outcome of patients with acquired primary idiopathic pure red cell aplasia receiving cyclosporine A. A nationwide cohort study in Japan for the PRCA Collaborative Study Group. Haematologica. 2007; 92: 1021-8.

6) Hirokawa M, Sawada K, Fujishima N, et al. Long-term response and outcome following immunosuppressive therapy in thymoma-associated pure red cell aplasia: a nationwide cohort study in Japan by the PRCA collaborative study group. Haematologica. 2008; 93: 27-33.
7) Fujishima N, Sawada K, Hirokawa M, et al. Long-term responses and outcomes following immunosuppressive therapy in large granular lymphocyte leukemia-associated pure red cell aplasia: a Nationwide Cohort Study in Japan for the PRCA Collaborative Study Group. Haematologica. 2008; 93: 1555-9.
8) Hirokawa M, Sawada K, Fujishima N, et al. Long-term outcome of patients with acquired chronic pure red cell aplasia (PRCA) following immunosuppressive therapy: a final report of the nationwide cohort study in 2004/2006 by the Japan PRCA collaborative study group. Br J Haematol. 2015; 169: 879-86.
9) Koduri PR, Kumapley R, Valladares J, et al. Chronic pure red cell aplasia caused by parvovirus B19 in AIDS: use of intravenous immunoglobulin—a report of eight patients. Am J Hematol. 1999; 61: 16-20.
10) Hirokawa M, Sawada K, Fujishima N, et al. Acquired pure red cell aplasia associated with malignant lymphomas: a nationwide cohort study in Japan for the PRCA Collaborative Study Group. Am J Hematol. 2009; 84: 144-8.
11) Hirokawa M, Fukuda T, Ohashi K, et al. Efficacy and long-term outcome of treatment for pure red cell aplasia after allogeneic stem cell transplantation from major ABO-incompatible donors. Biol Blood Marrow Transplant. 2013; 19: 1026-32.
12) Clark DA, Dessypris EN, Krantz SB. Studies on pure red cell aplasia. XI. Results of immunosuppressive treatment of 37 patients. Blood. 1984; 63: 277-86.
13) Lacy MQ, Kurtin PJ, Tefferi A. Pure red cell aplasia: association with large granular lymphocyte leukemia and the prognostic value of cytogenetic abnormalities. Blood. 1996; 87: 3000-6.
14) Go RS, Li CY, Tefferi A, et al. Acquired pure red cell aplasia associated with lymphoproliferative disease of granular T lymphocytes. Blood. 2001; 98: 483-5.
15) Thompson CA, Steensma DP. Pure red cell aplasia associated with thymoma: clinical insights from a 50-year single-institution experience. Br J Haematol. 2006; 135: 405-7.

(廣川　誠)

5-1 骨髄異形成症候群（MDS）の治療
治療戦略

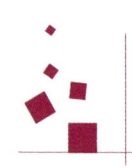

> **POINT**
> 1. 米国 NCCN の MDS 診療ガイドライン（Version 1, 2016）では，予後予測システムにより MDS を低リスク群と高リスク群に層別化した治療戦略が示されている．
> 2. MDS の根治療法は造血幹細胞移植である．
> 3. 低リスク群の MDS 患者では，条件によりレナリドミド療法，赤血球造血刺激因子製剤，免疫抑制療法が選択される．低リスク MDS へのアザシチジン療法の有用性も報告されている．
> 4. 高リスク群の MDS 患者では，原則として造血幹細胞移植を速やかに実施する．ドナーが不在の場合や移植適応のない患者の場合では，アザシチジン療法が推奨される．

骨髄異形成症候群（myelodysplastic syndromes: MDS）は，原発性と放射線照射や抗腫瘍薬投与を契機に発症するもの（治療関連）に大別される．WHO 分類では治療関連 MDS は，治療関連 AML/MDS(acute myeloid leukemia and myelodysplastic syndromes, therapy related) として，AML の範疇になる．原発性 MDS は予後，白血病移行リスクなどが不均一であり，WHO 分類の同じ病型のなかでも臨床像は症例間で一致しないことも少なくない．したがって，治療法の選択には病型分類のみでは不十分である．患者のリスクに基づく層別化が必要であり，それを目的とした予後予測システムが多数報告されている．International Prognostic Scoring System（IPSS）[1]はその古典的な代表である．2012 年に IPSS は改訂された〔Revised-IPSS（IPSS-R）〕[2]．その他の代表的なシステムには，WHO classification-based prognostic scoring system（WPSS）[3]があり，2011 年に refined WPSS [4]として改訂された．MDS は治療に難渋する症候群であることに変わりはないが，レナリドミドとアザシチジンの出現は状況を大きく変貌させた．予後予測システムにより，MDS を低リスク群と高リスク群に層別化した米国 National Comprehensive Cancer Network（NCCN）の MDS 診療ガイドライン（Version 1, 2016）[5]を中心に，

日本血液学会造血器腫瘍診療ガイドライン（2013年度版）[6]，European LeukemiaNet（ELN）の recommendation（2013）[7]を加味して，原発性 MDS の治療戦略を概説する．各治療法の詳細は，本書の他項を参考されたい．

予後予測システム

International Prognostic Scoring System（IPSS）と Revised IPSS（IPSS-R）

　IPSS は，強力な化学療法を受けた患者，二次性 MDS，白血球数 12,000/μL を超える慢性骨髄単球性白血病（chronic myelomonocytic leukemia: CMML）患者は除外されて作成されている．IPSS は WHO 分類第 3 版の公表前に作成されたシステムであるため，WHO 分類第 3 版/第 4 版の定義では急性骨髄性白血病（acute myelogenous leukemia: AML）の範疇となる骨髄の芽球比率が 20％以上の例や，WHO 分類では MDS の範疇ではない CMML も白血球数が 12,000/μL 以下の場合は対象となっている．IPSS は診断時からの自然経過での予後予測が目的であり，診断後に再度評価を行った時点からの予後予測のためのものではない．IPSS は，骨髄の芽球比率，染色体所見，血球減少の系統数を点数化して，4 群（Low，Int-1，Int-2，High）に分けるシステムで，全生存期間（OS）と無白血病生存期間（LFS）が 4 群に層別化される（表 1A）．IPSS は簡便であり，現在も広く用いられている．

　IPSS-R では染色体所見の区分と骨髄の芽球比率の区分が，IPSS と比較して細分化されている．血球減少の区分も変更された．IPSS-R は染色体所見，骨髄の芽球比率，Hb 濃度，血小板数，好中球数を点数化して，5 群（Very low，Low，Intermediate，High，Very high）に分けるシステムである．OS と LFS は 5 群に層別化される（表 1B）．IPSS の Int-1 には，必ずしも予後が良好でない症例が含まれているという問題点が指摘されていた．IPSS-R では，IPSS の Int-1 の一部を，Intermediate と High に層別化することができる．

WHO classification-based prognostic scoring system（WPSS）と refined WPSS

　WPSS は，二次性 MDS は対象ではない．WPSS は，WHO 分類第 3 版の定義の MDS が対象であるが，第 3 版の MDS-U は対象に含まれない．WPSS は，WHO 分類第 3 版の病型（RA/RARS/5q− synd，RCMD/RCMD-RS，RAEB-1，RAEB-2），染色体所見（IPSS の染色体区分），輸血依存性を点数化し，5 群（Very low，Low，Intermediate，High，Very high）に分けるシステムで，OS と白血病移行リスクが 5 群に層別化される（表 2A）．WPSS には病状の変化にも対応し，経過中のど

表1 International Prognostic Scoring System (IPSS) と Revised IPSS (IPSS-R)

A International Prognostic Scoring System (IPSS)

予後因子の配点	0	0.5	1	1.5	2
骨髄での芽球	<5%	5〜10%	—	11〜20%	21〜30%
核型	Good	Intermediate	Poor		
血球減少	0/1系統	2/3系統			

血球減少
　好中球減少: 好中球<1,800/μL
　貧血: ヘモグロビン<10 g/dL
　血小板減少: 血小板<10万/μL
核型
　Good: normal, 20q-, -Y, 5q-
　Intermediate: その他
　Poor: complex (≥3 abnormalities) or chromosome 7 anomalies

リスク群	点数	生存期間中央値（年）	25%白血病移行期間（年）
Low	0点	5.7	9.4
Int-1	0.5-1.0点	3.5	3.3
Int-2	1.5-2.0点	1.2	1.1
High	≥2.5点	0.4	0.2

(Greenberg P, et al. 1997; 89: 2079-88 より)[1]

B Revised International Prognostic Scoring System (IPSS-R)

予後因子の配点	0	0.5	1	1.5	2	3	4
核型	Very good		Good		Intermediate	Poor	Very poor
骨髄での芽球	≤2%		>2〜<5%		5〜10%	>10%	
ヘモグロビン値	≥10 g/dL		8〜<10 g/dL	<8 g/dL			
血小板数	≥10万/μL	5〜<10万/μL	<5万/μL				
好中球数	≥800/μL	<800/μL					

核型
　Very good: -Y, del(11q)
　Good: Normal, del(5q), del(12p), del(20q), double including del(5q)
　Intermediate: del(7q), +8, +19, i(17q), any other single or double independent clones
　Poor: -7, inv(3)/t(3q)/del(3q), double including -7/del(7q), complex (3 abnormalities)
　Very poor: complex (>3 abnormalities)

リスク群	点数	生存期間中央値（年）	25%白血病移行期間（年）
Very low	≤1.5点	8.8	NR
Low	>1.5〜3点	5.3	10.8
Intermediate:	>3〜4.5点	3.0	3.2
High	>4.5〜6点	1.6	1.4
Very high	>6点	0.8	0.73

NR: not reached
Age-adjusted IPSS-R categorization (IPSS-RA): (年齢-70)×[0.05-(IPSS-R スコア×0.005)]を IPSS-R スコアに加算する
(Greenberg PL, et al. Blood. 2012; 120: 2454-65 より)[2]

表2 WHO classification-based prognostic scoring system（WPSS）とrefined WPSS

A WHO classification based Prognostic Scoring System（WPSS）

予後因子の配点	0	1	2	3
WHO分類（第3版）	RA, RARS, 5q- synd	RCMD, RCMD-RS	RAEB-1	RAEB-2
核型	Good	Intermediate	Poor	
輸血依存性	なし	定期的		

核型
　Good: normal, 20q-, -Y, 5q-
　Intermediate: その他
　Poor: complex（≥3 abnormalities）or chromosome 7 anomalies
輸血依存性
　4カ月間で，少なくとも8週に1度の輸血が必要．

リスク群	点数	生存期間中央値（月）	2年白血病移行割合（%）	5年白血病移行割合（%）
Very low	0点	103	0	6
Low	1点	72	11	24
Intermediate	2点	40	28	48
High	3-4点	21	52	63
Very high	5-6点	12	79	100

RA: 不応性貧血, RARS: 環状鉄芽球を伴う不応性貧血, RCMD: 多血球系異形成を伴う不応性血球減少症, RCMD-RS: 多血球系異形成と環状鉄芽球を伴う不応性血球減少症, RAEB: 芽球増加を伴う不応性貧血, 5q- synd: 単独染色体異常del（5q）を伴う骨髄異形成症候群
(Malcovati L, et al. J Clin Oncol. 2007; 25: 3503-10 より)[3]

B Refined WHO classification based Prognostic Scoring System（refined WPSS）

予後因子の配点	0	1	2	3
WHO分類（第4版）	RCUD, RARS, MDS with del（5q）	RCMD	RAEB-1	RAEB-2
核型	Good	Intermediate	Poor	
重症貧血	なし	あり		

核型
　Good: normal, 20q-, -Y, 5q-
　Intermediate: その他
　Poor: complex（≥3 abnormalities）or chromosome 7 anomalies
重症貧血
　男性: ヘモグロビン＜9 g/dL, 女性: ヘモグロビン＜8 g/dL

リスク群	点数	生存期間中央値（月）	50%白血病移行期間（月）
Very low	0点	139	NR
Low	1点	112	176
Intermediate	2点	68	93
High	3-4点	21	21
Very high	5-6点	13	12

RCUD: 単一血球系統の異形成を伴う不応性血球減少症, RARS: 環状鉄芽球を伴う不応性貧血, RCMD: 多血球系異形成を伴う不応性血球減少症, RAEB: 芽球増加を伴う不応性貧血, MDS with del（5q）: 単独染色体異常del（5q）を伴う骨髄異形成症候群, NR: not reached
(Malcovati L, et al. Haematologica. 2011; 96: 1433-40 より)[4]

の時点においても，それ以降の予後予測に有用であるという特徴がある．

赤血球輸血依存性の有無には，担当医の主観が影響する可能性がある．これを排除するために，refined WPSS では，赤血球輸血依存性の有無が重症貧血（男性: Hb＜9 g/dL，女性: Hb＜8 g/dL）の有無に変更された．refined WPSS での病型分類は WHO 分類第 4 版となり，不応性貧血（refractory anemia: RA）は単一血球系統の異形成を伴う不応性血球減少症（refractory cytopenia with unilineage dysplasia: RCUD）に変更された（表 2B）．

治療戦略

NCCN の MDS 診療ガイドライン（Version 1, 2016）[5] の治療戦略を図 1A, B に示す．臨床的な戦略は低リスクと高リスクに分けて考慮される．低リスク例に対しては血球減少の改善，血球減少に対する対応が治療の第一の目標となる．高リスク例は予後が不良であり，白血病移行リスクかも高いため，可能であれば積極的な治療方針が選択される．NCCN のガイドラインでは，低リスクは IPSS の Low/Int-1，IPSS-R の Very low/Low/Intermediate, refined WPSS の Very low/Low/Intermediate とされる．高リスクは IPSS の Int-2/High，IPSS-R の Intermediate/High/Very high，refined WPSS の High/Very high である．IPSS-R で Intermediate に区分される患者は年齢，performance status，血清フェリチン値，血清 LDH などの追加予後因子で低リスクか高リスクかが判定される．NCCN の MDS 診療ガイドラインを中心に原発性 MDS の治療戦略の概要を下記に示す．

低リスク群

レナリドミドの赤血球造血促進効果は欧米における第Ⅱ相試験[8]，第Ⅲ相試験[9] により示されている．症候性貧血の患者で 5 番染色体長腕の欠失（5q−）を有する症例では，NCCN の MDS ガイドラインでは，付加的染色体異常があっても，不適格条件がなければレナリドミドが第一選択である．3 分の 2 の症例は輸血が不要になり，細胞遺伝学的効果も 50～70％の症例に認められる．しかし，レナリドミドで細胞遺伝学的完全寛解が得られた場合でも，異常幹細胞は残存し再発をきたすと報告されている[10]．レナリドミドはわが国でも適用承認が得られている．5q− を伴わない MDS に対して有効性を示すという報告もあり，NCCN の記載では他剤で無効な場合に選択肢になるが，日本血液学会造血器腫瘍診療ガイドラインと ELN では，それは推奨されていない．5q− を伴わない MDS に対して，レナリドミドは国内適用外である．

低リスク群の MDS 患者の貧血に対し，赤血球造血刺激因子製剤（erythropoiesis

図1 NCCNガイドライン骨髄異形成症候群

(National Comprehensive Cancer Network. NCCN Clinical Practice Guidelines in Oncology Myelodysplastic syndromes. Version 1. 2016 より改変引用)[5]

A 低リスクMDS

IPSS: Low/Int-1
IPSS-R: Very low/Low/Intermediate
refined WPSS: Very low/Low/Intermediate

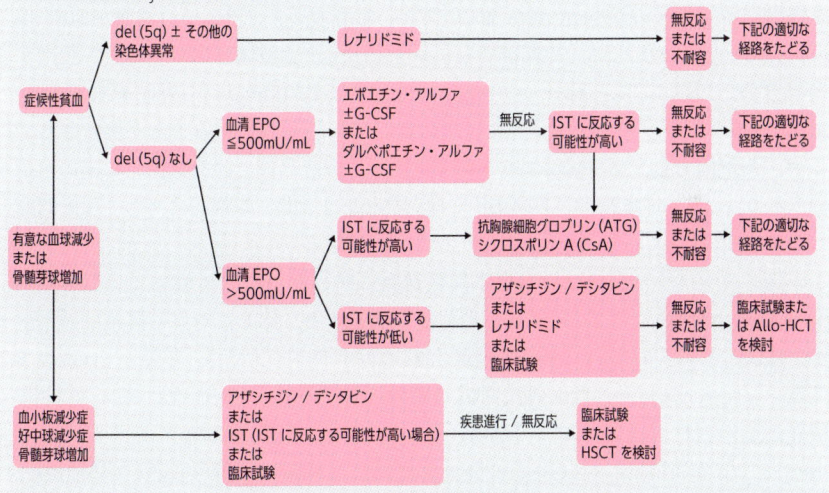

症候性貧血
- del(5q)±その他の染色体異常 → レナリドミド → 無反応または不耐容 → 下記の適切な経路をたどる
- del(5q)なし
  - 血清EPO ≤500mU/mL → エポエチン・アルファ±G-CSF またはダルベポエチン・アルファ±G-CSF → 無反応 → ISTに反応する可能性が高い → 無反応または不耐容 → 下記の適切な経路をたどる
  - 血清EPO >500mU/mL
    - ISTに反応する可能性が高い → 抗胸腺細胞グロブリン(ATG) シクロスポリンA(CsA) → 無反応または不耐容 → 下記の適切な経路をたどる
    - ISTに反応する可能性が低い → アザシチジン／デシタビン またはレナリドミド または臨床試験 → 無反応または不耐容 → 臨床試験またはAllo-HCTを検討

有意な血球減少または骨髄芽球増加

血小板減少症／好中球減少症／骨髄芽球増加 → アザシチジン／デシタビン またはIST(ISTに反応する可能性が高い場合) または臨床試験 → 疾患進行／無反応 → 臨床試験またはHSCTを検討

B 高リスクMDS

IPSS: Int-2/High
IPSS-R: Intermediate/High/Very High
refined WPSS: High/Very High

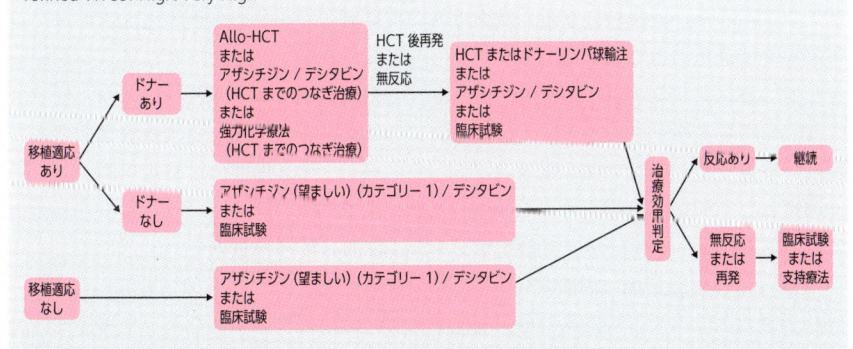

- 移植適応あり
  - ドナーあり → Allo-HCT またはアザシチジン／デシタビン(HCTまでのつなぎ治療) または強力化学療法(HCTまでのつなぎ治療) → HCT後再発または無反応 → HCTまたはドナーリンパ球輸注 またはアザシチジン／デシタビン または臨床試験 → 治療効果判定
  - ドナーなし → アザシチジン(望ましい)(カテゴリー1)／デシタビン または臨床試験 → 治療効果判定
- 移植適応なし → アザシチジン(望ましい)(カテゴリー1)／デシタビン または臨床試験 → 治療効果判定

治療効果判定 → 反応あり → 継続
治療効果判定 → 無反応または再発 → 臨床試験または支持療法

EPO：エリスロポエチン，G-CSF：顆粒球コロニー刺激因子，IST：免疫抑制療法，HCT：造血幹細胞移植

注）IPSS-RでIntermediateに区分される患者は年齢，performance status，血清フェリチン値，血清LDHなどの追加予後因子を用いて，低リスクか高リスクかを判定する．

5 骨髄異形成症候群（MDS）の治療

stimulating agent: ESA) は有効である．NCCN のガイドラインでは，5q−の染色体異常を有さない低リスク MDS 患者で，血清エリスロポエチン濃度が 500 mU/mL 以下の場合には，エリスロポエチンまたはダルベポエチンが選択される．無効の場合は，エリスロポエチンあるいはダルベポエチンと顆粒球コロニー刺激因子（granulocyte colony-stimulating factor: G-CSF）の併用療法を行う．エリスロポエチン濃度 500 mU/mL 以下で，骨髄の環状鉄芽球が 15％以上の場合には，最初から G-CSF を併用する．ELN の recommendation では，血清エリスロポエチン濃度が 500 mU/mL 未満であるなら，5q−症候群でも，レナリドミドよりエリスロポエチン製剤が優先となる．ESA には，AML への移行を促進する作用がないこと，赤血球球系の responders では，non-responders と比較して予後が改善することが報告されている[11]．わが国でも，ダルベポエチンの「骨髄異形成症候群に伴う貧血」の適応承認が得られた（2014 年 12 月）．G-CSF には，国内では MDS の貧血に対して保険診療としての適用はない．

一部の低リスク MDS は，再生不良性貧血に準じた免疫抑制療法（immunosuppressive therapy: IST）によって造血能が改善する．IST に対する候補はガイドラインによって若干の違いがあるが，NCCN のガイドラインでは，年齢が 60 歳以下，骨髄芽球比率 5％以下，低形成性骨髄，HLA-DR15 陽性，PNH クローン，STAT-3 変異細胞障害性 T 細胞クローンがあげられている．抗胸腺細胞グロブリン（anti-thymocyte globulin: ATG）とシクロスポリン（cyclosporin: CsA）の併用療法により効果が期待できるが，両剤はともにわが国では，MDS では保険適用外である．

5q−の染色体異常がなく，血清エリスロポエチン濃度が 500 mU/mL を超え，かつ IST に対する高反応性マーカーを欠く症例では，NCCN のガイドラインでは DNA メチル化阻害薬が選択肢になる．貧血以外の血球減少が主体の症例でも DNA メチル化阻害薬は選択肢となる．DNA メチル化阻害薬は，わが国ではアザシチジンが承認されている．アザシチジンの低リスク MDS への有用性は報告されているが，低リスク MDS に対する生存期間に関するエビデンスは不十分である．日本血液学会造血器腫瘍診療ガイドラインでは，低リスク MDS に対し，生存期間の延長を目的とした第一選択としての使用は推奨されない[6]と記載されている．ELN の recommendation では，低リスク MDS についてのアザシチジンに関しての記載はない．

同種造血幹細胞移植（allogeneic hematopoietic stem cell transplantation: allo-HSCT）は唯一の MDS の根治療法である．決断分析の手法を用いた移植時期の解析の結果では，IPSS リスクが Low，Int-1 の症例は病期が進行してから移植を行ったほうがアウトカムは良好であった[12]．低リスク群で病状が安定している患者は，通常，allo-HSCT は治療の第一選択にはならない．低リスク MDS では，長期生存も期

待できるため，allo-HSCT の適応は慎重に考慮すべきである．NCCN の記載では他剤で無効な場合に選択肢になる．日本血液学会造血器腫瘍診療ガイドラインでは，低リスク MDS に対しては，造血不全の程度によっては検討すべきであるとなる．ELN では，予後不良の染色体異常または芽球増加例は検討すべきであるとなっている．

高リスク群

根治的な治療法である標準的な allo-HSCT が施行可能であれば，原則として allo-HSCT を速やかに実施する．概ね 55 歳未満の患者が標準適応である．血縁者にドナーが存在しない場合は，非血縁者間移植を検討する．55 歳超の患者や合併症を有する例では allo-HSCT は相対的適応であり，その場合は強度を減弱した前処置を用いた造血幹細胞移植（reduced-intensity stem cell transplantation: RIST）を考慮する．移植前の骨髄の芽球比率が高い（例えば，10%以上）場合は，再発のリスクとされる．そのため，移植前に化学療法が行われることも多いがエビデンスはない．

高リスク群患者では，アザシチジン療法は従来の化学療法や支持療法に比べて生存期間を有意に延長させる[13,14]．そのため，NCCN のガイドラインでは，ドナーが不在の場合や移植適応のない患者の場合はアザシチジン療法が第一選択になる．ELN ではドナー不在の患者で，65〜70 歳未満で PS が良く，予後不良の染色体異常がある場合はアザシチジン療法が第一選択になる（65〜70 歳未満で PS が良く，予後不良の染色体異常がない，骨髄の芽球が 10%以上の場合は，アザシチジン療法と急性白血病に準じた化学療法の位置づけは同等）．日本血液学会造血器腫瘍診療ガイドラインの位置づけでは，アザシチジンは allo-HSCT が行われない高リスク症例の第一選択薬剤である[6]．

AML に準じた強力化学療法（アントラサイクリン＋シタラビン）によって 40〜60%の症例に完全寛解が得られ，従来，高リスク MDS に対しては化学療法が行われてきた．しかし，その寛解を維持できる期間は短く（中央値：12 カ月未満），化学療法のみによる長期生存例は少ない．予後不良の染色体異常を有する例では，寛解率は低く，寛解期間も短い．日本血液学会造血器腫瘍診療ガイドライン[6]では，化学療法の適応はアザシチジンが使用できない症例（不応・不耐）に考慮され，第一選択としては推奨されないと記載されている．前述したように，European LeukemiaNet の recommendation では，ドナーが不在で，年齢が 65〜70 歳未満で PS が良い患者では，条件（予後不良の染色体異常なし，骨髄の芽球が 10%以上）を満たすならば，AML に準じた強力化学療法もアザシチジンとならび候補になるとされている．

現時点で高リスク MDS へのレナリドミドの有用性の明確な証明はなく，日本血液学会造血器腫瘍診療ガイドラインでは，高リスク MDS への投与は推奨されていない[6]．

表3 MDS の自然経過を変えることに対する IWG の改訂効果判定基準

カテゴリー	効果判定基準（効果は 4 週間以上続くことが必要）
完全寛解 (complete remission: CR)	骨髄：芽球≤5%で，3 血球系統で成熟は正常である[a] 　　（異形成が残存する場合には記載する） 末梢血で下記の項目を満たす[b] 　Hb≥11 g/dL 　血小板≥10 万/μL 　好中球≥1,000/μL 　芽球 0%
部分寛解 (partial remission: PR)	下記の項目を除き，CR の条件をすべて満たす 　骨髄の芽球が治療前の 50%以下に減少したが，>5%が続く 　細胞密度および細胞形態は問わない
骨髄における完全寛解 (marrow CR)	骨髄：芽球≤5%で，かつ治療前の 50%以下に減少した 末梢血：血液学的改善があれば，marrow CR に加えて付記する
不変 (stable disease)	PR に到達していないが，8 週間以上にわたり進行を認めない
無効 (failure)	治療中の死亡，または血球減少の増悪や骨髄の芽球比率の増加を特徴とする疾患の進行，または治療前より FAB 分類の病型が不良な病型に進行
完全寛解あるいは部分寛解後の再発 (relapse after CR or PR)	下記のうちの 1 項目以上を満たす 　治療前の骨髄芽球比率に戻る 　顆粒球および血小板が最大改善値より 50%以上減少 　Hb が 1.5 g/dL 以上減少あるいは輸血依存
細胞遺伝学的効果 (cytogenetic response)	完全（Complete） 　染色体異常が消失し，新たな異常も認めない 部分（Partial） 　染色体異常が 50%以下に減少
進行 (disease progression)	芽球 5%未満の患者：芽球が 50%以上増加し，>5%になった場合 芽球 5%〜10%の患者：芽球が 50%以上増加し，>10%になった場合 芽球 10%〜20%の患者：芽球が 50%以上増加し，>20%になった場合 芽球 20%〜30%の患者：芽球が 50%以上増加し，>30%になった場合 下記のいずれかを満たす場合 　顆粒球あるいは血小板が最大改善値より 50%以上減少 　Hb が 2 g/dL 以上減少 　輸血依存
生存 (survival)	エンドポイント 　overall: すべての原因による死亡 　event free: すべての原因による無効あるいは死亡 　progression-free survival（PFS）: 病気の進行あるいは MDS による死亡 　disease-free survival（DFS）: 再発までの期間 　cause-specific death: MDS に関連した死亡

a) 異形成は正常でもみられる範囲のものかどうかについて考慮すべきである．
b) ある状況では，4 週以内に次の治療を開始する場合（例えば地固め療法，維持療法）もある．そのような患者ではその治療開始時のデータで CR と判定してよい．化学療法の反復による一過性の血球減少は，前値への回復がみられる限り，効果持続の中断とすべきでない．
(Cheson BD, et al. Blood. 2006; 108: 408-25)[15]

| 表4 | 血液学的改善に対するIWGの改訂効果判定基準 |

血液学的改善[a]	効果判定基準（効果は8週間以上続くことが必要）
赤血球系の改善（治療前Hb＜11 g/dL） HI-E	Hbが1.5 g/dL以上増加した場合 赤血球輸血量が治療前より，4単位/8週間以上減少した場合．治療前のHbが9 g/dL未満で輸血された場合は輸血量で評価する
血小板系の改善（治療前血小板＜10万/μL） HI-P	治療前血小板＞2万/μLの患者では血小板が3万/μL以上増加した場合 治療前の血小板＜2万/μLの患者では血小板が＞2万/μLとなり，かつ2倍以上増加した場合
好中球系の改善（治療前好中球＜1000/μL） HI-N	少なくとも好中球が2倍以上増加し，かつ＞500/μL以上の増加の場合
血液学的改善後の進行あるいは再発[b]	下記の項目の1つ以上を満たす 　顆粒球あるいは血小板が最大効果を認めた数値より50％以上減少 　Hbが1.5 g/dL以上減少 　輸血依存

a) 治療前の値は1週間以上間隔をおいて2回以上測定した値の平均とする（輸血による影響のないものとする）．
b) 急性感染症，化学療法の反復，消化管出血，溶血などの影響がない場合とする．
(Cheson BD, et al. Blood. 2006; 108: 408-25)[15]

治療効果判定基準

　治療効果の評価のためには，治療効果判定基準を標準化が重要である．MDSでは2000年に国際ワーキンググループ（International Working Group: IWG）より，治療効果判定基準が提唱された．このIWGの効果判定基準は，広く用いられるようになった．しかし，いくつかの修正すべき点も明らかになった．例えば，アザシチジンでは，生存期間の延長が示されたが，完全寛解/部分寛解が得られる症例は多くはない．IWGの効果判定基準は，2006年に改訂が行われた[15]（表3, 表4）．

今後の展望

　遺伝子解析法の急速な進歩により，多くの遺伝子変異が同定された．今後，MDSの病型分類にも，*SF3B1*の変異などは組み込まれていく可能性がある．遺伝子変異に基づく予後の層別化も報告されている[16]．近い将来に，臨床の現場でも利用可能な遺伝子変異に基づく治療ガイドラインが作成されることを期待する．

文献

1) Greenberg P, Cox C, LeBeau MM, et al. International scoring system for evaluating prognosis in myelodysplastic syndromes. Blood. 1997; 89: 2079-88.
2) Greenberg PL, Tuechler H, Schanz J, et al. Revised International Prognostic Scoring System (IPSS-R) for myelodysplastic syndromes. Blood. 2012; 120: 2454-65.
3) Malcovati L, Germing U, Kuendgen A, et al. Time-dependent prognostic scoring system for predicting survival and leukemic evolution in myelodysplastic syndromes. J Clin Oncol. 2007; 25: 3503-10.
4) Malcovati L, Della Porta MG, Strupp C, et al. Impact of the degree of anemia on the outcome of patients with myelodysplastic syndrome and its integration into the WHO classification-based Prognostic Scoring System (WPSS). Haematologica. 2011: 96: 1433-40.
5) National Comprehensive Cancer Network. NCCN Clinical Practice Guidelines in Oncology Myelodysplastic syndromes. Version 1. 2016. http://www.nccn.org/professionals/physician_gls/PDF/mds.pdf
6) 日本血液学会造血器腫瘍診療ガイドライン（2013年度版）. http://www.jshem.or.jp/gui-hemali/1_6.html#soron
7) Malcovati L, Hellström-Lindberg E, Bowen D, et al. Diagnosis and treatment of primary myelodysplastic syndromes in adults: recommendations from the European Leukemia Net. Blood. 2013; 122: 2943-64.
8) List A, Dewald G, Bennett J, et al. Lenalidomide in the myelodysplastic syndrome with chromosome 5q deletion. N Engl J Med. 2006; 355: 1456-65.
9) Fenaux P, Giagounidis A, Selleslag D, et al. A randomized phase 3 study of lenalidomide versus placebo in RBC transfusion-dependent patients with Low/Intermediate-1-risk myelodysplastic syndromes with del5q. Blood. 2011; 118: 3765-76.
10) Tehranchi R, Woll PS, Anderson K, et al. Persistent malignant stem cells in del (5q) myelodysplasia in remission. N Engl J Med. 2010; 363: 1025-37.
11) Greenberg P, Sun Z, Miller K, et al. Treatment of myelodysplastic syndrome patients with erythropoietin with or without granulocyte colony-stimulating factor: results of a prospective randomized phase 3 trial by the Eastern Cooperative Oncology Group (E1996). Blood. 2009; 114: 2393-400.
12) Cutler CS, Lee SJ, Greenberg P, et al. A decision analysis of allogeneic bone marrow transplantation for the myelodysplastic syndromes: delayed transplantation for low-risk myelodysplasia is associated with improved outcome. Blood. 2004; 104: 579-85.
13) Silverman LR, McKenzie DR, Peterson BL, et al. Further analysis of trials with azacitidine in patients with myelodysplastic syndrome: studies 8421, 8921, and 9221 by the Cancer and Leukemia Group B. J Clin Oncol. 2006; 20: 3895-903.

14) Fenaux P, Mufti GJ, Hellstrom-Lindberg E, et al. Efficacy of azacitidine compared with that of conventional care regimens in the treatment of higher-risk myelodysplastic syndromes: a randomised, open-label, phase Ⅲ study. Lancet Oncol. 2009; 10: 223-32.
15) Cheson BD, Greenberg PL, Bennett JM, et al: Clinical application and proposal for modification of the International Working Group (IWG) response criteria in myelodysplasia. Blood. 2006; 108: 419-25.
16) Haferlach T, Nagata Y, Grossmann V, et al. Landscape of genetic lesions in 944 patients with myelodysplastic syndromes. Leukemia. 2014; 28: 241-7

〈松田　晃〉

5-2 骨髄異形成症候群（MDS）の治療
赤血球造血刺激因子（エリスロポエチン）療法

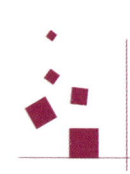

POINT

1. 血清EPO値が著明に高くない低リスクMDS患者においてはEPO製剤による貧血の改善効果が期待される．最近MDSに伴う貧血に対して週1回投与が可能な持続型EPO製剤であるダルベポエチンの保険適応が追加された．
2. 血清EPO値とヘモグロビン値は相関し，EPO製剤の効果が期待される血清EPO値の上限をHbに換算すると7〜8 g/dLになる．
3. EPO製剤治療の短期的な有害事象として，急速に貧血が改善することでの高血圧，心不全の発症と並んで血栓塞栓症があげられる．Hbを12 g/dL以上にしないよう留意するとともに，治療開始早期は十分な観察を要する．
4. ダルベポエチンの初期治療は150〜240 μgを1〜2週間ごとの投与とする．効果がみられなければダルベポエチン240 μg/週まで増量する．効果がみられればHb 11 g/dLを目標に投与を継続し，この値を超えるようであれば減量，休薬する．
5. EPO製剤治療の長期観察の結果からは，MDSの病型移行を促進する可能性は低い．一方，EPO製剤で貧血の改善が得られた患者においては生存期間の延長が示されている．ただし厳密な比較試験ではなく，EPO治療そのものが生存期間を延長させているか否かは明らかでない．

■ エリスロポエチン製剤により貧血の改善が得られる骨髄異形成症候群患者

　多くの骨髄異形成症候群（myelodysplastic syndrome: MDS）患者において，貧血は生活の質の低下をきたす重大な問題である．遺伝子組換え型エリスロポエチン（erythropoietin: EPO）製剤の開発以後，MDS患者に対してEPO製剤を投与して貧血の改善を図る臨床試験が多くなされた．残念ながら，MDS患者全体におけるEPO製剤の有効性は10〜30%と期待を裏切るものであった．しかし，それらの研究を通じて，EPO製剤の効果が得られやすいMDS患者の特徴が明らかにされてきた．1998年に北欧の研究グループよりなされた50名のMDS患者を対象としたEPO製

表1 Hellstrom-Lindberg のスコアリングシステム

		Score
血清 EPO 値	100 mU/mL 未満	2
	100〜500 mU/mL	1
	500 mU/mL 以上	−3
RBC 輸血量	4 単位/月未満	2
	4 単位/月以上	−2

	効果期待度	効果確率
score 2 以上	good	74%
score 1, 0, −1	intermediate	23%
score −2 以下	poor	7%

FAB 分類で RA, RARS, RAEB に分類される MDS 患者におけるEPO 製剤の効果予測モデル．血清 EPO 値と輸血必要量からスコアを求める．治療効果とは以下のいずれかを満たすものとする．1) Hb 11.5 g/dL 以上で安定する，2) Hb 値が 1.5 g/dL 以上増加する，3) 赤血球輸血が不要になる．

表2 EPO 製剤の適正使用基準

	NCCN guideline	ELN
IPSS	Low/Int-1	Low/Int-1
Hb 値	記載なし	10 g/dL 以下
血清 EPO	500 mU/mL 以下	500 mU/mL 以下
赤血球輸血	記載なし	4 単位/月未満
Del5q 症候群における第一選択	レナリドミド	EPO+/− G-CSF またはレナリドミド#
ringed sideroblast＞15%	EPO+G-CSF	記載なし

血清 EPO 値＜500 mU/mL もしくは 1 カ月赤血球輸血必要量 4 単位未満のときは EPO 製剤（+/− G-CSF）が第一選択であるが，それ以外ではレナリドミドが第一選択

NCCN と ELN において EPO 製剤の適応に関する表現は微妙に異なる．NCCN では症状があれば Hb の値によらず適応としており，輸血必要量は治療の層別化に用いられていない．del5q と環状鉄芽球増加例は EPO 製剤が単独では効きにくいとの報告があり，NCCN ではその見解を採用している．

剤の試験報告によれば，EPO 製剤に反応した患者の特徴として，1 カ月の輸血必要量が少ないことと，血清 EPO 値が低いことが示された．一方，FAB 分類での不応性貧血（refractory anemia: RA），環状鉄芽球を伴う RA（RA with ringed sideroblasts: RARS），芽球増加を伴う RA（RA with excess of blasts: RAEB）のいずれにおいても奏効率は変わらないこと，また IPSS による分類は効果を予測しないことが示された[1]．その後このグループにより，1 カ月の赤血球輸血必要量と，血清 EPO

濃度によるEPO治療効果の予測モデルが報告された（表1）[2]．そのほか，5q－症候群やRARSではEPOの有効率が低いという報告も認められている．また，高リスクMDSでは病勢進行によりEPOの効果は得られても短期間にとどまる．

現在European Leukemia NetとNCCN guidelineに示されているEPO製剤の使用基準を表2に示す．EPO製剤の治療対象となるのは貧血症状を呈する低リスクMDS患者であり，EPO製剤の効果予測因子として最も重要視されているのは血清EPO濃度である．表1にもあるように，血清EPO濃度が低いほどEPO製剤の治療効果が期待される．輸血必要量はHbの維持目標値が地域や患者背景により異なることから，普遍的な指標には向かない．

血清EPO値とヘモグロビン値

最近，日本からMDS患者における血清EPO値を規定する因子に関する報告がなされた．それによれば，低リスクMDS患者を対象とした解析において，輸血しない定常状態でのHb値と血清EPO値は強く負に相関する．血清EPO値500 mU/mLに相当するHb濃度は，中崎らの報告によれば7.8 g/dL[3]，鈴木らの検討によれば8.29 g/dLであった（図1）[4]．なお，鈴木らの検討においてIPSSでの高リスクMDS

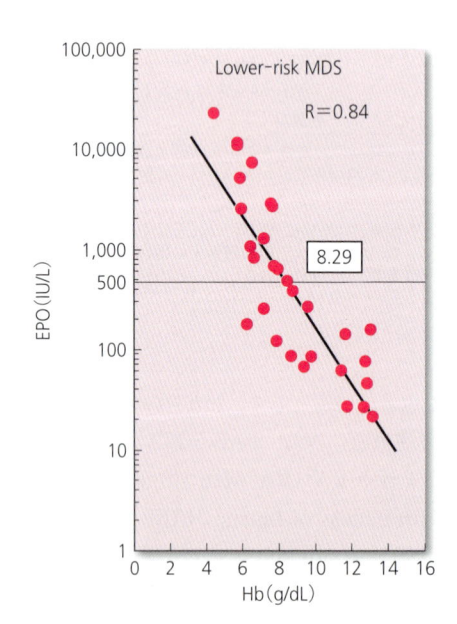

図1　血清EPO値とHb値の相関
30名の低リスクMDS患者における血清EPO濃度と輸血前Hb値との相関．血清EPO値は白血球数と弱い逆相関を示したが，血小板数，骨髄赤芽球比率とは相関しなかった．
(Suzuki T, et al. Int J Hematol. 2015; 101: 32-6より改変引用)[4]

では，血清 EPO 値と Hb との相関は認められていない．

　日本では MDS 患者における維持目標の Hb 値は一般的には 7〜8 g/dL であることを考えれば，輸血依存性の患者の多くにおける血清 EPO 値が 500 mU/mL 以上と推測され，EPO 製剤への反応は十分には期待できないこととなる．実際，鈴木らの検討でも輸血依存例の多くは血清 EPO 値 500 mU/mL 以上で，輸血非依存例は多くの場合血清 EPO 値 500 mU/mL 未満であった．一般的に Hb 10 g/dL 以下になると労作時の息切れなどの貧血症状が明らかになる．Hb 7〜8 g/dL であれば輸血は不要とはいうものの，中年以降の患者においては日常生活にかなりの制限をもたらしている．EPO 製剤により輸血依存の患者を劇的に減らすことは期待できないが，定常状態で Hb 7〜8 g/dL の患者においては Hb 10 g/dL 以上への改善が期待でき，QOL を大いに改善することが期待される．

■ EPO 製剤の使用量，G-CSF の併用，維持療法

　EPO 製剤は，かつては短時間作用型の EPO-alfa，EPO-beta が用いられ，いずれも週に 3〜6 万単位を 1 ないし 3 回に分割して皮下もしくは静脈内投与されていた[1,5,6]．2000 年代中旬に持続型 EPO 製剤であるダルベポエチンが開発されたことで頻回の注射が不要になったことは，MDS の EPO 治療における大きな進歩であった．EPO-alfa，-beta とダルベポエチンとの直接の比較試験はなされていないが，血清 EPO 値 500 mU/mL 以下の低リスク MDS に対する 100〜300 μg のダルベポエチン週 1 回皮下投与，もしくは 2〜3 週間に 1 回 500 μg の皮下投与により 50〜60％という従来の EPO 製剤と遜色のない奏効率が得られている（表3）[5,7-11]．EPO 製剤が MDS の貧血の改善に使われるようになってまもなく，G-CSF と EPO を併用することで，貧血の改善に相乗的な効果が得られることが知られるようになった[1]．短時間作用型の EPO 製剤を用いた臨床試験の多くでは，EPO 製剤単独での治療効果を 8〜12 週間後に評価し，治療効果が得られなかった際には G-CSF を追加するというスケジュールが採用されている（表3）．2013 年の ELN ガイドラインでは，EPO 製剤使用開始後 8 週間して貧血改善効果が得られないときは，週 300 μg の G-CSF を 2〜3 分割皮下投与することが勧められている．また NCCN ガイドラインでは EPO 製剤単独での無効例に加え，環状鉄芽球を伴う不応性貧血に対しては当初より EPO と G-CSF の併用が推奨されている[12,13]．一方，EPO-alfa，-beta を通常より高用量（6〜8 万単位/週）で用いた試験のメタアナリシスでは，G-CSF 併用時よりも高用量 EPO 製剤を用いた時のほうが奏効率は高いという結果が報告された[14]．長時間作用型のダルベポエチン導入後の臨床試験においても G-CSF の上乗せ効果が検証されたが，限

定的なものであった[8,11]．MDS 患者に G-CSF を単独で投与しても予後の改善は得られず，むしろ血小板減少で難渋することが知られている．低リスク MDS 患者の貧血に対してダルベポエチンが保険適応となった状況では，EPO 製剤の効果が不十分な際には G-CSF を併用するよりも，ダルベポエチンの増量で対応することが適当かもしれない．

　EPO 製剤の十分な効果が得られれば維持投与に移行するが，維持療法においては目標とする Hb 値を定め，その範囲で維持できるように用法，用量の調節が行われている．EPO 製剤の維持投与がなされた例において少なからぬ確率で治療効果の喪失がみられる．治療効果の喪失は必ずしも AML もしくは高リスク MDS への病勢進行を背景としたものではないが，詳細は不明である．

表3　EPO 製剤を用いた主要な前方視的臨床試験の報告

報告年	対象患者	EPO 用量	併用薬	効果判定，維持投与
1998	RA，RARS，RAEB の 50 例 Hb<10 g/dL EPO 値の制限なし	5,000 単位，連日皮下注射 6 週で効果なければ 10,000 単位に増量	G-CSF 連日皮下注射	16〜18 週後に判定 有効最少量で継続
2008	IPSS Low/Int-1 の de novo MDS 403 例 Hb<10 g/dL EPO<500 mU/mL	60,000 単位/週もしくはダルベポエチン 300 mg/週	一部の患者で G-CSF	12 週後に評価 有効最少量で継続
2009	骨髄芽球比率 10% 以下の FAB 分類による MDS 53 例 Ht<30%	150 単位/kg，連日皮下投与，効果なければ 300 単位/kg に増量 Ht>40% で EPO 一時終了	効果がない場合 G-CSF を併用	4 カ月後に評価 奏効例は同量で 1 年間継続
2006	骨髄芽球比率 10% 以下の FAB 分類による MDS 62 例 Ht<30% 血清 EPO<500 mU/mL	ダルベポエチン 300 mg を毎週皮下注射 Hb 11〜13 g/dL となるように調節	12 週間後に効果なければ G-CSF を追加	24 週後に評価 有効例は Hb 11〜13 g/dL となるような間隔で継続
2008	IPSS Low/Int-1 かつ Hb<11 g/dL の MDS 206 例 平均 Hb 10 g/dL，血清 EPO<200 mU/mL が 70% 30% で過去に EPO 治療歴あり	ダルベポエチン 500 mg を 3 週間隔で皮下注射，効果なければ 2 週間隔 Hb 11〜12 g/dL をめざす，Hb>12 g/dL で減量もしくは中止	なし	13 週後に評価 奏効例では 52 週まで継続

時代の変遷により分類法（FAB 分類，WHO 分類）や効果判定基準（臨床研究独自のもの，IWG 2000，療は，EPO 製剤のいかんに問わず 50% 程度の有効率が得られている．有効例における効果持続期間は長く，な有害事象が注目されている．

EPO 製剤の安全性と長期成績

表3に過去に報告された主要な前方視的臨床試験の報告を示す．がん患者の貧血の改善を目的に EPO 製剤の試験が行われた際に，急速な貧血の改善や多血症による，心不全や血栓塞栓症の増加といった有害事象が多発した．MDS に対する短時間作用型の EPO 製剤の臨床試験でも心不全や血栓塞栓症の報告はみられていたが，EPO 製剤の予想外の有害事象が明らかになったころに行われたダルベポエチンを用いた低リスク MDS に対する臨床試験において，高血圧，心不全や血栓塞栓症の発生は重大な有害事象として認識され，疑い例も含めれば決して稀ではないことが示された．Hb を 12 g/dL 以下に保つことが推奨されているが，より低い Hb 値でもこれらの有害事象は報告されており，十分な注意が必要である．

奏効率	奏功期間	生存率	主な有害事象	AML 移行率	文献
38%	記載なし	生存期間中央値 26 カ月	血小板減少	観察期間内に 19 例が移行	1
IWG 2006 基準で 50%	中央値 20 カ月	5 年 OS 64% matched pair analysis では EPO 有効例で生存期間の延長効果あり	記載なし	5 年移行率 12.2%	5
IWG 2006 基準で 47%	記載なし	生存期間中央値 3.1 年 EPO（+G-CSF）に反応した例で生存期間の延長効果あり	血小板減少 うっ血性心不全（1 例）深部静脈血栓（1 例）	5 年で 7.5%	12
72% G-CSF 追加後に奏効を得たのは 2 例のみ	1 年後までに 9/44 例が効果失う	記載なし	高血圧（1 例）腎不全（1 例）	5 名が病型進行	11
EPO 治療歴なしの患者で 49%（IWG 2000 基準）	記載なし	記載なし	狭心症（1 例）高血圧（1 例）血栓塞栓症（4 例）血栓塞栓症疑い（24 名）	1 年で 10 名	8

IWG 2006）は同一ではないが，血清 EPO 値が著しく高値でない低リスク MDS 患者に対する EPO 製剤治AML 移行率は上昇せず，生存期間の延長効果が示唆されている．一方で，近年血栓症，塞栓症といった重大

一方，長期の経過観察がなされた臨床試験の報告をみる限り，EPO 製剤により低リスク MDS から高リスク MDS もしくは AML への病型移行を促進させる可能性は低い．複数の研究において，EPO 製剤に反応して貧血の改善が得られた例では生存期間の延長効果が得られることが示唆されている．これらの報告は matched pair analysis によるものであり，エビデンスレベルは高くはないものの，EPO 製剤治療の長期の安全性を示唆するものである．

ダルベポエチンの処方例	
ダルベポエチン darbepoetin （ネスプ®注射液; 120 μg プラシリンジ）	週 1 回 240 μg を皮下投与する．なお，貧血症状の程度，年齢等により適宜減量する．
	*動脈硬化や血栓性素因のある患者においてはより少量からもしくは 2 週間間隔で開始する．貧血の回復程度を参考に，Hb 12 g/dL を超えないように投与量の減少もしくは投与間隔を延長する．16 週間の使用によっても貧血が改善しない場合にはダルベポエチン治療を終了する．

文献

1) Hellström-Lindberg E, Ahlgren T, Beguin Y, et al. Treatment of anemia in myelodysplastic syndromes with granulocyte colony-stimulating factor plus erythropoietin: results from a randomized phase II study and long-term follow-up of 71 patients. Blood. 1998; 92: 68-75.

2) Hellstrom-Lindberg E, Gulbrandsen N, Lindberg G, et al. A validated decision model for treating the anaemia of myelodysplastic syndromes with erythropoietin+granulocyte colony-stimulating factor: significant effects on quality of life. Br J Haematol. 2003; 120: 1037-46.

3) Nakazaki K, Nannya Y, Kurokawa M. Distribution of serum erythropoietin levels in lower risk myelodysplastic syndrome cases with anemia. Int J Hematol. 2014; 99: 53-6.

4) Suzuki T, Oh I, Ohmine K, et al. Distribution of serum erythropoietin levels in Japanese patients with myelodysplastic syndromes. Int J Hematol. 2015; 101: 32-6.

5) Park S, Grabar S, Kelaidi C, et al. Predictive factors of response and survival in myelodysplastic syndrome treated with erythropoietin and G-CSF: the GFM experience. Blood. 2008; 111: 574-82.

6) Malcovati L, Hellstrom-Lindberg E, Bowen D, et al. Diagnosis and treatment of primary myelodysplastic syndromes in adults: recommendations from the European LeukemiaNet. Blood. 2013; 122: 2943-64.

7) Musto P, Lanza F, Balleari E, et al. Darbepoetin alpha for the treatment of

anaemia in low-intermediate risk myelodysplastic syndromes. Br J Haematol. 2005; 128: 204-9.
8) Gabrilove J, Paquette R, Lyons RM, et al. Phase 2, single-arm trial to evaluate the effectiveness of darbepoetin alfa for correcting anaemia in patients with myelodysplastic syndromes. Br J Haematol. 2008; 142: 379-93.
9) Gotlib J, Lavori P, Quesada S, et al. A phase II intra-patient dose-escalation trial of weight-based darbepoetin alfa with or without granulocyte-colony stimulating factor in myelodysplastic syndromes. Am J Hematol. 2009; 84: 15-20.
10) Kelaidi C, Beyne-Rauzy O, Braun T, et al. High response rate and improved exercise capacity and quality of life with a new regimen of darbepoetin alfa with or without filgrastim in lower-risk myelodysplastic syndromes: a phase II study by the GFM. Ann Hematol. 2013; 92: 621-31.
11) Mannone L, Gardin C, Quarre MC, et al. High-dose darbepoetin alpha in the treatment of anaemia of lower risk myelodysplastic syndrome results of a phase II study. Br J Haematol. 2006; 133: 513-9.
12) Greenberg PL, Sun Z, Miller KB, et al. Treatment of myelodysplastic syndrome patients with erythropoietin with or without granulocyte colony-stimulating factor: results of a prospective randomized phase 3 trial by the Eastern Cooperative Oncology Group (E1996). Blood. 2009; 114: 2393-400.
13) Stone RM. How I treat patients with myelodysplastic syndromes. Blood. 2009; 113: 6296-303.
14) Mundle S, Lefebvre P, Vekeman F, et al. An assessment of erythroid response to epoetin alpha as a single agent versus in combination with granulocyte- or granulocyte-macrophage-colony-stimulating factor in myelodysplastic syndromes using a meta-analysis approach. Cancer. 2009; 115: 706-15.

〔石川隆之〕

5-3 骨髄異形成症候群（MDS）の治療
レナリドミド療法

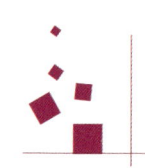

POINT

1. 低用量レナリドミド単独療法（10 mg/日，21日間/4週間）は，del(5q)を伴う低/中間-1リスクMDSの貧血改善に有効であり，輸血非依存化が期待できる．
2. del(5q)を伴う中間-2/高リスクMDSでは，del(5q)以外の付加異常を認めない場合に，貧血改善効果が期待できる．
3. 奏効例では，大半が治療開始後1～2クール以内にHb値の上昇を認める．
4. 有害事象として，Grade 3以上の好中球減少・血小板減少が高頻度に起こる．
5. 早期に治療を中止した場合は再発しやすいため，完全寛解到達後6カ月は投与を継続することが望ましい．
6. レナリドミド治療自体には白血病移行や全生存率に有意な影響はなく，奏効例では全生存率や非白血病化生存率の改善が認められる．
7. del(5q)を伴わない低/中間-1リスクMDSへの適用拡大や，中間-2/高リスクMDSあるいはAMLに対する他剤との併用療法などが期待される．

　免疫調節薬（immunomodulatory drugs: IMiDs）であるレナリドミドは，多様な骨髄異形成症候群（myelodysplastic syndromes: MDS）病型のうちの"del(5q)を伴うInternational Prognostic Scoring System（IPSS）リスクの低い症例"，特に5q－症候群のヘモグロビン値上昇，輸血非依存化など貧血改善に非常に有効である．本邦では，「5番染色体長腕部欠失を伴うMDS」症例に対する抗造血器悪性腫瘍剤として認可されている．他の分子標的薬と同様に対象病型の選択が必要な薬剤と考えられるが，他剤との併用療法なども試みられて治療対象が拡大しつつある．また，MDSにおけるレナリドミドの作用機序が次々と解明され，長期治療成績や治療終了の可否に関する報告も出されている．本稿では，レナリドミドの作用機序に関する最新の知見，現在の治療の有効性と問題点，そして新たな治療法の試みについて解説する．

■ レナリドミドの作用機序

　レナリドミドは，MDS 病型のなかでも 5q－症候群に対して非常に有効性が高いことから，5番染色体長腕に局在する遺伝子の半数体不全に作用すると推測される(図1)．遠位共通欠失領域（5q32-5q33）には，40S リボゾームサブユニット構成するリボゾーム蛋白（ribosomal protein: RP）をコードしている RPS14 遺伝子が含まれ[1]，RP-MDM2-p53 経路を介した赤芽球系低形成機序が解明されている．RPS14 の半数体不全のためにリボゾーム形成に関与できずフリーとなった RP(RPL11)が，MDM2 に結合してその自己ユビキチン化を誘導する結果，p53 が分解されずに蓄積して無効造血をきたす．また Toll-like 受容体経路を構成する TIRAP，TRAF6 をターゲットとする microRNA（miR-145, miR-146a）は，自然免疫伝達経路への関与が示唆されており，その半数体不全は血小板増加，好中球減少に寄与する[2]．さらに最近，この部に局在するカゼインキナーゼ CSNK1A1 の半数体不全が造血幹細胞の増殖をきたすことが報告され，CSNK1A1 欠失では造血幹細胞不全となることから，CSNK1A1 が治療ターゲットとして重要と考えられている[3]．

　近位共通欠失領域（5q31）には，G2/M チェックポイント制御因子 CDC25，PP2A がコードされており，半数体不全により脱リン酸化酵素活性が低下している．レナリドミドは PP2A の脱リン酸化酵素活性を阻害し，RP が結合して機能が低下している MDM2 を高リン酸化することで安定化させ，p53 を分解して有効な赤芽球系造血を

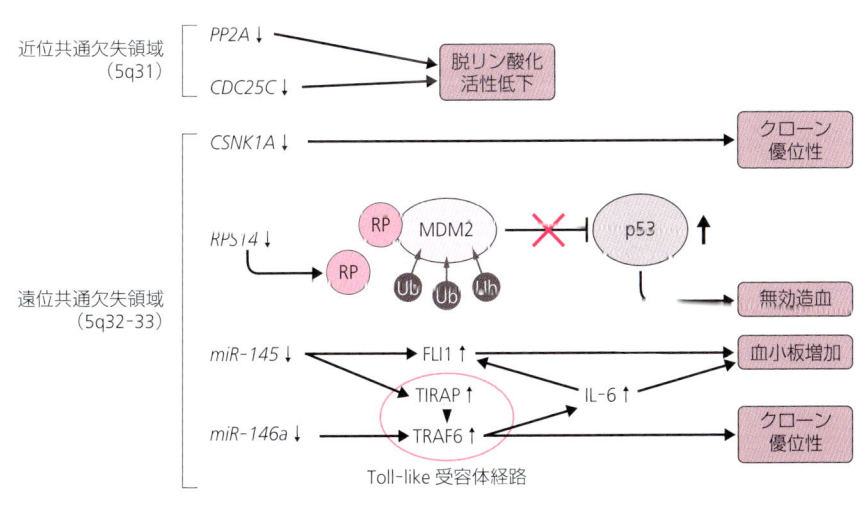

図1　5q－症候群の病態

A del(5q) MDS

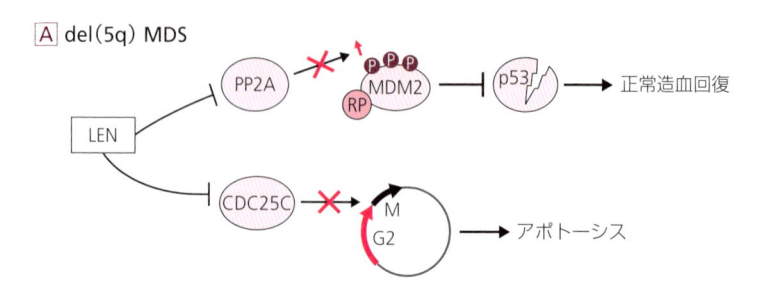

B non-del(5q) MDS

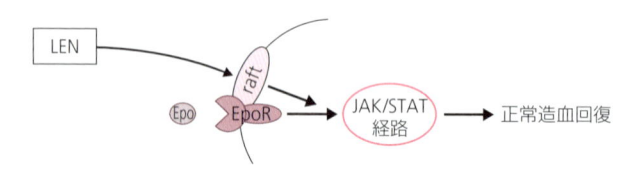

C 多発性骨髄腫

E3 ユビキチンリガーゼ複合体
CRBN-CRL4

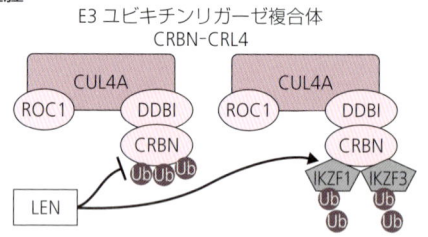

図2 レナリドミド（LEN）の分子機構

(A) del(5q) MDS では，PP2A および CDC25C を阻害し，造血回復と del(5q) 細胞のアポトーシスをきたす．(B) non-del(5q) MDS では，過剰活性化されている CD45 を阻害してエリスロポエチン（Epo）受容体（EpoR）からの増殖シグナルを回復させる．(C) 多発性骨髄腫でのレナリドミド抗腫瘍活性．E3 リガーゼ複合体 CRBN-CRL4 に結合してそのユビキチン化を阻害し，特異的に IKZF1・IKZF3 をユビキチン化して分解する．

回復させる．レナリドミド不応となった症例では PP2A 過剰発現が認められ，これが耐性機序であると推測されている．さらに，直接 CDC25C を阻害し，G2 から M 期への移行を阻害して del(5q) 細胞のアポトーシスをきたす（図2A）．

　del(5q) をもたない症例にも血球改善効果を認めるが，有効率は del(5q) 症例と比較すると低く，別の作用機序が推測されている．MDS の赤血球系前駆細胞では，エリスロポエチン受容体（erythropoietin receptor: EpoR）からの増殖刺激シグナル伝達に重要な"raft"と呼ばれる脂質膜構造が障害されており，受容体から JAK/

STAT経路への増殖シグナル伝達が阻害されている．レナリドミドはこの脂質raftの構築を促し，EpoR/STAT5経路を回復させる[4]（図2B）．

レナリドミドは多様な作用を有し，MDSや多発性骨髄腫のみならず広範囲の造血器疾患に対する効果が報告されている．炎症性サイトカイン抑制作用，血管新生抑制やT細胞/NK細胞の増殖・賦活化などの免疫調節薬としての働きに加え，p21などのがん抑制遺伝子の発現誘導，細胞周期停止などの抗腫瘍作用が認められる．IMiDsであるレナリドミド，サリドマイド，ポマリドマイドは，E3ユビキチンリガーゼ複合体CRBN-CRL4を構成するCRBN-DDB1サブユニットと結合してユビキチン化を抑制する[5]．その一方で，IKZF1およびIKZF3を選択的にユビキチン化して分解することにより，骨髄腫細胞の増殖抑制に寄与することが示されており（図2C），MDSにおいても特異的な標的が存在すると推測されている．

現在の治療と臨床成績

レナリドミドは，1日1回10 mgを21日間連日経口投与後，7日間休薬（1クール28日）を繰り返す低用量投与法が行われており，実施指針には腎予備能に応じた減量や有害事象（adverse events: AE）への対処が示されている[6]．輸血依存性のdel(5q)を伴うリスクの低いMDSに非常に有効な治療薬であり，効果は早期に現れ，奏効例では治療開始後1～2クール以内にヘモグロビン値の上昇を認め，4カ月以内に輸血非依存に達する．AEとしてgrade 3以上の好中球減少や血小板減少がそれぞれ約75％，約40％に認められるが，G-CSF併用や血小板輸血により治療を継続することで効果が上がる．原則的に継続治療を行うが，細胞遺伝学的完全寛解到達後12カ月以降に投与を終了することも可能である．

貧血改善効果は，del(5q)を伴う低/中間-1リスクMDS患者を対象とした国内外の臨床試験の結果，約6割の症例に貧血の改善が認められ，3～4割で染色体異常が消失して細胞遺伝学的完全寛解が得られている[7～9]（表1），前方視的長期観察研究（期間中央値3.2年）によると[7]，効果持続（輸血非依存）は中央値2.2年（1.5～2.9年）であった．8週以上の輸血非依存化や染色体異常消失が得られた症例は，無反応例と比較して有意に予後良好であることが示された．全生存期間（OS）は輸血非依存化例（4.3 vs 2.0年，p＜0.0001），染色体異常消失例（4.9 vs 3.1年，p＜0.010）で有意に延長しており，白血病移行期間中央値も輸血非依存化例（未到達 vs 5.2年，p＝0.001），染色体異常消失例（未到達 vs 3.8年，p＝0.0002）で長期予後が無効例と比較して有意に良好であった．その一方で，26週以上の輸血非依存化は予後を改善するが，染色体異常消失は差がないという報告もある[8]．また，レナリドミド治療自体

は白血病移行には影響を及ぼさないが，患者の QOL を改善し，有意な全生存率の改善が認められる[10].

現在のレナリドミド治療の問題点

レナリドミド治療により輸血非依存となった場合，投与終了が可能かどうか検討されている．原則的に継続投与が必要であるが，細胞遺伝学的完全寛解となった後，6カ月以上投与継続して終了した症例では，長期にわたって輸血非依存を維持できることが示されている[11].

寛解に達して輸血非依存となり，治療を継続している患者でも，再発（輸血再依存化）をきたす症例が少なからず存在する．治療抵抗性となるメカニズムについては，del(5q) 前駆細胞（$CD34^+CD38^+$）が治療により消失するのに対し，del(5q) MDS 幹細胞（$CD34^+CD38^{-/low}CD90^+$）が残存するためと推測されている．進展がない場合は 3〜4 カ月休薬し，その後再開すると再寛解が得られる可能性があるが，疾患の進展がみられた場合には他の治療を考慮する必要がある．

また，del(5q) を有するリスクの低い MDS でも，病初期より *TP53* 変異クローンや TP53 強発現細胞が認められる症例が少なからず存在しており，白血病化率や病勢進行率が高く，治療の反応性も低い[12].

さらに，本邦では IPSS リスクを問わず del(5q) 症例に投与可能であるが，IPSS の中間-2/高リスク群に属する del(5q) MDS を対象とした臨床研究は非常に少なく，効果は del(5q) 単独異常の症例にしか認められない[13]（表1）．本邦では 5q－症候群患者は少なく，むしろ他の異常を伴うリスクの高い del(5q) MDS が多いが，このような症例では保険適用はあるものの低用量レナリドミド治療では効果は期待できない．

新たなレナリドミド治療の試み

レナリドミドの貧血改善機序の少なくとも一部は，無効造血を示す異常クローンの排除であり，また新たに解明された作用機序からも抗腫瘍薬の性質をもつといえる．したがって，投与方法の工夫によってさまざまな造血器腫瘍への適用が期待できる．del(5q) 以外の MDS 病型や AML に対し，単独あるいは他剤との併用による治療の可能性が広がっている．

低/中間-1 リスク non-del(5q) MDS

NCCN の治療ガイドラインでは，del(5q) をもたない低/中間-1 リスク MDS の

表1 del(5q) MDS に対する低用量レナリドミドの有効性

治験	対象		輸血非依存化*	染色体異常消失	全生存率中央値	白血病移行率
低/中間-1 リスク del(5q) MDS						
MDS-003[7]	低/中間-1 リスク 輸血依存 del(5q) MDS		97/148 (65.5%)	40/88 (45.5%)	3.3 年	28.6%（5 年）
MDS-004[8]	低/中間-1 リスク 輸血依存 del(5q) MDS	プラセボ群	1/45 (2.2%)	0/45 (0%)	2.9 年	16.7%（2 年）
		5 mg/日群	16/43 (37.2%)	3/43 (11.5%)	3.5 年	17.4%（2 年）
		10 mg/日群	27/47 (57.4%)	13/47 (35.1%)	4.0 年	12.6%（2 年）
MDS-007[9]	低/中間-1 リスク 日本人 del(5q) MDS	輸血依存	5/5 (100%)	3/11 (27.3%)	解析なし	
		輸血非依存	Hb≧2 g/dL 改善 6/6 (100%)			
中間-2/高リスク del(5q) MDS					完全寛解	
NCT 00424229[13]	中間-2/高リスク del(5q) MDS	del(5q) 単独異常	6/9 (67%)	3/9 (33%)	完全寛解の判定 骨髄: 芽球5%以下 末梢血: Hb≧11 g/dL Plt≧100×10³/μL 好中球≧1000/μL 芽球0%	6/9 (67%)
		del(5q) +1 異常	4/11 (36%)	1/11 (9%)		1/11 (9%)
		del(5q) +≧2 異常	3/27 (11%)	1/27 (4%)		0/27 (0%)

*MDS-004 では 26 週以上, 他は 8 週以上の持続.

第一選択薬は赤血球造血刺激因子製剤（erythropoiesis stimulating agent: ESA）であり，del(5q) をもたない症候性貧血で血清エリスロポエチン濃度 500 mU/mL 以下かつ免疫抑制療法の適応がない場合は，レナリドミドが考慮される．本邦では保険適用がないが，低用量レナリドミド療法の低/中間-1 リスク non-del(5q) MDS に対する貧血改善効果として，約 3 割の症例に輸血離脱効果が認められ，細胞遺伝学的効果も異常核型症例の約 1 割に認められている[14]．

レナリドミドとエリスロポエチンとの併用

レナリドミドによって，エリスロポエチン感受性が回復することが示された[4]．実際にエリスロポエチン抵抗性の低/中間-1 リスク MDS が十分な効果が得られなかった場合に，エリスロポエチンを併用することで貧血の改善が得られることがある．

中間-2/高リスク del(5q) MDS に対するレナリドミド単剤療法

IPSS の中間-2/高リスク群に属する del(5q) MDS を対象とした臨床研究では，低用量レナリドミドの効果は del(5q) 単独異常の症例にしか認められない．日本ではリスクの高い del(5q) MDS が多く，付加染色体異常，芽球増多や汎血球減少を伴い，白血病化率が高くほとんどが予後不良である．保険適用はあるものの，病状の改善効果はあまり期待できない．このような高リスク MDS・AML に対し，レナリドミド単独増量（10～30 mg/日）・高用量（50 mg/日）が高齢者を中心に試みられた．治療完了例では有効・完全寛解例が認められたことから，単剤でも増量により高リスク症例にも一部有効で，比較的低い侵襲性で行いうることが示された．

レナリドミドとアザシチジンとの併用

リスクの高い MDS や AML を対象とした，さまざまな投与方法によるレナリドミド・アザシチジン併用療法の臨床試験が報告されている[15]．それぞれの検討で病型や年齢に差があるものの，有効率は 26～75％と高く，特に高齢者に対する治療として期待されている．この併用療法は，レナリドミドの短所（TP53 変異症例に対して有効性が低い）とアザシチジンの短所（作用が細胞の分裂活性に依存している，del(5q) を含む複雑核型症例では延命効果が低い）を相互に補い，MDS/AML 症例に対して相乗的な効果があると期待されている[15]．

レナリドミドの処方例	
レナリドミド lenalidomide （レブラミド®：5 mg）	1日1回 10 mg を内服する．21日間連日投与し，それを 28 日サイクルで繰り返す（21日間投与，7日間休薬）． ＊警告：本剤はヒトにおいて催奇形性を有する可能性があるため，妊娠または妊娠している可能性のある女性患者には決して投与しないこと．胎児への曝露防止を目的とした適正管理手順（RevMate：レブメイト）を遵守すること． ＊IPSS の中間-2/高リスクに対する有効性および安全性は確立していない． ＊腎機能障害のある患者には，程度に応じて減量投与する．

文献

1) Ebert BL, Pretz J, Bosco J, et al. Identification of RPS14 as a 5q- syndrome gene by RNA interference screen. Nature. 2008; 451: 335-9.

2) Starczynowski DT, Kuchenbauer F, Argiropoulos B, et al. Identification of miR-145 and miR-146a as mediators of the 5q- syndrome phenotype. Nat Med. 2010; 16: 49-58.

3) Schneider RK, Adema V, Heckl D, et al. Role of casein kinase 1A1 in the biol-

ogy and targeted therapy of del (5q) MDS. Cancer Cell. 2014; 26: 509-20.
4) McGraw KL, Basiorka AA, Johnson JO, et al. Lenalidomide induces lipid raft assembly to enhance erythropoietin receptor signaling in myelodysplastic syndrome progenitors. PLoS One. 2014; 9: e114249.
5) Lopez-Girona A, Mendy D, Ito T, et al. Cereblon is a direct protein target for immunomodulatory and antiproliferative activities of lenalidomide and pomalidomide. Leukemia. 2012; 26: 2326-35.
6) Giagounidis A, Fenaux P, Mufti GJ, et al. Practical recommendations on the use of lenalidomide in the management of myelodysplastic syndromes. Ann Hematol. 2008; 87: 345-52.
7) List AF, Bennett JM, Sekeres MA, et al. Extended survival and reduced risk of AML progression in erythroid-responsive lenalidomide-treated patients with lower-risk del (5q) MDS. Leukemia. 2014; 28: 1033-40.
8) Giagounidis A, Mufti GJ, Mittelman M, et al. Outcomes in RBC transfusion-dependent patients with Low-/Intermediate-1-risk myelodysplastic syndromes with isolated deletion 5q treated with lenalidomide: a subset analysis from the MDS-004 study. Eur J Haematol. 2014; 93: 429-38.
9) Harada H, Watanabe M, Suzuki K, et al. Lenalidomide is active in Japanese patients with symptomatic anemia in low- or intermediate-1 risk myelodysplastic syndromes with a deletion 5q abnormality. Int J Hematol. 2009; 90: 353-60.
10) Kuendgen A, Lauseker M, List AF, et al. Lenalidomide does not increase AML progression risk in RBC transfusion-dependent patients with Low- or Intermediate-1-risk MDS with del (5q): a comparative analysis. Leukemia. 2013; 27: 1072-9.
11) Giagounidis AA, Kulasekararaj A, Germing U, et al. Long-term transfusion independence in del (5q) MDS patients who discontinue lenalidomide. Leukemia. 2012; 26: 855-8.
12) Jadersten M, Saft L, Smith A, et al. TP53 mutations in low-risk myelodysplastic syndromes with del (5q) predict disease progression. J Clin Oncol. 2011; 29: 1971-9.
13) Ades L, Boehrer S, Prebet T, et al. Efficacy and safety of lenalidomide in intermediate-2 or high-risk myelodysplastic syndromes with 5q deletion: results of a phase 2 study. Blood. 2009; 113: 3947-52.
14) Raza A, Reeves JA, Feldman EJ, et al. Phase 2 study of lenalidomide in transfusion-dependent, low-risk, and intermediate-1 risk myelodysplastic syndromes with karyotypes other than deletion 5q. Blood. 2008; 111: 86-93.
15) Platzbecker U, Germing U. Combination of azacitidine and lenalidomide in myelodysplastic syndromes or acute myeloid leukemia-a wise liaison? Leukemia. 2013; 27: 1813-9.

（原田結花　原田浩徳）

5-4 骨髄異形成症候群(MDS)の治療
アザシチジン(AZA)療法

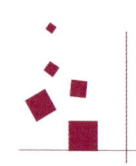

POINT
1. 高リスク群の MDS 患者で移植適応のない場合，AZA 療法が推奨される．
2. AZA 療法（75 mg/m²/日×7 日間）は，MDS 高リスク群（FAB 分類）の全生存期間をこれまでの治療から 9.4 カ月延長させた（AZA-001 試験）．
3. AZA-001 試験のサブ解析では，芽球比率 20～30％の高齢者 AML（染色体核型を問わない）の生存をこれまでの治療から 9.5 カ月延長させた．この延命効果は芽球比率 30％以上の高齢者 AML でも期待できる．
4. 初回 2 サイクルまでは感染症の頻度が高く（>20％），入院治療が推奨される．好中球数による予防内服の意義は不明である．
5. 治療の効果判定には 6 サイクルの治療が望ましく，disease progression を認めなければ可能な限り治療を継続する．予後予測スコア（FPS，IPSS-R）や治療反応予測因子を参考に治療計画を行う．

1964 年に核酸合成阻害剤として開発されたアザシチジン（azacitidine: AZA）は白血病や固形腫瘍に対して最大 750 mg/m²/日で投与されたが，抗腫瘍効果に乏しくその使用が断念された．1980 年，低用量での DNA 脱メチル化作用が明らかになるとその実用化に向けた研究が行われ，2002 年，骨髄異形成症候群（myelodysplastic syndromes: MDS）に対して高い臨床効果をもつことが示された．現在，NCCN のガイドラインによれば高リスク群の MDS 患者では，原則として同種造血幹細胞移植（allo-hematopoietic stem cell transplantation: allo-HSCT）を速やかに実施する．移植適応のない患者の場合に AZA 療法が推奨されている．日本血液学会造血器腫瘍診療ガイドラインでも AZA は allo-HSCT が行われない高リスク症例の第一選択薬に位置づけられている．最近，その免疫調整作用による移植後の再発予防効果も期待されている．本稿では，作用機序と有効性，治療上の注意点と課題，新たな治療法の試みについて概説する．

作用機序

　AZA は細胞内で 3 段階のリン酸化を経て 80～90％が RNA に, 残りの 10～20％はリン酸化の途中でリボヌクレオチド還元酵素によりデオキシ体へ変換され DNA に取り込まれる. RNA ではシトシン塩基を有する RNA 型ヌクレオシドのシチジン三リン酸（CTP）と競合して蛋白合成を阻害する. DNA では同塩基 DNA 型のデオキシシチジン三リン酸（dCTP）と競合する. 低用量では 5-aza-dCTP が DNA メチル基転移酵素（DNMT）との結合によりこれを不活化させメチル化阻害を, 高用量では DNA 付加体が過剰形成されて DNA 合成阻害を引き起こす（図 1）. この脱メチル化の状態で新たに DNA が合成されるとがん抑制遺伝子が再活性化され, 抗腫瘍効果を発揮する. AZA 75 mg/m^2/日投与時の C$_{max}$ は 1.1±2.1 μmol/L（皮下注）であり, in vitro での検討からこの低用量での細胞増殖抑制作用は CTP 濃度依存性に減弱するが dCTP 添加での変化はなく, 低用量 AZA の増殖抑制効果は RNA での作用による処が大きいとされている.

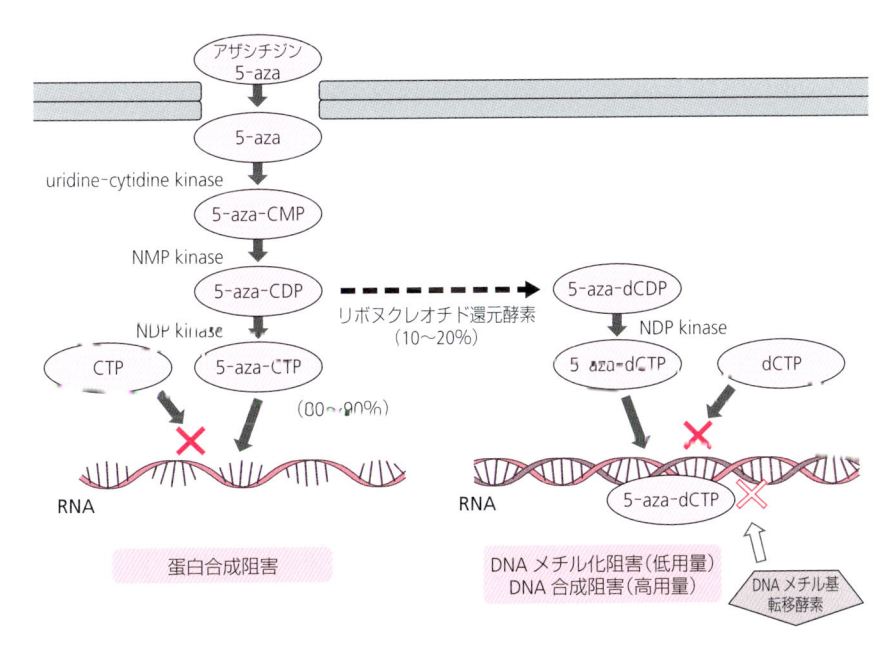

図 1 アザシチジン（AZA）の作用機序

AZA療法とその有効性

AZA療法は75 mg/m^2/日の皮下注7日投与と21日間休薬の繰り返しを基本とし、その効果は2つの大規模臨床試験により確認された（表1）。

CALGB9221試験は、至適支持療法（best supportive care: BSC）との第Ⅲ相比較試験である。AZA群で7%の完全寛解（complete remission: CR）例を含む60%に治療反応がみられたが、BSC群ではCR, 部分寛解（partial remission: PR）はなく、5%の血液学的改善（hematologic improvement: HI）のみであった。無白血病生存期間もAZA群が有意に優れ（21カ月 vs 12カ月、p=0.007）、白血病への移行阻止だけでなく、QOLの改善効果も認められた[1]。この試験は高リスク群と低リスク群の全MDSを対象としたが、特に高リスク群においてその優越性が認められた。また、両群間での全生存期間（overall survival: OS）に有意差を認めなかったが、BSC群からAZA群へのクロスオーバーを許容した影響であったことが後のランドマーク解析により明らかにされた。

この結果を受け、高リスク群を対象とした従来治療法（conventional care regimen: CCR）との第Ⅲ相比較試験がAZA-001試験である。CCRはBSC、低用量のシタラビン（Ara-C）（20 mg/m^{2}皮下注射14日間）、強力化学療法（intensive chemotherapy: ICT; Ara-C 100～200 mg/m^2 7日間＋アントラサイクリン系抗がん剤 3日間）のいずれかとし、OSを主要評価項目とした。無作為割付の前にあらかじめCCR群となった際の治療が年齢や全身状態などから担当医により選択され、クロスオーバーを許容しなかった。両群で計358例が登録され、OS（中央値）はAZA群

表1 AZA第Ⅲ相試験の結果

	CALBG9221試験		p値	AZA-001試験		p値
症例数	99	92		179	179	
治療	AZA 75 mg/m^2 s.c. 7日間投与/28日毎	BSC		AZA 75 mg/m^2 s.c. 7日間投与/28日毎	BSC or 低用量 Ara-C or 強力化学療法	
CR	7 (7%)	0	0.01	30 (17%)	14 (8%)	0.015
CR+PR	23 (23%)	0	<0.0001	51 (29%)	21 (12%)	0.0001
HI	37 (37%)	5 (5%)		36 (20%)	30 (17%)	
CR+PR+HI	60 (60%)	5 (5%)	<0.0001	87 (49%)	51 (29%)	<0.0001
全生存期間	20.0カ月	14.0カ月	0.1	24.5カ月	15.0カ月	0.0001
無白血病生存期間	21.0カ月	12.0カ月	0.007	13.0カ月	7.6カ月	0.0025

BSC: 至適支持療法、CR: 完全寛解、PR: 部分寛解、HI: 血液学的改善
(Silverman LR, et al. J Clin Oncol. 2002; 20: 2429-40[1]およびFenaux P, et al. Lancet Oncol. 2009; 10: 223-32[2]より引用改変)

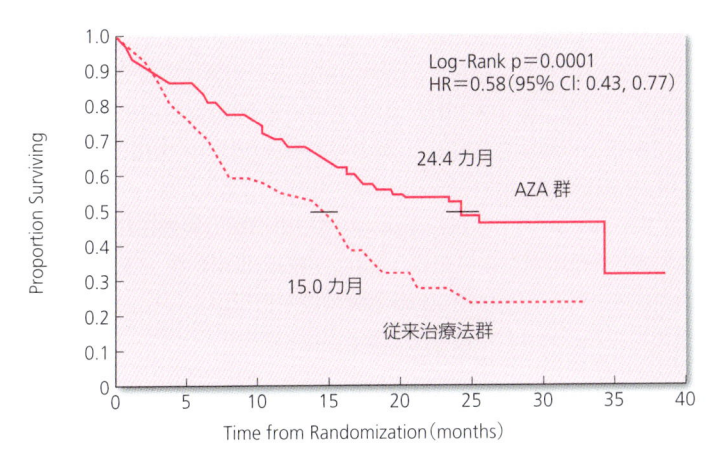

図2 AZA-001試験での生存割合
(Fenaux P, et al. Lancet Oncol. 2009; 10: 223-32 より引用改変)[2]

で24.5カ月,CCR群で15.0カ月とAZA群で有意に優れていた(p=0.0001)(図2).また,無白血病生存期間においてもAZA群が優れていた(13.0カ月 vs 7.6カ月,p=0.0025)[2].この結果からAZAはMDS高リスク群の標準治療薬として位置づけられ,特にallo-HSCT非適応での第一選択薬となった.本邦においても第Ⅰ/Ⅱ相臨床試験が実施され,7日間連続投与を皮下注射と点滴注射とを53例で比較し,その治療効果と安全性が検証された.CRが8例(15%),PRが0例,marrow CRが7例(13%),HIが28例(55%)と治療効果は海外と同等であった.皮下注射のバイオアベイラビリティは91%(海外は88%)で投与経路による治療効果に差を認めず,有害事象も皮下注射での注射部位反応を除き,両群での違いはなかった.

治療上の注意点と課題

投与量と投与日数について

AZA-001試験は86%で減量を要さず,87%でG-CSFなしでも4(〜5)週間隔の治療継続が可能であった.実臨床では週末の抗がん剤治療が家族や施設に与える負担を無視できず,血球回復遅延に伴う次コースの遅れでの予後への影響も懸念され,投与法の検討も行われた.Lyonsらは75 mg/m^2/日の5日投与と中2日を休薬した7日投与(5-0-2)に加え,10日間で総投与量を7日投与に近づけた3群を前方視的に比較した.3群での効果はHI(56%,44%,45%)と輸血依存の脱却(64%,

50％，55％）がほぼ同等で，5日投与群で最も有害事象が少なく，6サイクルまで治療継続できた症例が最多となった[3]．しかし，OSへの影響は不明であり，多くが低リスク群であった．一方，高リスク群が97％を占めるItzyksonらの検討は，7日投与を基本として病状での減量を許容した282例で解析された．全体の28％が減量投与されたが，OSへの影響を認めなかった（10.3カ月 vs 14.3カ月，p＝0.10）[4]．また，75ないしは100 mg/m^2/日 5日投与法の単アーム試験も報告され，OSが長いもので20カ月とAZA-001試験より短い．現在，国内第Ⅲ相試験（JALSG MDS212試験）で標準7日法に対する5日投与の非劣性検証が進行中である．現時点では7日投与のみが延命効果が証明された投与法となる．

AZAの副作用～骨髄抑制と感染症

　AZA-001試験の有害事象は血球減少が最も多く，治療開始から14～15日でnadirを迎え，好中球減少を全体の91％に，血小板減少を85％に認めた．他の報告でも感染症は初回の2サイクルが高頻度（≧20％）で，Hb低値や血小板減少，染色体核型不良がその発症予測因子である．ニューキノロン系抗生物質と抗真菌剤（レボフロキサシン 500 mg/日，posaconazole 600 mg/日）での予防内服の意義が前方視的に検討されたが，予防投与症例が19％と少なく，発症の予測因子に染色体核型不良が抽出され（p＝0.01），年齢の他，好中球数や予防投与は予測因子とならなかった[5]．肺炎発症，感染症での入院，感染症死亡に対する解析でも同様であり，AZAの初回サイクルでは入院治療が推奨されるが，予防内服の意義は不明である．

MDS高リスク群における治療反応性と予測因子

　有効例の半数が初回治療反応までにAZA療法を2～3サイクル要し，6サイクル終了後にはほぼ9割で治療反応を認める．よって無効との判断には最低6サイクル（約6カ月）まで治療することが望ましい．また12サイクル以降で反応する症例もある．ListらはAZA-001試験のサブ解析から治療反応別にみた生存への影響を解析し，進行（PD）を除く病勢安定（SD）含むカテゴリーすべてが1年生存に寄与し，AZA療法のCRは延命の必要条件ではないとした（図3）[6,7]．一方，CRであっても治療中止により数カ月で悪化する症例もあるためPDを認めなければ可能な限り治療を継続する．しかし，無治療の場合のOSが6カ月以内と推測される症例やAZA以外の治療方法があるSDではAZA療法をいつまで行うかの決断に迫られ，AZA療法での予後予測が必要となる．Groupe Francophone des Myelodysplasies（GFM）がAZA療法での予後予測スコア（French prognostic score: FPS）を提唱した[8]．MDS高リスク群282例での検討から4つの独立した予後因子を抽出し，スコア算定から重症

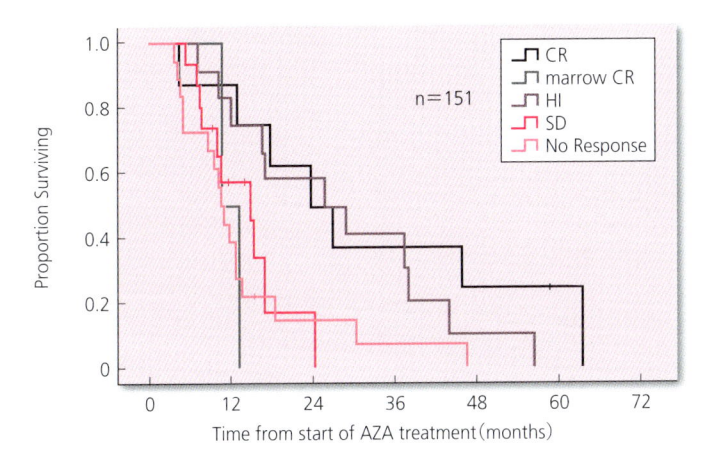

図3 IWG2006 治療反応別にみた AZA 療法の生存曲線

(Duong VH, et al. Clin Lymphoma Myeloma Leuk. 2013; 13: 711-5 より引用改変)[7]

度を分け，OS が 3 つに分かれるとした（図4）．ただし，FPS が改訂 IPSS（IPSS-R）より優れているわけではない．さらに AZA の治療反応を予測する因子も報告されている[9]（表2）．現状では特定の分子のメチル化の変化だけでの予測は困難で，遺伝子の変異により脱メチル化の程度が異なることもその予測をさらに複雑としている．また，AZA-001 のサブ解析では，75 歳以上の高齢者［年齢中央値 78 歳，35％が AML（WHO 分類）］での有害事象は許容範囲内で，生存で優れ（2 年生存率 55％ vs 15％，$p<0.001$），骨髄低形成（細胞密度＜30％）であっても治療回数や OS，血球減少の頻度には差を認めなかった．

MDS 高リスク群における AZA 不応例の予後

AZA 不応性となった場合の予後は不良で，AZA-001 を含む 4 つの試験の解析では OS は 5.6 カ月（中央値，5-7.2 カ月），1 年，2 年生存率は 29％，15％であり，高齢，男性，染色体核型（IPSS）不良，治療前骨髄芽球＞10％，AZA 治療反応性のないことがリスク因子であった．不応後の治療介入が 62％で行われ，治療種別予後の内訳は，支持療法のみ（45％）が OS 4.1 カ月と最も不良で，低用量化学療法（12％）が 7.3 カ月，強力化学療法（13％）が 8.9 カ月，他の臨床試験（16％）が 13.2 カ月，同種移植（14％）が 19.5 カ月であった[10]．移植が行えない AZA 不応例での治療開発が必要である．

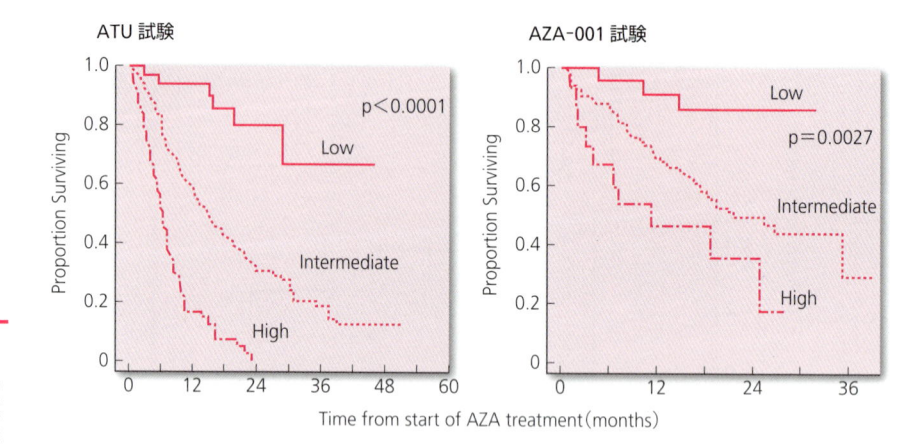

予後因子の配点	0	1	2
PS(ECOG)	0〜1	2〜4	
末梢血芽球	なし	あり	
染色体核型(IPSS)	良好	中間	不良
赤血球輸血≧4単位/8週	なし	あり	

リスク群	点数
Low	0
Intermediate	1〜3
High	4〜5

図4 AZA療法での予後予測スコア（French prognostic score: FPS）と生存曲線
(Itzykson R, et al. Blood. 2011; 117: 403-11 より引用改変)[8]

表2 AZA療法における治療反応予測因子

● 臨床的予後因子

良好因子	不良因子
初回サイクル後の血小板数倍増 治療での白血病幹細胞の低下	骨髄線維化（Grade 3） PS（ECOG）>2 末梢血に芽球あり 骨髄芽球>15% 輸血依存性 低用量 Ara-C での前治療

● 分子・細胞遺伝学的因子

良好因子	不良因子
TET2 変異 EZH2 変異 PI-PLCbeta1 遺伝子プロモーター 領域のメチル化レベルの低下	TP53 変異 複雑核型染色体異常 BCL2L10 発現量の増加

PS: performance status, ECOG: Eastern Cooperative Oncology Group
(Santini V, et al. Leuk Res. 2014; 38: 1381-91 より引用改変)[9]

MDS 低リスク群への効果

　低リスク群での適応は，他の治療が無効の場合に限られる．投与法は先の Lyons らの検討[3]からは 5 日間が推奨される．この 5 日投与法を 6～8 サイクル実施した前方視的試験では，主要評価項目を HI や輸血依存の脱却として 7～8 割で治療を完遂したが，治療反応が 2，3 年と持続したのはその内の 20～30％であった．低リスク群を対象に AZA 不応例での予後も報告された．不応例を 6 サイクル以上での治療無反応例や治療反応喪失例，病期進展例と定義し，AZA かデシタビンを投与した MDS 438 例で検討された．両薬剤での患者背景と治療反応に差はなく，不応例は 290 例（66％）であり，その 77％は IPSS 低リスクを維持したが，残りは病期進展し，全体の 7％が AML へ移行した．病期進展の因子は治療前好中球数低値，染色体核型（IPSS）中間/不良，治療反応のないことであった．不応例での無白血病生存期間，OS は 15，17 カ月と短く，不応後の治療種別予後の内訳は，支持療法のみが OS 10 カ月，既存の薬物療法が 28 カ月，治験が 17 カ月，同種移植が 39 カ月であり，何らかのサルベージ療法が必要となる[11]．MDS 低リスク群への延命効果は証明されていないことに注意すべきである．

慢性骨髄単球性白血病（CMML）への効果

　AZA-001 試験には骨髄増殖性腫瘍タイプ（MPN-CMML）は含まれておらず，白血球数 13,000/μL 未満の MDS タイプ（MDS-CMML）16 例（4％）の解析にすぎない．その後，MPN-CMML も対象とした第Ⅱ相試験がいくつか報告され，症例数は 10～40 例前後と小規模で CR は 11～45％，HI や輸血依存の脱却を含む全奏効率（overall response rate: ORR）は 25～60％，OS（中央値）は 12～37 カ月であった．その内，AZA を 5～7 日投与した 76 例での OS は 29 カ月で，骨髄芽球>10％と触知可能な脾腫が予後不良因子となり，白血球数高値，幼若血球や髄外病変の有無は因子ではなかった[12]．以降，新たな第Ⅲ相試験はなく，MPN-CMML で頻用されるヒドロキシウレア（hydroxyurea: HU）との優劣も不明であるが，AZA 療法を行う際には，MDS-CMML は IPSS 高リスク群を，MPN-CMML は HU が無効と思われる予後不良症例を対象とする提案がなされている[13]．なお，HU はリボヌクレオチド還元酵素を阻害するため AZA のメチル化阻害効果が減弱しないよう同時投与は避けるべきとされている．

急性骨髄性白血病（AML）への効果

　AZA-001 試験は，その 3 割に芽球比率 20～30％の AML（WHO 分類）を含む．サブ解析によれば年齢（中央値）70 歳，AML 113 例での CR と OS はそれぞれ AZA

群（55例）18%，24.5カ月，CCR群（58例）16%，16.0カ月とAZA群がOSで有意に優れ（p=0.005），染色体核型不良群でも2年の生存率でAZA群が優れていた（38% vs 0%, p=0.01）．芽球比率30%以上のAML（2次性も含む，65歳以上）を対象にAZA-001試験と同様の検討（7日皮下注投与）が第Ⅲ相国際共同試験で行われた（AML-001試験）．488例が登録され，年齢中央値は75歳，CRとOSはAZA群（241例）で20%，10.4カ月，CCR群（247例）で22%，6.5カ月と両群にOSでの差を認めないが（p=0.10），感度分析した結果からクロスオーバー許容で生じた二次治療によるOSへの影響を除く解析もなされ，二次治療移行例を外した追加の検討ではAZA群が優れていた（12.1カ月，6.9カ月，p=0.019）．有害事象も血球減少，30日/60日以内の死亡は両群で差はなく，1年生存率はAZA群47%，CCR群34%であった．特に染色体核型不良や血球形態異常を伴う場合にAZAは有益と報告された[14]．

新たな治療法の試み

移植前後での役割〜特に免疫調整薬として

これまでにallo-HSCTまでの前治療としてAZA療法と他のものを前方視的に比較した研究はない．後方視的にAZA療法を強力化学療法やBSCと比較すると，移植後再発，治療関連死亡，生存率ともに違いはない．よって病勢や予測される予後と移植準備状況との兼ね合い，感染リスクなどを考慮して治療法を選択する．一方，移植後にAZAを投与すると再発患者の末梢血に制御性T細胞（Treg）が増加する．また，主要組織適合抗原不一致マウスモデルでもAZA投与により移植片対白血病（graft-versus-leukemia: GVL）効果を保ちつつ移植片対宿主病（graft-versus-host disease: GVHD）が抑えられ，生存が延長する．さらにAZAによりNK細胞のkiller cell immunoglobulin-like receptors (KIRs) の脱メチル化を介したドナー細胞の活性化がGVLを誘導することも知られている．そのため，移植後再発に対するAZAとドナーリンパ球輸注（donor leukocyte infusion: DLI）との併用が30例（MDS 2例，AML 28例）で前方視的に行われた．急性GVHDは37%に発症し，CR，PRを7例，2例（23%，7%）に認め，CR 7例の内5例は寛解を維持しOS（中央値）は777（461-888）日であった[15]．他にもAZA療法（標準7日法の4〜8サイクル）が低下したドナーキメリズムを回復させ，微少残存病変（minimal residual disease: MRD）が陰性化した報告もある．さらに移植後の維持療法として用いる際の至適用量も検討された．AZA 8〜40 mg/m^{2}を4サイクルまで行い，血小板減少症を用量制限毒性として移植後Day 40から32 mg/m^{2}の5日投与/30日間隔が最大耐用量の投与

表3 AZAと他剤との併用療法

併用薬剤名	薬効・作用	臨床試験(段階)	症例数	対象	ORR(%)	CR(%)	毒性
フェニル酪酸	HDAC阻害剤	第Ⅰ相	32	MDS全リスク群/AML	38	14	可逆的脳障害
バルプロ酸+ATRA	HDAC阻害剤+レチノイン酸	第Ⅰ/Ⅱ相	53	MDS高リスク群/AML	42	22	可逆的脳障害
バルプロ酸	HDAC阻害剤	第Ⅱ相	24	MDS高リスク群/AML	37	29	可逆的脳障害
ボリノスタット	HDAC阻害剤	第Ⅱ相	40	MDS高リスク群	70	30	消化器症状(嘔吐,下痢,脱水)
mocetinostat	HDAC阻害剤	第Ⅰ/Ⅱ相	22	MDS高リスク群	59	NR	下痢,倦怠感,血球減少
レナリドミド	免疫調節剤	第Ⅱ相	36	MDS高リスク群	72	44	発熱性好中球減少症

HDAC: ヒストン脱アセチル化酵素, ATRA: 全トランス型レチノイン酸, ORR: 全奏効率, CR: 完全寛解, MDS: 骨髄異形成症候群, AML: 急性骨髄性白血病, NR: 報告なし
(Ornstein MC, et al. Best Pract Res Clin Haematol. 2015; 28: 22-31より引用改変)[17]

法とされ,1年での生存率,無病生存は77%,58%であった[16].現在,同投与量28日間隔,12サイクルでの効果を検証する試験が進行中である.

他剤との併用療法

　本邦でもdel(5q) MDSに使用可能なレナリドミド(lenalidomide: LEN)とAZAとの併用は,第Ⅰ/Ⅱ相試験でMDS高リスク群36例〔del(5q)2例を含む〕で検討された.AZA標準量5日間/23日休薬とLEN 10 mg 21日間/7日休薬によりORR 72%と良好でCRに到達した16例(44%)でのOSは37カ月以上であった.全体では13.5カ月とAZA-001試験より短いが,血球減少は25%と許容範囲内であり,観察期間が9.6カ月短く,治療サイクル数も5サイクル(中央値)と少ないことによるものと推測される.他にもAZA 5日投与後のLEN 25 mg/日を5日投与する方法も忍容性があり治療反応も良好と報告されている.また,メチル化の阻害効果そのものを高めることを目的にヒストン脱アセチル化酵素(histone deacetylase: HDAC)阻害剤との併用も行われている(表3)[17].以上,他剤との併用ではAZA単剤より優れるかが注目され,さらなる臨床試験での検討が望まれる.

おわりに

　第Ⅰ/Ⅱ相試験の結果,経口AZAは下痢などの消化器症状を認めるが忍容性はあ

り，ORR が 50％であったことからその効果と利便性が期待されている．AZA 療法は，低用量でこそ威力を発揮するという点で従来の抗がん剤とは一線を画し，さらにヘテロな疾患群の MDS を対象とするがゆえに，症例ごとでの投与法も含めた治療戦略は確立していない．そのため，他剤との併用時も含めてエピジェネティックな評価に基づく個々の症例で至適治療法の開発が期待される．

アザシチジン（AZA）の処方例	
アザシチジン azacitidine（AZA） （ビダーザ®注射用： 100 mg/1 V）	1日1回75 mg/m^{2}を皮下投与もしくは10分かけて点滴静注する．7日間連日投与し，それを28日間隔で繰り返す（7日間投与，21日間休薬）． ＊皮下投与では1Ｖあたり注射用水4 mLで，点滴静注では10 mLでそれぞれ用事調製とし，1時間以内に投与する（皮下投与の調製では，8時間まで冷蔵にて保存可．ただし，保存後は30分以内に投与する）． ＊本剤の投与前，投与中は血液学的検査を定期的に行い，その結果により次サイクルの投与について，減量，投与開始の延期（休薬）を行う． ＊定期的に血清重炭酸塩，クレアチニン，BUN などを検査し，異常が認められた場合は，次サイクルの投与での減量，投与開始の延期（休薬）を行う．

文献

1) Silverman LR, Demakos EP, Peterson BL, et al. Randomized controlled trial of azacitidine in patients with the myelodysplastic syndrome: a study of the cancer and leukemia group B. J Clin Oncol. 2002; 20: 2429-40.
2) Fenaux P, Mufti GJ, Hellstrom-Lindberg E, et al. Efficacy of azacitidine compared with that of conventional care regimens in the treatment of higher-risk myelodysplastic syndromes: a randomised, open-label, phase III study. Lancet Oncol. 2009; 10: 223-32.
3) Lyons RM, Cosgriff TM, Modi SS, et al. Hematologic response to three alternative dosing schedules of azacitidine in patients with myelodysplastic syndromes. J Clin Oncol. 2009; 27: 1850-6.
4) Itzykson R, Thépot S, Quesnel B, et al. Prognostic factors for response and overall survival in 282 patients with higher-risk myelodysplastic syndromes treated with azacitidine. Blood. 2011; 117: 403-11.
5) Vidal V, Sebert M, Thepot S, et al. Prognostic factors of severe infections, and effect of primary anti-infectious prophylaxis in MDS patients treated with azacitidine (AZA). A single center study on 144 patients. Blood. 2014; 124: 1917 [Abstract No].
6) List AF, Fenaux P, Mufti GJ, et al. Effect of azacitidine (AZA) on overall survival in higher-risk myelodysplastic syndromes (MDS) without complete remission. J Clin Oncol. 2008; 26: 7006 [Abstract No].

7) Duong VH, Lin K, Reljic T, et al. Poor outcome of patients with myelodysplastic syndrome after azacitidine treatment failure. Clin Lymphoma Myeloma Leuk. 2013; 13: 711-5.
8) Itzykson R, Thépot S, Quesnel B, et al. Prognostic factors for response and overall survival in 282 patients with higher-risk myelodysplastic syndromes treated with azacitidine. Blood. 2011; 117: 403-11.
9) Santini V, Prebet T, Fenaux P, et al. Minimizing risk of hypomethylating agent failure in patients with higher-risk MDS and practical management recommendations. Leuk Res. 2014; 38: 1381-91.
10) Prébet T, Gore SD, Esterni B, et al. Outcome of high-risk myelodysplastic syndrome after azacitidine treatment failure. J Clin Oncol. 2011; 29: 3322-7.
11) Jabbour EJ, Garcia-Manero G, Strati P, et al. Outcome of patients with low-risk and intermediate-1-risk myelodysplastic syndrome after hypomethylating agent failure: a report on behalf of the MDS Clinical Research Consortium. Cancer. 2015; 121: 876-82.
12) Adès L, Sekeres MA, Wolfromm A, et al. Predictive factors of response and survival among chronic myelomonocytic leukemia patients treated with azacitidine. Leuk Res. 2013; 37: 609-13.
13) Itzykson R, Fenaux P, Solary E. Chronic myelomonocytic leukemia: myelodysplastic or myeloproliferative? Best Pract Res Clin Haematol. 2013; 26: 387-400.
14) Dombret H, Seymour JF, Butrym A, et al. International phase 3 study of azacitidine vs conventional care regimens in older patients with newly diagnosed AML with＞30% blasts. Blood. 2015: pii: blood-2015-01-621664 [Epub ahead of print].
15) Schroeder T, Rachlis E, Bug G, et al. Treatment of acute myeloid leukemia or myelodysplastic syndrome relapse after allogeneic stem cell transplantation with azacitidine and donor lymphocyte infusions—a retrospective multicenter analysis from the German Cooperative Transplant Study Group. Biol Blood Marrow Transplant. 2015; 21: 653-60.
16) de Lima M, Giralt S, Thall PF, et al. Maintenance therapy with low-dose azacitidine after allogeneic hematopoietic stem cell transplantation for recurrent acute myelogenous leukemia or myelodysplastic syndrome: a dose and schedule finding study. Cancer. 2010; 116: 5420-31.
17) Ornstein MC, Mukherjee S, Sekeres MA. More is better: combination therapies for myelodysplastic syndromes. Best Pract Res Clin Haematol. 2015; 28: 22-31.

〈前田智也〉

5-5 骨髄異形成症候群(MDS)の治療
同種造血幹細胞移植

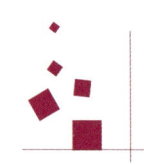

POINT

1. 同種造血幹細胞移植は MDS において，治癒を目指せる唯一の治療方法である．
2. IPSS で Intermediate-2 以上である場合には，速やかな同種移植施行が推奨される．
3. 同種移植施行前の治療選択はまだ確立していないが，骨髄芽球の割合が多い場合にはアザシチジン投与が考慮されてもよい．

骨髄異形成症候群（myelodysplastic syndromes: MDS）において，同種造血幹細胞移植は唯一治癒を目指せる治療方法である．しかし MDS は軽度の血球減少のみを長期間呈するような症例から短期間のうちに急性白血病に進展する症例まで病態に幅があり，また患者に高齢者も多い疾患であることから，合併症のリスクの高い同種移植施行に関しては慎重な判断が必要となる．

■ MDS に対する同種造血幹細胞移植の成績

MDS に対する同種移植の成績は主に後方視的に検討されている．International Bone Marrow Transplant Registry (IBMTR) に 1989〜1997 年に報告された 452 人の MDS 患者に対する HLA 適合同胞移植の解析では，3 年無病生存率 40％，3 年全生存率 42％であり，若年者と血小板 10 万/μL 以上が予後良好因子であった．3 年の移植関連死亡率と再発率は 37％と 23％であった[1]．European Group for Blood and Marrow Transplantation (EBMT) からは 1998 年以降に同種移植の施行された 50 歳以上の MDS 患者 1,333 人についての解析が報告されている．61％が HLA 適合同胞からの移植であった．4 年全生存率 31％であり，移植時に進行期 MDS であることが予後不良因子であった[2]．さらに日本造血細胞移植学会の平成 26 年度全国調査報告書では 16 歳以上の refractory anemia with excess blasts (RAEB) 以上の MDS 患者に対する血縁者間末梢血幹細胞移植では 5 年全生存率 36.8％，非血縁者間

骨髄移植では5年全生存率が42.8％であったと報告されている[3]．なお，フランスのグループは移植適応があると判断された時点でMDS患者を登録し，HLA適合の血縁もしくは非血縁ドナーがいた場合には同種移植を行うという前向き試験を行ったが，ドナーあり群の治療成績がなし群に比べて有意に優れ，この差は同種移植施行の有無に起因していると報告している[4]．

同種造血幹細胞移植の適応とタイミング

　MDSには代表的な予後予測システムが複数存在しているが，同種移植の適応を考える上でこれまでのところ最も広く利用されているものはInternational Prognostic Scoring System (IPSS) である．Cutlerらは60歳以下の新規MDS患者に対して，診断後速やかに同種移植を行う，白血病に進展したら同種移植を行う，診断からある一定期間をおき白血病に進展する前に同種移植を行うという3つの治療戦略について，マルコフ・モデルを用いた臨床決断分析を行って，その妥当性を検討した[5]．その結果，IPSSでIntermediate-2もしくはHighの患者は診断後速やかに同種移植を行うことによって最も長い生存期間が期待されるのに対して，LowもしくはIntermediate-1の患者は診断後一定期間をおいてIntermediate-2以上に進展したら速やかに同種移植を行うほうがより長い生存期間が期待できることが判明した（図1）．さらにKorethらは60〜70歳のMDS患者についても同様の臨床決断分析を行い，60〜70歳の高齢者でもIntermediate-2以上では同種移植施行によってより長い生存期間が期待できることを示した[6]．これらの結果よりMDS患者ではIPSSでIntermediate-2以上である場合に移植適応となることが多い．しかしIntermediate-1やLowの場合でも高度の血球減少を呈する患者では予後不良であることが報告されていて[7]，このような患者では年齢や全身状態，ドナー状況などを考慮して同種移植が考慮されてもよいと考える．

同種造血幹細胞移植前の治療選択

　同種移植施行前に病勢を抑えるための化学療法やアザシチジン投与を行うべきかどうかについては後方視的検討を中心に報告されている．移植前の化学療法によって初回寛解が得られた状態で同種移植を行うことで，無治療のまま治療を行うよりもよい成績が得られるという報告もあるが[8]，この結果は治療に対する反応性が良好なMDSが同種移植の成績も良好ということを示していて，移植前治療の有用性を示す結果ではない可能性がある．一方，本邦にて1991〜2001年にMDS患者に対して行

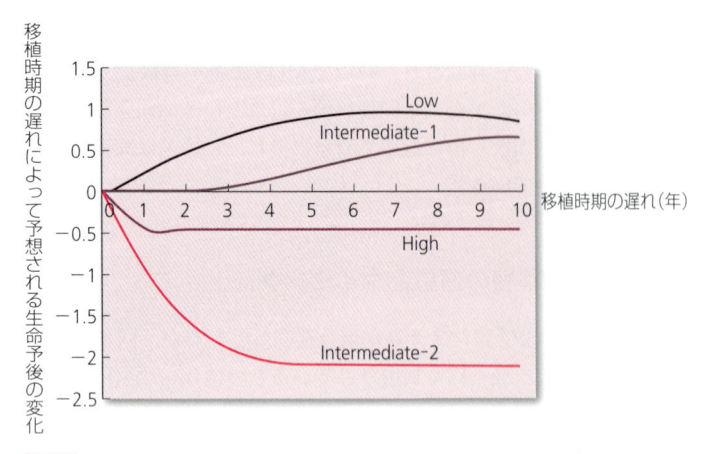

図1 臨床決断分析による MDS 患者の最適な移植時期の検討

マルコフ・モデルを用いた臨床決断分析によると，60歳以下の新規 MDS 患者において IPSS で Intermediate-2/High の場合は診断後速やかに同種移植を行うことによって最も長い生存期間が期待されるのに対して，Low/Intermediate-1 の患者は診断後一定期間をおいて Intermediate-2 以上に進展したら速やかに同種移植を行うほうがより長い生存期間が期待できる．
(Cutler CS, et al. Blood. 2004; 104: 579-85 より改変して使用)[5]

われた HLA 適合同胞からの同種移植についての後方視的検討では，移植前に化学療法を行っている患者の移植後生存率が行っていない患者の生存率よりも有意に悪く（図2A），移植前化学療法の施行は多変量解析でも有意な予後不良因子となった[9]．この検討では移植前に化学療法を行わないうちに MDS が進行して移植を行えなくなってしまった患者は考慮されておらず，また化学療法を行わなくても病勢がある程度安定した状態を保てた患者が無治療のまま移植を施行できたということが結果に反映されている可能性を否定できない．近年では，進行期 MDS の非移植患者に対するアザシチジンの有効性が報告されているが，後方視的に同種移植前のアザシチジン使用の有無を比較した検討[10]や同種移植前の急性骨髄性白血病に対する寛解導入療法に準じた化学療法施行とアザシチジン投与を比較した検討[11]ではどちらも移植後の治療成績に差が認められていない（図2B）．これらの解析でも，移植適応があったものの移植前に脱落してしまった患者の存在や，治療選択に移植決断から実際の移植までの間の病勢が反映されている可能性を考慮できない点が問題である．MDS 患者が同種移植決断時にどのような治療方法を選択すべきかについては，移植決断時点から患者を登録して前向きに検討していく臨床試験の結果が必要となるが，そのようなデータはまだ得られていない．現時点ではアザシチジンが従来の化学療法と比較して比較的

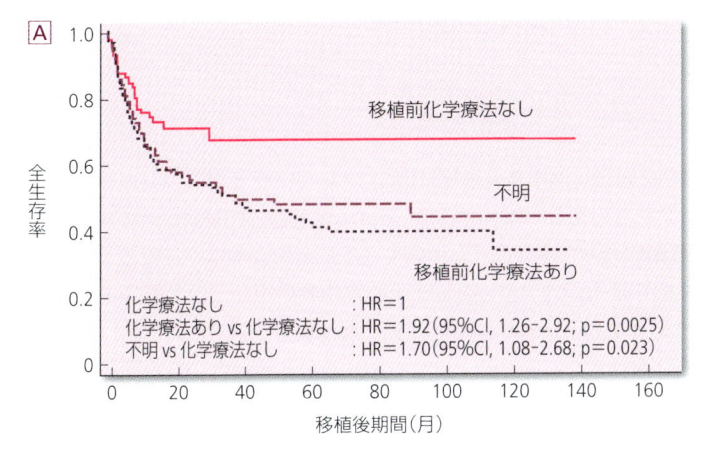

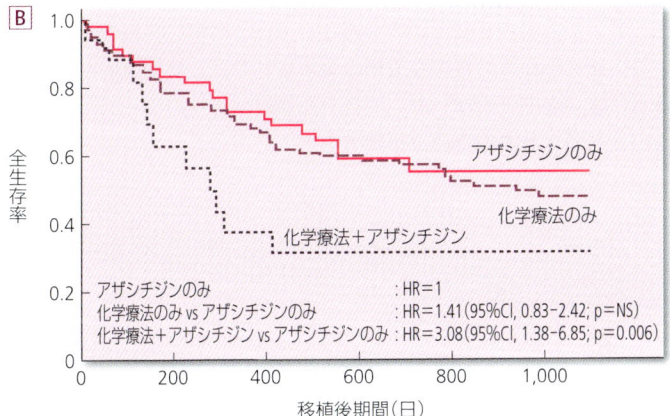

図2 同種移植前の治療選択が移植成績に与える影響

A: 本邦におけるHLA適合同胞からの同種移植についての後方視的検討では，移植前に化学療法を行っている患者の移植後生存率が行っていない患者の生存率よりも有意に悪かった（Nakai K, et al. Leukemia. 2005; 19: 396-41より改変して使用）[9].
B: また移植前の治療として，急性骨髄性白血病に対する寛解導入療法に準じた化学療法とアザシチジンとを比較した後方視的検討において，両治療群の移植後生存率に有意差は認められなかった（Damaj G, et al. J Clin Oncol. 2012; 30; 4533-40より改変して使用）[11].
HR: hazard ratio, CI: confidence interval, NS: not signifficant

安全に施行できることも考慮され，診断時の骨髄芽球割合が10％以上の場合には移植までの治療としてアザシチジン投与が推奨されていることが多い．ただしアザシチジン治療で効果が得られるまでには数コースを要することが多いと知られており，注意が必要である．なお最近では同種移植後に維持療法としてアザシチジンを投与する

ことで移植成績向上を目指す試みも行われている．

■ドナーソースと移植前処置

　HLA 適合血縁者以外からの移植に関しては，2000 年以前の非血縁者間移植をまとめた EBMT からの報告[8]や National Marrow Donor Program (NMDP) からの報告[12]では移植関連死亡率が高く，無病生存率や全生存率は不良であった．しかし近年では HLA 検査技術の向上や GVHD 予防方法の進歩などの影響により非血縁者間移植の治療成績が改善し，2002～2006 年の移植患者を解析した IBMTR からの報告では HLA 適合血縁者からの移植と HLA 8/8 適合非血縁者からの移植とでは成績に差は認められなくなってきている[13]．なおこの報告では HLA 7/8 適合非血縁者からの移植成績は HLA 適合血縁者ならびに HLA 8/8 適合非血縁者からの移植成績に比べて有意に劣っていると報告されている（図 3）．なお，臍帯血移植の位置づけはまだ確立されていないが本邦からの良好な成績の報告もあり[14]，移植適応があるものの血縁者と非血縁者に適切なドナーがいない場合や非血縁ドナーのコーディネートを待つことができないと判断される場合には，臍帯血は十分考慮されてよいドナーソースとい

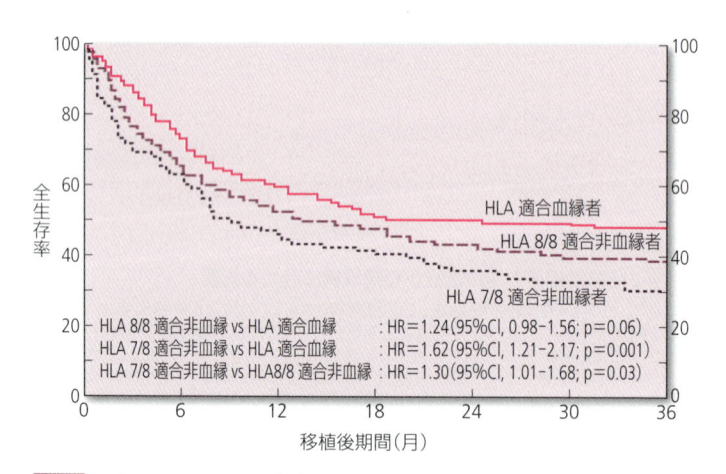

図 3 ドナーによる移植成績の違い

2002-2006 年の移植患者を解析した IBMTR からの報告では HLA 適合血縁者からの移植と HLA 8/8 適合非血縁者からの移植とでは成績に差は認められない．ただし HLA 7/8 適合非血縁者からの移植成績は HLA 適合血縁者ならびに HLA 8/8 適合非血縁者からの移植成績に比べて有意に劣っている．なおこの解析では多変量解析で有意な因子であった年齢，Karnofsky performance score，診断時 IPSS で補正されている．
(Saber W, et al. Blood 2013; 122: 1974-82 より改変して使用)[13]

える．

　MDSに対する移植前処置としては高齢者が多いこともあり，ミニ移植が考慮されることが多い．1997〜2001年にEBMTに報告されたMDSに対する骨髄破壊的移植とミニ移植とを比較した後方視的検討では，再発率はミニ移植で高かったもの移植関連死亡が低かったため，3年の全生存率，無増悪生存率は同等であった[15]．ただしミニ移植での再発率が高いことを考慮すると，合併症のない若年症例などでは骨髄破壊的移植のほうが望ましいと考えられる．

　前処置の種類としては骨髄系腫瘍に対して静注ブスルファンを用いた前処置の良好な成績が報告されていることから，静注ブスルファンにシクロホスファミドもしくはリン酸フルダラビンを併用することが考慮される．

MDSに対する移植前処置の処方例	
骨髄破壊的移植の前処置　Bu/CY	
ブスルファン buslfan（Bu） （ブスルフェックス® 点滴静注用60 mg）	移植日7日前から4日前までの4日間連日，0.8 mg/kgを6時間ごとに1日4回，1回2時間かけて投与する．
シクロホスファミド cyclophosphamide（CY） （注射用エンドキサン® 100 mg，500 mg）	移植日3日前と2日前の2日間，60 mg/kgを1日1回，3時間かけて投与する．
ミニ移植の前処置　Flu/Bu	
ブスルファン buslfan（Bu） （ブスルフェックス® 点滴静注用60 mg）	移植日7日前から4日前までの4日間連日，0.8 mg/kgを6時間ごとに1日4回，1回2時間かけて投与する．
リン酸フルダラビン fludarabine（Flu） （フルダラ®静注用50 mg）	移植日8日前から3日前までの6日間連日，30 mg/m²を1日1回，30分かけて投与する．

＊ブスルファン投与時は痙攣予防のために投与開始1日前から投与終了2日後まで抗痙攣薬を投与する．
＊副作用として肝中心静脈閉塞症/肝類洞閉塞症候群（hepatic veno-occlusive disease/sinusoidal obstruction syndrome: VOD/SOS）の発症に注意が必要．
＊本邦では承認されていない投与方法となるが，1回3.2 mg/kgを1日1回，3時間かけて投与することも可能である．
＊シクロホスファミド大量投与による，心毒性に注意する．また出血性膀胱炎を予防するために，大量補液とメスナの投与が必要である．
＊リン酸フルダラビンは腎障害時に神経毒性が強くなるため，腎機能に合わせた用量調整が必要である．

文献

1) Sierra J, Perez WS, Rozman C, et al. Bone marrow transplantation from HLA-identical siblings as treatment for myelodysplasia. Blood. 2002; 100: 1997-2004.
2) Lim Z, Brand R, Martino R, et al. Allogeneic hematopoietic stem-cell transplantation for patients 50 years or older with myelodysplastic syndromes or secondary acute myeloid leukemia. J Clin Oncol. 2010; 28: 405-411.
3) 日本造血細胞移植データセンター/日本造血細胞移植学会. 日本における造血細胞移植. 平成 26 年度全国調査報告書. 2014.
4) Robin M, Porcher R, Ades L, et al. HLA-matched allogeneic stem cell transplantation improves outcome of higher risk myelodysplastic syndrome A prospective study on behalf of SFGM-TC and GFM. Leukemia. doi: 10.1038/leu.2015.37.[Epub ahead of print]
5) Cutler CS, Lee SJ, Greenberg P, et al. A decision analysis of allogeneic bone marrow transplantation for the myelodysplastic syndromes: delayed transplantation for low-risk myelodysplasia is associated with improved outcome. Blood. 2004; 104: 579-85.
6) Koreth J, Pidala J, Perez WS, et al. Role of reduced-intensity conditioning allogeneic hematopoietic stem-cell transplantation in older patients with de novo myelodysplastic syndromes: an international collaborative decision analysis. J Clin Oncol. 2013; 31: 2662-70.
7) Garcia-Manero G, Shan J, Faderl S, et al. A prognostic score for patients with lower risk myelodysplastic syndrome. Leukemia. 2008; 22: 538-43.
8) de Witte T, Hermans J, Vossen J, et al. Haematopoietic stem cell transplantation for patients with myelo-dysplastic syndromes and secondary acute myeloid leukaemias: a report on behalf of the Chronic Leukaemia Working Party of the European Group for Blood and Marrow Transplantation (EBMT). Br J Haematol. 2000; 110: 620-30.
9) Nakai K, Kanda Y, Fukuhara S, et al. Value of chemotherapy before allogeneic hematopoietic stem cell transplantation from an HLA-identical sibling donor for myelodysplastic syndrome. Leukemia. 2005; 19: 396-401.
10) Field T, Perkins J, Huang Y, et al. 5-Azacitidine for myelodysplasia before allogeneic hematopoietic cell transplantation. Bone Marrow Transplant. 2010; 45: 255-60.
11) Damaj G, Duhamel A, Robin M, et al. Impact of azacitidine before allogeneic stem-cell transplantation for myelodysplastic syndromes: a study by the societe francaise de greffe de moelle et de therapie-cellulaire and the groupe-francophone des myelodysplasies. J Clin Oncol. 2012; 30: 4533-40.
12) Castro-Malaspina H, Harris RE, Gajewski J, et al. Unrelated donor marrow transplantation for myelodysplastic syndromes: outcome analysis in 510 transplants facilitated by the National Marrow Donor Program. Blood.

2002; 99: 1943-51.
13) Saber W, Cutler CS, Nakamura R, et al. Impact of donor source on hematopoietic cell transplantation outcomes for patients with myelodysplastic syndromes (MDS). Blood. 2013; 122: 1974-82.
14) Takahashi S, Ooi J, Tomonari A, et al. Comparative single-institute analysis of cord blood transplantation from unrelated donors with bone marrow or peripheral blood stem-cell transplants from related donors in adult patients with hematologic malignancies after myeloablative conditioning regimen. Blood. 2007; 109: 1322-30.
15) Martino R, Iacobelli S, Brand R, et al. Retrospective comparison of reduced-intensity conditioning and conventional high-dose conditioning for allogeneic hematopoietic stem cell transplantation using HLA-identical sibling donors in myelodysplastic syndromes. Blood. 2006; 108: 836-46.

〈賀古真一〉

6-1 発作性夜間ヘモグロビン尿症（PNH）の診断と治療
病態と診断

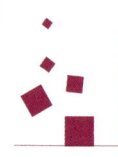

POINT

1. PNH は，PIG-A 遺伝子に後天的体細胞突然変異を持った造血幹細胞がクローン性に拡大した結果，各種血液細胞において GPI アンカー蛋白が欠損し，補体による血管内溶血や血栓症などを起こす造血幹細胞疾患である．

2. PNH は，後天性骨髄不全症候群の一疾患であり，再生不良性貧血や骨髄異形成症候群との相互移行や合併が知られ，稀に急性白血病への移行もある．

3. PNH の診断には，厚生労働省「特発性造血障害に関する調査研究班」（研究代表者・黒川峰夫）の PNH の診断基準と治療の参照ガイド（平成 26 年度改訂）作成のためのワーキンググループ（責任者・金倉 譲）による診断基準を用いる．

4. 臨床所見や検査所見から PNH を疑い，直接クームス試験陰性および CD55 および CD59 モノクローナル抗体を用いた赤血球のフローサイトメトリーにて補体感受性赤血球を証明し，確定診断を行う．

病態

定義

　Strübing が 1882 年に発作性夜間ヘモグロビン尿症（paroxysmal nocturnal hemoglobinuria: PNH）の第 1 例目を報告してから 130 年以上が経過した[1]．PNH は，phosphatidylinositol glycan-class A（PIG-A）遺伝子に後天的体細胞突然変異をもった造血幹細胞がクローン性に拡大した結果，各種血液細胞において glycosylphosphatidylinositol（GPI）アンカー蛋白が欠損し，補体による血管内溶血などを起こす造血幹細胞疾患であると定義される．

疾患の成立機序

PIG-A 遺伝子と GPI アンカー蛋白

　1993 年，Takeda ら[2]は PNH 症例の顆粒球において PIG-A 遺伝子の体細胞突然

■: N-アセチルグルコサミン, ◨: グルコサミン, ●: マンノース,
GPI-Gnt: GPI-N-acetyl glucosaminyltransferase, EtN: エタノールアミン

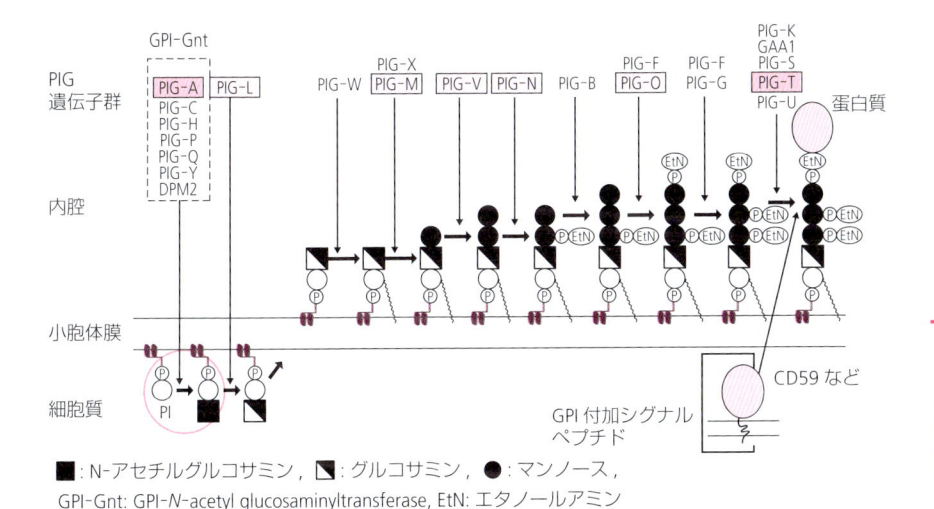

図1 GPI アンカー蛋白の生合成経路

PIG-A 蛋白は生合成経路の最初のステップに酵素蛋白として作用する．四角で囲まれた遺伝子群においては先天的遺伝子変異が知られている．
(木下タロウ．6-4．発作性夜間ヘモグロビン尿症．In: 大井洋之, 他編．補体への招待．東京: メジカルビュー社; 2011. p.148-58 を一部改変)[3]

変異を発見した．PIG-A 遺伝子は X 染色体 (Xp22.1) 上に存在し，6 個のエクソンと 5 個のイントロンから構成され，484 個のアミノ酸からなる PIG-A 蛋白をコードする遺伝子である．PIG-A 蛋白は 10 段階からなる GPI アンカー蛋白の生合成経路 (図1)[3] の最初の段階の反応〔phosphatidylinositol (PI) に UDP-N-acetylglucosamine が付加する反応〕において GPI-N-acetyl glucosaminyltransferase (PIG-A 蛋白などからなる複合体) の一酵素蛋白として作用する．PIG-A 遺伝子変異があると，この酵素活性が低下し GPI アンカー蛋白の生合成経路がブロックされる．GPI アンカーの生合成が抑制される結果，たとえ蛋白の合成が正常になされても PNH の各種血液細胞においては GPI アンカー膜蛋白が欠損する．PNH における PIG-A 遺伝子の体細胞突然変異は造血幹細胞レベルで起こる．PNH においては例外なく PIG-A 遺伝子変異が見出されてきたが，最近になり PIG-T 遺伝子 (GPI アンカーに蛋白質が結合する最後の段階の反応に関与する; 図1) 変異に伴う PNH 症例が初めて報告された．GPI アンカー蛋白は基本的に 1 分子の PI，1 分子のグルコサミン，3 分子のマンノースおよび 2 分子のリン酸エタノールアミンからなる GPI アンカーと蛋白質とから構成されている (図2)[4]．GPI アンカー膜蛋白は細胞膜とは PI の脂肪酸を介して結合する．PNH の補体溶血と深く関係する補体制御蛋白 CD55 (decay-accelerat-

蛋白質 ─ エタノールアミン ─ リン酸 ─ マンノース
                                        |
                                      マンノース
                                        |
                        マンノース ─ リン酸 ─ エタノールアミン
                                        |
                                     グルコサミン
                                        |
                                      イノシトール
                                        |
                                       リン酸

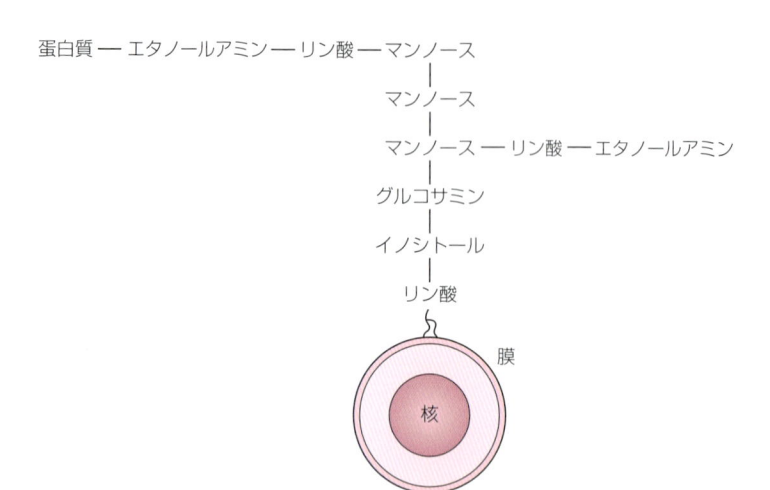

図2 GPIアンカー蛋白の基本構造
GPIアンカー膜蛋白はPIの脂肪酸を介して，細胞膜と結合する．
(Kinoshita T, et al. J Biochem. 2008; 144: 287-94を参考に作成)[4]

ing factor: DAF)およびCD59はGPIアンカー蛋白に属する膜糖蛋白である．前者はC3およびC5変換酵素を破壊することにより，後者はC5b-8へのC9の結合およびそれに伴うC9の重合化を阻止することにより補体活性化経路を抑制する(図3，図4A)[5,6]．

PNHクローンの拡大メカニズム

　PNHという疾患が成立するためには，骨髄の造血幹細胞レベルで生じた微少PNHクローン（同一のPIG-A遺伝子変異を有する細胞集団）が何らかの機序で拡大する必要がある．PIG-A遺伝子ノックアウト・キメラマウスの実験などによりPNHクローンは非腫瘍性の性格を有し，その自律性増殖力は正常造血細胞とあまり変わらないことが知られている．アポトーシス耐性によるPNHクローンの拡大機序が提唱されたが，その後のデータの集積により最近では否定的である．PNHクローンの拡大経路には3つの経路があると考えられる(図5)．第一の経路は，negative selection仮説[7]（何らかの原因により骨髄中の免疫担当細胞が活性化されることに伴い，GPIアンカー蛋白を有する正常造血幹細胞は攻撃を受けて減少するが，GPIアンカー蛋白を欠損するPNHの造血幹細胞はその攻撃をエスケープして残存する）によるPNHクローンの拡大である．$in\ vitro$および/ないし$in\ vivo$の系でCD4$^+$あるいはCD8$^+$細胞傷害性T細胞やNK細胞による免疫学的攻撃に伴いPNHクローンの相対的な拡大や残存が起こることが証明された．しかし，免疫抑制療法が施行された再生不良性貧

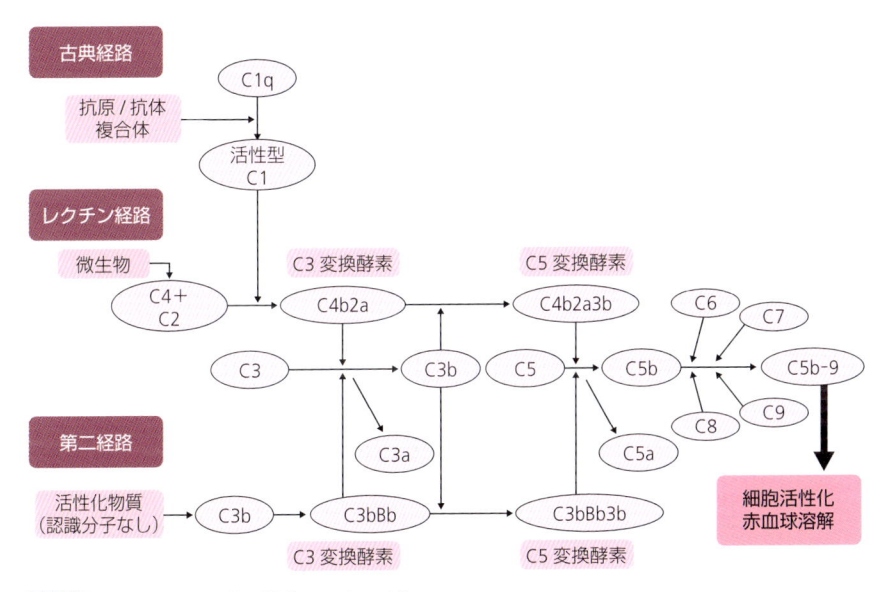

図3 補体活性化経路（補体カスケード）

3つの補体活性化経路が知られているが，PNHにおいては特に，第二経路（増幅経路）が重要な役割を果たしている．C5以降の反応は，終末経路といわれる．
(Brodsky RA. Paroxysmal nocturnal hemoglobinuria. In: Hoffman R, et al, eds. Hematology: Basic Principles and Practice. Philadelphia: Churchill Livingstone; 2009. p.385-94を参考に作成)[5]

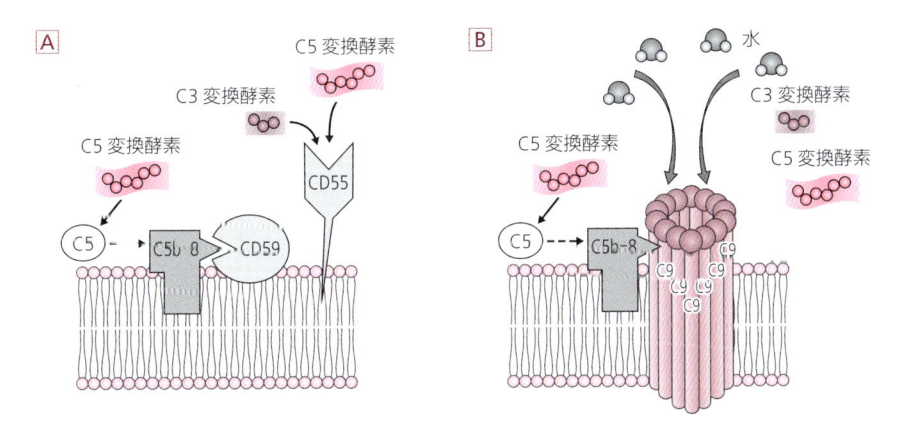

図4 CD55およびCD59欠損による膜侵襲複合体（C5b-9複合体）の形成

A: 正常赤血球，B: PNH赤血球．正常赤血球ではCD55によりC3およびC5変換酵素が壊され，またC5b-8にCD59が結合して膜侵襲複合体の形成を抑制する．PNH赤血球ではCD55およびCD59が欠損しているため，C5b-9の形成およびC9の重合が起こり，血管内溶血に至る．
(Walport MJ. N Engl J Med. 2001; 344: 1058-66を参考に作成)[6]

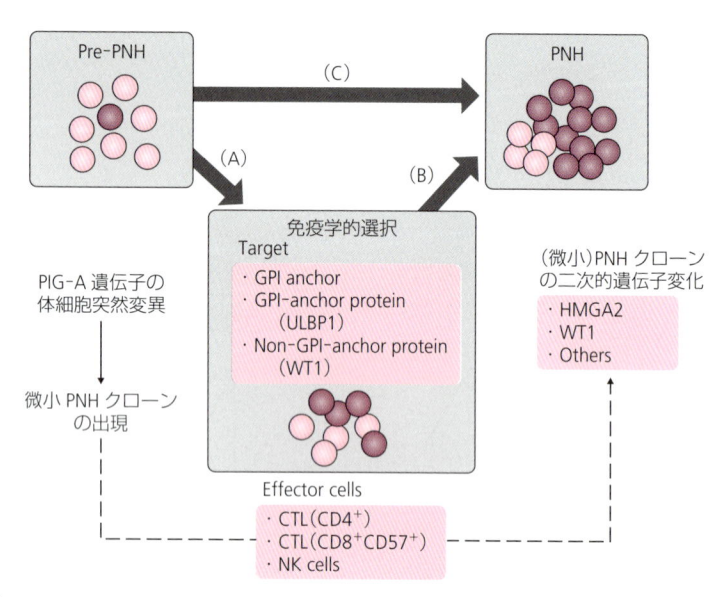

図5 PNHクローンの拡大機序

A: negative selection 仮説による拡大（PNHクローンの免疫学的選択）．B: 二次的遺伝子変化（[A]の機序により相対的に割合が増加したPNHクローンにおいて，HMGA2 (high mobility group AT-hook 2) やWT1 (Wilm's tumor gene) などの遺伝子の高発現が起こる）によるPNHクローンの拡大．C: 他のクローンのサブクローンとして，あるいはPNHクローンのサブクローンと共に拡大（非免疫学的機序）．
ULBP1: UL16 binding protein 1, CTL: cytotoxic T lymphocytes, NK cells: natural killer cells
(Young NS. Blood. 1992; 79: 1385-92[7], Murakami Y, et al. Br J Haematol. 2012; 156: 383-7[8], Shen W, et al. J Clin Invest. 2014; 124: 4529-38[9] を参考に作成)

血症例におけるPNHクローンの拡大は，再生不良性貧血の病初期にのみ起こり，臨床経過に伴いPNHクローンと正常細胞の絶対数は変化しないことが報告された．この機序でのPNHクローンの拡大は相対的な拡大で，主に低形成PNHでの拡大機序と考えられる．第二の経路は，免疫学的機序で相対的に拡大したPNHクローンにおける二次的遺伝子変化に伴うPNHクローンの拡大である[8]．二次的遺伝子変化としてWT1，EGR-1，抗アポトーシス，HMGA2遺伝子などの高発現が報告されている．第3の経路は，微少PNHクローンが他の遺伝子変異を伴うサブクローンと共に，あるいは他の遺伝子変異を有するクローンのサブクローンとして拡大する経路である[9]．この経路では免疫学的機序は働かなくともPNHクローンは拡大することになる上に，正常骨髄に生じた微少PNHクローンの拡大も説明できる．PNHクローンの拡大機序は以前と比較してかなり整理されてきており，PNH各症例においてその機序を明確にすることは各症例の根治療法の方針を立てる上で今後重要な課題である．

主病態の成立機序
補体による血管内溶血と一酸化窒素（NO）濃度の低下
　1983年Nicholson-Wellerらが補体感受性赤血球におけるDAFの欠損を発見し，1989年HolguinらがCD59の欠損を報告した．PNH赤血球においては補体制御蛋白に属するCD55およびCD59の欠損があるため，補体活性化経路の特に第二経路（増幅経路）の活性化により膜侵襲複合体が形成され赤血球の破壊（血管内溶血）が起こる（図4B）．補体溶血感受性試験（complement lysis sensitivity test: CLS test）によりPNHの赤血球は補体感受性の違いに伴い，PNH I（正常赤血球とほぼ同じ補体感受性を有する），II（正常赤血球の数倍の補体感受性を有する）およびIII型（正常赤血球の15倍以上の補体感受性を有する）赤血球に分類され，各々がフローサイトメトリーによる陽性（CD55とCD59が正常赤血球とほぼ同様に発現），中等度欠損（CD55とCD59の発現が中等度に欠損）および完全欠損（CD55とCD59の発現が完全に欠損）赤血球と対応する[10]．PNHの合併症として胆石症，急性・慢性腎不全（近位尿細管におけるヘモジデリン沈着），鉄欠乏性貧血（遊離ヘモグロビンの尿中への放出）などはよく知られていた．近年PNHの慢性の血管内溶血に伴い赤血球アルギナーゼ放出によるNOの生合成低下および遊離ヘモグロビンによるNO消費の増加が起こることが見出された．その結果，血漿中のNO濃度が低下し，平滑筋の調節障害（平滑筋の収縮や攣縮）や血小板の活性化や凝集能の亢進が生じ，肺高血圧症，慢性腎障害，男性機能障害，消化器症状（嚥下痛・嚥下障害・腹痛），血管内血栓症，倦怠感などの臨床病態や症状が起こる（図6）[11]．

血栓症
　PNHにおける血管内血栓の形成機序には，多くの要因が関与していると考えられている（図7）[12]．補体の活性化と関連する血管内溶血とNO低下，血小板活性化や凝集能亢進，好中球や単球の活性化，血管内皮細胞の障害（遊離ヘモグロビンによる酸化ストレス）など細胞レベルでの変化に伴い，凝固カスケードの亢進，局所血管攣縮，線溶能の低下などが複雑に関与して *in vivo* 血栓は形成されると考えられる．最近では，補体カスケードの活性化と凝固カスケード亢進の間には，サイクルが存在することが知られてきている（図8）[13]．本邦のPNH症例は，欧米の症例と比較して血栓症を合併する頻度が低いことが知られているが，理由は不明である．

骨髄不全
　PNHは再生不良性貧血や骨髄異形成症候群とともに後天性骨髄不全症候群の一疾患として位置づけされている[7]．骨髄不全症候群は骨髄低形成ないし無形成を呈するとともに，クローナルな造血を有する疾患群の総称であり，前白血病状態ととらえられる．PNH症例の30〜40％は骨髄低形成ないし汎血球減少症を呈することが知られ

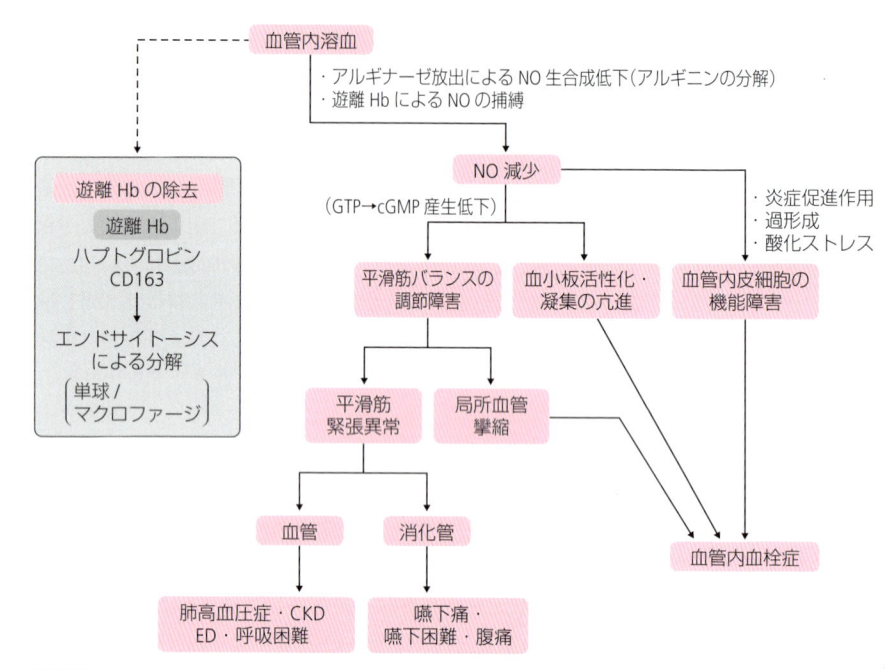

```
                    血管内溶血
                        │
                        │ ・アルギナーゼ放出による NO 生合成低下（アルギニンの分解）
                        │ ・遊離 Hb による NO の捕縛
                        ▼
                    NO 減少 ──────────────┐
                (GTP→cGMP 産生低下)        │ ・炎症促進作用
                        │                  │ ・過形成
        ┌───────────────┼──────────┐      │ ・酸化ストレス
        ▼               ▼          ▼
  平滑筋バランスの  血小板活性化・  血管内皮細胞の
    調節障害       凝集の亢進       機能障害
        │
   ┌────┴────┐
   ▼         ▼
  平滑筋    局所血管
  緊張異常   攣縮
   │
 ┌─┴─┐
 ▼   ▼
血管  消化管                        血管内血栓症

肺高血圧症・CKD   嚥下痛・
ED・呼吸困難     嚥下困難・腹痛
```

遊離 Hb の除去
遊離 Hb
ハプトグロビン
CD163
↓
エンドサイトーシス
による分解
[単球 / マクロファージ]

図6 血管内溶血による NO 低下に伴う臨床病態ないし症状

PNH の慢性的な血管内溶血に伴い，血漿 NO 濃度の低下が起こる．NO は生理的に GTP がサイクリック GMP になる反応を促進するグアニル酸シクラーゼを補助し，Ca 濃度を下げる．その結果，平滑筋の弛緩や血小板活性化の抑制・血小板凝集の抑制が起こる．CKD: chronic kidney disease, ED: erectile dysfunction
(Rother RP, et al. JAMA. 2005; 293: 1653-62 を参考に作成)[11]

ている．また，PNH は再生不良性貧血や骨髄異形成症候群と合併ないし相互移行することもある．時には急性白血病へも移行する（表1）[1]．PNH における骨髄不全は低形成と異形成とに由来するが，前者は再生不良性貧血と同様に造血幹細胞レベルにおける自己免疫学的機序により起こると考えられるが，詳細なメカニズムはいまだに不明である．本邦の PNH 症例は欧米の症例と比較して骨髄不全を主病態とする症例が多く，死因としても出血や重症感染症の頻度が高い[14]．

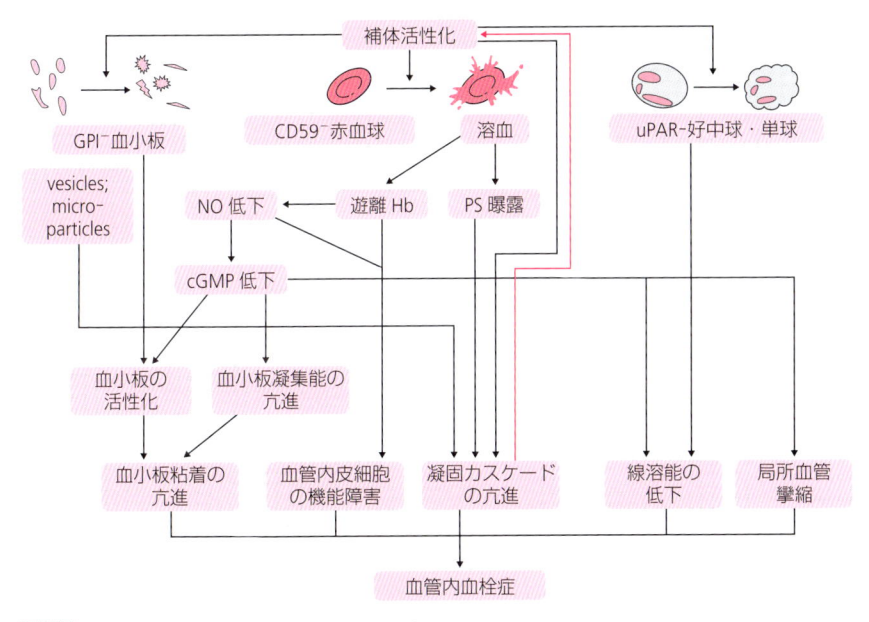

図7 PNHにおける血管内血栓の形成機序

図6で示したNO低下と関連した血栓形成機序に加えて，赤血球の溶血や血小板の破壊に伴うmicroparticlesによる凝固カスケードの亢進やuPAR（urokinase-type plasminogen activator receptor）の欠損に伴う線溶能の低下も関与する．PS（phosphatidylserine）は主に赤血球の内膜に存在するが，溶血により外に出るとトロンビン産生を促進する．
(Hill A, et al. Blood. 2013; 121: 4985-96を参考に作成)[12]

診断

診断基準

　厚生労働省「特発性造血障害に関する調査研究班」（研究代表者・黒川峰夫）のPNHの診断基準と治療の参照ガイド（平成26年度改訂）作成のためのワーキンググループ（責任者・金倉　譲）による診断基準を表2に示す[15]．臨床所見および検査所見よりPNHを疑い，直接クームス試験の陰性所見およびフローサイトメトリーにて補体感受性赤血球（CD55とCD59発現の中等度および完全欠損赤血球）の存在を証明して確定診断を行う．PNH赤血球割合が1％以上で，かつLDH値が正常上限の1.5倍以上を呈する場合，臨床的PNHとする．I-PIG (International PNH interest group)による診断基準も報告されている．PNHの臨床像は多様で，かつ臨床病期によっても変化する．厚生労働省の診断基準のPNH病型分類によれば，臨床的PNH（溶血所

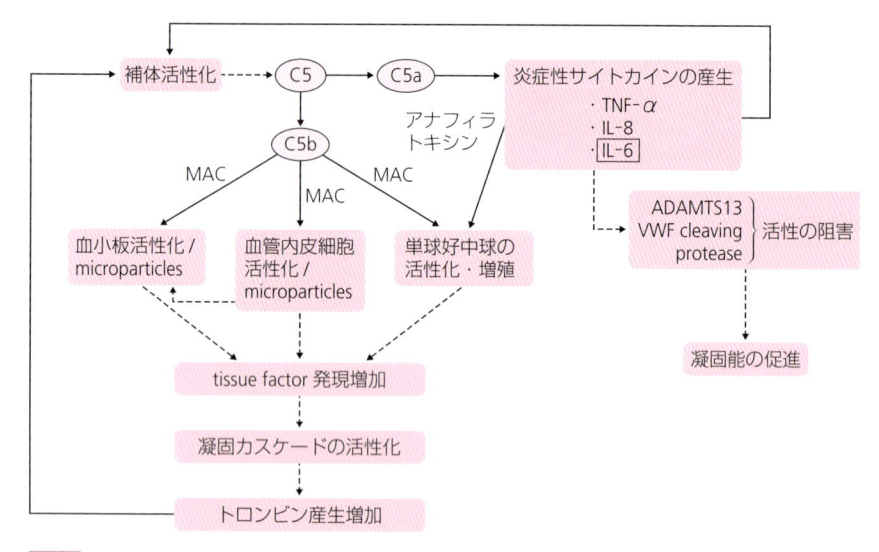

図8 補体による血栓傾向の機序

図3に3つの補体活性化経路を示すが，凝固カスケードの活性化による補体の活性化は新たな経路（第四の経路）として注目されている．MAC: membrane attack complex（膜侵襲複合体），TNF: tumor necrosis factor, IL: interleukin, ADAMTS13: a disintegrin-like and metalloproteinase with thrombospondin type 1 motifs 13, VWF: von Willebrand factor
(Huber-Lang M, et al. Nat Med. 2006; 12: 682-7 を参考に作成）[13]

表1 後天性骨髄不全症候群の各疾患の合併ないし移行頻度ならびにPNHから急性白血病への移行頻度

疾　患	移行頻度（％）
再生不良性貧血	
PNH（再生不良性貧血-PNH症候群）	12.6〜41.2
骨髄異形成症候群/（急性白血病）	2.2〜(8.8)
PNH	
再生不良性貧血	15
骨髄異形成症候群	4.1
急性白血病	0〜4.8
骨髄異形成症候群	
再生不良性貧血	—
PNH/骨髄異形成症候群（合併）	10

(Shichishima T, et al. Hematology. 2002; 7: 211-27 を主に参考にして作成）[1]

表2 厚生労働省「特発性造血障害に関する調査研究班」（研究代表者・黒川峰夫）のPNHの診断基準と治療の参照ガイド（平成26年度改訂）作成のためのワーキンググループ（責任者・金倉 譲）による診断基準（平成26年度改訂）

1. 臨床所見として，貧血，黄疸のほか肉眼的ヘモグロビン尿（淡赤色尿～暗褐色尿）を認めることが多い．ときに静脈血栓，出血傾向，易感染性を認める．先天発症はないが，青壮年を中心に広い年齢層で発症する．

2. 以下の検査所見がしばしばみられる．
    1) 貧血および白血球，血小板の減少
    2) 血清間接ビリルビン値上昇，LDH値上昇，ハプトグロビン値低下
    3) 尿上清のヘモグロビン陽性，尿沈渣のヘモジデリン陽性
    4) 好中球アルカリホスファターゼスコア低下，赤血球アセチルコリンエステラーゼ低下
    5) 骨髄赤芽球増加（骨髄は過形成が多いが低形成もある）
    6) Ham（酸性化血清溶血）試験陽性または砂糖水試験陽性

3. 上記臨床所見，検査所見よりPNHを疑い，以下の検査所見により診断を確定する．
    1) 直接クームス試験が陰性
    2) グリコシルホスファチヂルイノシトール（GPI）アンカー型膜蛋白の欠損血球（PNHタイプ赤血球）の検出と定量

4. 骨髄穿刺，骨髄生検，染色体検査等によって下記病型分類を行うが，必ずしもいずれかに分類する必要はない．
    1) 臨床的PNH（溶血所見がみられる）
        (1) 古典的PNH
        (2) 骨髄不全型PNH
        (3) 混合型PNH
    2) 溶血所見が明らかでないPNHタイプ血球陽性の骨髄不全症（臨床的PNHとは区別する）

5. 参考
    1) 確定診断のための溶血所見としては，血清LDH値上昇，網赤血球増加，間接ビリルビン値上昇，血清ハプトグロビン値低下が参考になる．PNHタイプ赤血球（Ⅲ型）が1%以上で，血清LDH値が正常上限の1.5倍以上であれば，臨床的PNHと診断してよい．

（発作性夜間ヘモグロビン尿症診療の参照ガイドより）[15]

見のみられるPNH）は診断時の主病態により古典的PNH，骨髄不全型PNHおよび混合型PNHに分類されるものの，臨床的PNH症例は程度の差はあっても本質的に補体による血管内溶血の病態，（血栓症の素因），骨髄不全の病態を有しており，厳格な病型分類は困難と考えられる．

診断法

PNHの診断は上記診断基準に従ってなされるが，各症例により主病態が異なる上にその程度も違うために，PNHの診断に必要な適切な関連検査がなされない場合もある．その意味でも，PNHの診断を疑うための臨床所見や検査所見を充分に知っておくことは重要である．

臨床所見

①臨床徴候・症状

　PNHの代表的な初発徴候は貧血と肉眼的ヘモグロビン尿である．貧血はほぼ全例で観察されるが，肉眼的ヘモグロビン尿は約1/3の症例でしかみられない．肉眼的ヘモグロビン尿は通常早朝尿でみられることが多いが，色調は淡赤色調（ワインカラー）～暗褐色調（コーラ色）までさまざまである．肉眼的ヘモグロビン尿は間歇的に出現し，時に背部痛や腹痛を伴うことがある．また，血管内溶血が著明な場合には，発熱を伴うこともある．稀に腹痛や頭痛が初発症状になることもある．腹痛は，腹部不快感程度から嘔吐を伴う激痛まで程度はさまざまである．一部の症例においては溶血発作と関連して腹痛の増強がみられる．腹痛の原因としてNO低下による消化管攣縮，静脈血栓症，出血ないし腸梗塞などが報告されている．頭痛の多くは静脈血栓症によるものとされる．PNHの血栓症は痛みと関連して発症する事が多く，約70％は静脈血栓症である．特に肝静脈，脳静脈，腸間膜静脈，皮膚静脈，門脈などにおける血栓は，PNHに比較的特徴的といわれる[12]．NO低下に伴い倦怠感，肺高血圧症（呼吸困難），慢性腎障害，男性機能障害，消化器症状（嚥下痛・嚥下障害・腹痛）などの多彩な臨床所見や症状がみられることもある[11]．

②理学所見

　主病態が血管内溶血の症例における理学所見は他の溶血性貧血の所見と同様である．慢性期において黄疸はみられても軽度であるが，溶血発作時には増強する．脾腫は触知する場合も多いが，左季肋下2～3cm程度で，巨大脾腫を伴うことはない．肝腫大は稀に観察される．PNH症例において著明な肝脾腫がみられた場合には，肝静脈血栓症や門脈血栓症の存在を疑う．骨髄不全を主病態とする症例のうち，著明な血小板減少を伴う症例では，出血斑などの出血傾向を認めることがある．

主要な検査所見

①末梢血液検査

　貧血はほぼ全例において認められる．基本的には正球性正色素性貧血であるが，網（状）赤血球増多を伴う場合には大球性，鉄欠乏性貧血を伴う場合には小球性低色素性貧血を呈することが多い．網（状）赤血球数は低下～正常～増加まで，病態によりさまざまである．通常，補体溶血が主病態の場合には正常～増加，一方，骨髄不全が主病態の場合には低下～正常である．また，骨髄不全を伴う場合には汎血球減少症を呈する（約30％）こともある．

②生化学検査

　通常の溶血性貧血の検査所見がみられる．直接クームス試験が陰性で，総ビリルビン（特に間接ビリルビン）値の増加，LDHの高値およびハプトグロビン値の低下で

ある．総ビリルビン値の増加は軽度のことが多く，3 mg/dL を超すことは稀である．ハプトグロビン値は著減する場合が多い．補体感受性赤血球の割合が低い場合には，必ずしもこれらの所見がそろわない場合もある．

③検尿

尿上清ヘモグロビンおよび尿沈渣ヘモジデリンが陽性である．また，尿ウロビリノーゲンは軽度に増加する．尿沈渣ヘモジデリンは円柱や腎尿細管細胞上に証明されることもあるが，これらとは無関係に存在することが多い．PNH の寛解例や補体感受性赤血球の割合が低い症例ではこれらの所見が観察されないこともある．

④GPI アンカー蛋白関連検査

赤血球アセチルコリンエステラーゼ活性の低下（約 67％）および好中球アルカリホスファターゼスコアの低下（Ham 試験で溶血度が 20％以上であれば著減）の所見は PNH の補助診断に利用されている．PNH の確定診断に用いられるのは CD55 および CD59 モノクローナル抗体を用いたフローサイトメトリーによる補体感受性赤血球の証明法である（図 9）[10]．本法は補体溶血法と比較して特異性および感度とも高く，現在では外注検査にて施行できる．完全欠損赤血球の割合が 1％以上であれば，通常何らかの溶血所見を呈することが多い．

⑤骨髄検査

血管内溶血を主病態とする場合，正ないし過形成骨髄を呈し，骨髄不全を主病態とする場合には無ないし低形成骨髄を示す（約 40％）．いずれの場合であっても赤芽球過形成像が観察される（M/E の低下）．従来骨髄における形態異常は認めないか，軽度とされてきたが，実際には高頻度で確認され，また染色体異常を伴う頻度も約 1/4 でみられる．

⑥Ham 試験（酸性化血清試験），砂糖水試験（ないしショ糖溶血試験）

補体感受性赤血球を同定する検査法である．Ham 試験の特異性は高いが感度が低く，一方，砂糖水試験の感度は高いものの特異性が低いことが知られている．いずれの試験でも補体感受性赤血球の割合が高い場合には肉眼的判定で十分であるが，低い場合には溶血度を測定し 10％以上を陽性と判定する．1～10％の溶血度を呈した場合には CLS テストないしフローサイトメトリーにて確認する．

PNH を見逃しやすい検査所見や病態

LDH が正常範囲の PNH

PNH II 型（中等度欠損）赤血球が主体の赤血球構成を有する症例，赤血球輸血依存で，大量かつ持続性の輸血を受けている症例，PNH III 型（完全欠損）赤血球の割合が低い（＜5％）症例の場合などは，LDH が正常範囲を示すことがある．何らかの溶血

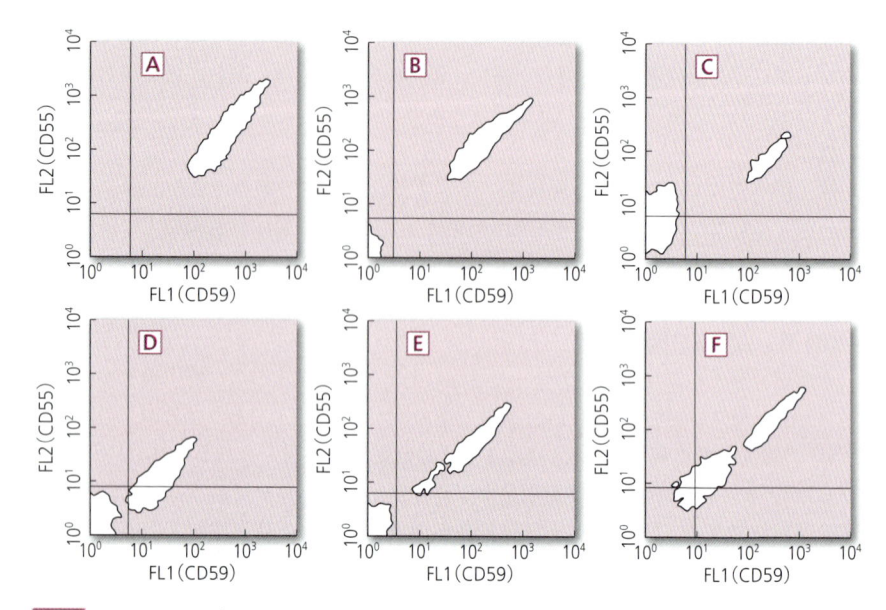

図9 CD55およびCD59モノクローナル抗体を用いたTwo-color解析によるフローサイトメトリーのプロファイル

A: 正常赤血球（CD55とCD59陽性の単一のポピュレーション），B, C: PNH赤血球（陽性と完全欠損ポピュレーションの構成），D: PNH赤血球（中等度欠損と完全欠損ポピュレーションの構成），E: PNH赤血球（陽性，中等度欠損，完全欠損ポピュレーションの構成），F: PNH赤血球（陽性と中等度欠損ポピュレーションの構成）
(Shichishima T, et al. Br J Haematol. 1993; 85: 378-86 より)[10]

所見がみられたときには，フローサイトメトリーなどのPNH関連検査を行う．

原因不明の血栓症

　血栓症の原因疾患が不明の場合，若年発症，腹腔内静脈・脳静脈・皮膚静脈などの稀な部位の血栓症，溶血所見ないし血球減少がみられたときには，PNHも基礎疾患の一つと考えて，PNH関連検査を行う．

血球減少

　bicytopeniaないし汎血球減少の場合には，再生不良性貧血の鑑別診断に従い，また血小板減少の場合には，特発性血小板減少性紫斑病の鑑別診断に従い，鑑別を進める．その過程で骨髄検査にて赤芽球過形成の所見がみられた際には，PNHの可能性も考えて，PNH関連検査を行う．

文献

1) Shichishima T, Noji H. A new aspect of the molecular pathogenesis of paroxysmal nocturnal hemoglobinuria. Hematology. 2002; 7: 211-27.
2) Takeda J, Miyata T, Kawagoe K, et al. Deficiency of the GPI anchor caused by a somatic mutation of the PIG-A gene in paroxysmal nocturnal hemoglobinuria. Cell. 1993; 73: 703-11.
3) 木下タロウ. 6-4. 発作性夜間ヘモグロビン尿症. In: 大井洋之, 他編. 補体への招待. 東京: メジカルビュー社; 2011. p.148-58.
4) Kinoshita T, Fujita M, Maeda Y. Biosynthesis, remodeling and functions of mammalian GPI-anchored proteins: recent progress. J Biochem. 2008; 144: 287-94.
5) Brodsky RA. Paroxysmal nocturnal hemoglobinuria. In: Hoffman R, et al, eds. Hematology: Basic Principles and Practice. Philadelphia: Churchill Livingstone; 2009. p.385-94.
6) Walport MJ. Complement. First of two parts. N Engl J Med. 2001; 344: 1058-66.
7) Young NS. The problem of clonality in aplastic anemia: Dr Dameshek's riddle, restated. Blood. 1992; 79: 1385-92.
8) Murakami Y, Inoue N, Shichishima T, et al. Deregulated expression of HMGA2 is implicated in clonal expansion of PIGA deficient cells in paroxysmal nocturnal haemoglobinuria. Br J Haematol. 2012; 156: 383-7.
9) Shen W, Clemente M, Hosono N, et al. Deep sequencing reveals stepwise mutation acquisition in paroxysmal nocturnal hemoglobinuria. J Clin Invest. 2014; 124: 4529-38.
10) Shichishima T, Terasawa T, Saitoh Y, et al. Diagnosis of paroxysmal nocturnal haemoglobinuria by phenotypic analysis of erythrocytes using two-colour flow cytometry with monoclonal antibodies to DAF and CD59/MACIF. Br J Haematol. 1993; 85: 378-86.
11) Rother RP, Bell L, Hillmen P, et al. The clinical sequelae of intravascular hemolysis and extracellular plasma hemoglobin: a novel mechanism of human disease. JAMA. 2005; 293: 1653-62.
12) Hill A, Kelly RJ, Hillmen P. Thrombosis in paroxysmal nocturnal hemoglobinuria. Blood. 2013; 121: 4985-96.
13) Huber-Lang M, Sarma JV, Zetoune FS, et al. Generation of C5a in the absence of C3: a new complement activation pathway. Nat Med. 2006; 12: 682-7.
14) Nishimura J-I, Kanakura Y, Ware RE, et al. Clinical course and flow cytometric analysis of PNH in the United States and Japan. Medicine. 2004; 83: 193-207.
15) 発作性夜間ヘモグロビン尿症診療の参照ガイド 平成26年度改訂版. 印刷中. http://zoketsushogaihan.com/file/guideline_H26/PNH2015.pdf

〈七島　勉　野地秀義〉

6-2 発作性夜間ヘモグロビン尿症（PNH）の診断と治療
治療

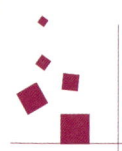

POINT
1. 根治には造血幹細胞移植が必要だが，適応基準は定まっていない．
2. 血管内溶血，血栓症，造血不全に対する対症療法が中心となる．
3. エクリズマブの登場により，溶血のみならず諸症状も緩和され，さらに予後の改善も期待されている．
4. PNH妊婦に対しては，抗凝固薬，エクリズマブなど適切な治療が必要である．
5. エクリズマブ不応例，効果不十分例もみられ，新たな抗補体薬が開発途上にある．

根治療法

　発作性夜間ヘモグロビン尿症（paroxismal nocturnal hemoglobinuria: PNH）は，遺伝子異常をもった1つ～複数の造血クローンの拡大によるクローン性疾患である[1]．このため根治には，造血幹細胞移植による異常クローンの駆逐が必要となるが，適応基準は決まっていない．PNHが比較的高齢者に発症すること，長期的な予後をたどることが多いこと，また後述するエクリズマブによる対症療法により良好なQOLが維持できるようになったことなどから，適合同胞ドナーの有無，移植による早期死亡などを考えると，血栓症を繰り返す症例や造血不全進行例など，若年の重症例が主に移植の適応となると考えられる．

対症療法

　造血幹細胞移植を行わない患者に対しては，PNHの3大主徴である血管内溶血，血栓症，造血不全に対する対症療法が中心となる．PNHの病態別治療方針（フローチャート）を図1に示す．

溶血（ヘモグロビン尿）	骨髄不全	血栓症
慢性溶血 　エクリズマブ 　副腎皮質ステロイド 　輸血 　支持療法（葉酸，鉄剤など） 　経過観察 溶血発作 　誘因除去 　輸血／補液／ハプトグロビン 　副腎皮質ステロイドパルス	再生不良性貧血の治療に準ずる 　シクロスポリン 　ATG 　輸血 　G-CSF 　蛋白同化ホルモン 　経過観察	急性期 　血栓溶解剤（tPA） 　ヘパリン 予防投与 　ワルファリン
繰り返す溶血発作 強い慢性溶血	重度骨髄不全	繰り返す血栓症

生命予後に関わる病態

造血幹細胞移植

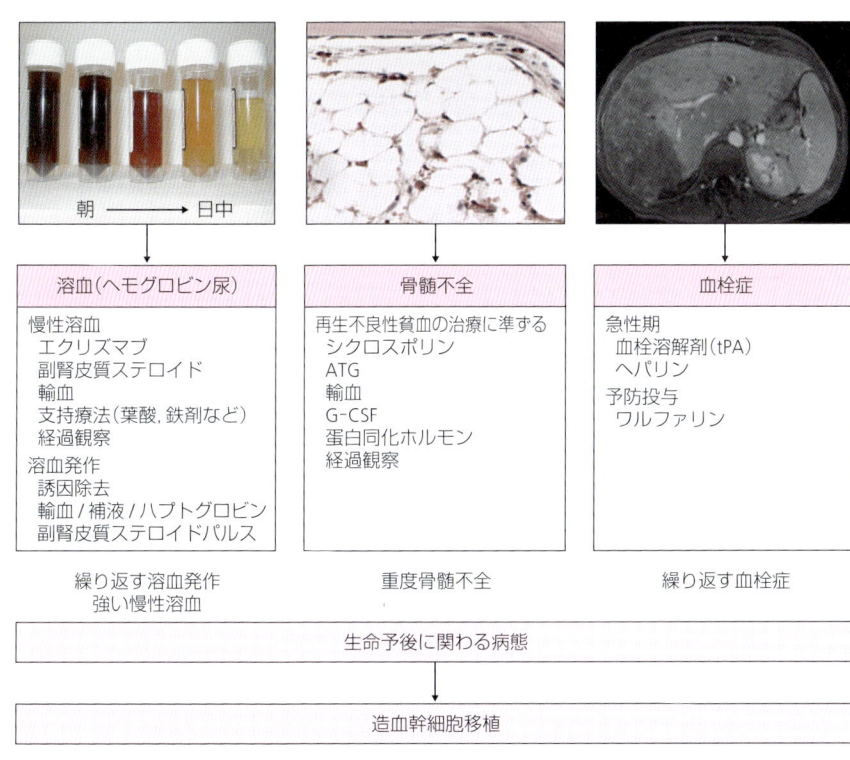

図1　PNHの病態別治療方針（フローチャート）

血管内溶血

　典型的には早朝の肉眼的血尿がみられるが，診断時の症状としては日本で約34％，アメリカでは約50％の症例にみられるに過ぎない．無症状な軽度の溶血から，腎不全から透析が必要となるほどの重症例も認められる．溶血の程度はPNH赤血球の絶対量と補体活性化の程度に比例するが，血清LDH値に大きく反映される．エクリズマブ（ソリリス®）は補体活性経路の終末に位置する補体成分C5に対するモノクローナル抗体で，補体による血管内溶血を強力に阻止する[2,3]（図2）．溶血に伴い血管内に放出される遊離ヘモグロビンは，組織中の一酸化窒素（NO）を強力に吸着することが報告されている．NOは平滑筋を強力に弛緩させる物質として知られており，結果として平滑筋収縮によると考えられる嚥下障害，上胸部の痛み，腹痛，男性機能不全などにつながると考えられている．

図の内容:

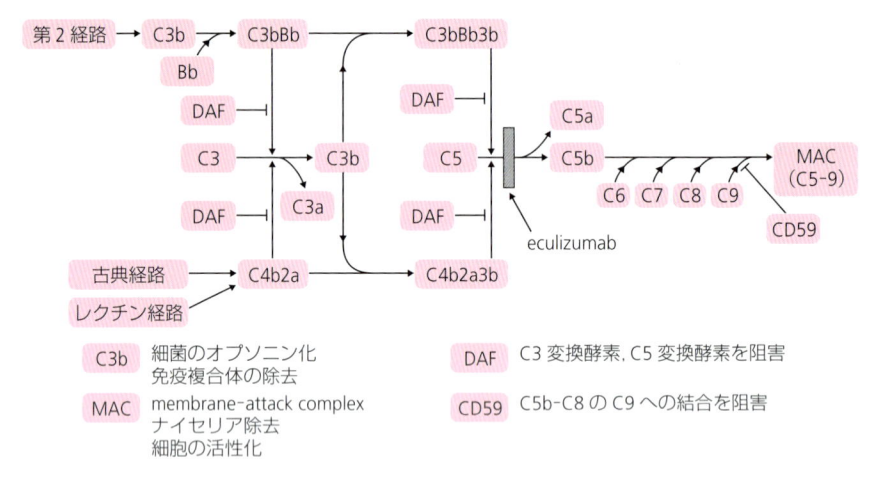

```
第2経路 → C3b → C3bBb → C3bBb3b
              Bb
         DAF ⊣        DAF ⊣
    C3 →      → C3b    C5 →  → C5a
         DAF ⊣  C3a          → C5b → C6 → C7 → C8 → C9 → MAC (C5-9)
                                                    CD59
    古典経路                    eculizumab
    レクチン経路 → C4b2a → C4b2a3b
```

C3	細菌のオプソニン化 免疫複合体の除去
MAC	membrane-attack complex ナイセリア除去 細胞の活性化
DAF	C3 変換酵素, C5 変換酵素を阻害
CD59	C5b-C8 の C9 への結合を阻害

図2 補体の活性経路

エクリズマブ

　適応: 明確な開始基準値はないが，GPI 完全欠損赤血球クローン（PNH タイプIII）が10％以上あり，LDH 値が基準値上限の1.5倍以上を有し，溶血のため赤血球輸血の必要性が見込まれる，あるいは倦怠感，腹痛など溶血によると考えられる症状が認められる症例が適応と考えられる．

　処方例: エクリズマブ投与により，髄膜炎菌などによる感染症のリスクが高まるため，少なくとも開始2週間前までに4価髄膜炎菌ワクチン（メナクトラ®筋注，保険適応）を接種する．

　初回は 600 mg から投与を開始する．生理食塩液，5％ブドウ糖注射液，またはリンゲル液を用いて 5 mg/mL に希釈し，独立した点滴ラインより18歳以上では25〜45分，18歳未満では1〜4時間かけて点滴静注する．初回投与後，週1回の間隔で初回投与を含め合計4回点滴静注し，その1週間後（初回投与から4週間後）から1回 900 mg を2週に1回の間隔で点滴静注する．

　効果判定: 通常エクリズマブの使用直後より血清 LDH は劇的に低下し，2週目以降は 300 IU/L 程度で推移することが多い．まったく LDH が低下しない場合は不応例（後述）としてエクリズマブの早期中止を検討する必要がある．LDH の低下がみられるものの，貧血が改善しない場合は以下の可能性を検討する．

　①造血不全の存在: エクリズマブ投与前に血小板が低値の症例では，造血不全の存在が疑われ，エクリズマブ投与によっても貧血が十分に回復しない例も多い．臨

床上問題となるほどの貧血が続く場合は，後述する造血不全としての治療も検討する．
② 血管外溶血の合併：エクリズマブ投与により，補体活性化経路の上流に位置する C3（図 2）が赤血球膜に蓄積し，これが脾臓を主とした網内系で破壊されることで貧血が十分に回復しないことがある（後述）．
③ 腎性貧血の存在：腎機能が悪く，貧血の程度に対し比較的血中エリスロポイエチンが上昇していない症例では，積極的にエリスロポイエチン製剤の投与を検討する．

副腎皮質ステロイド薬

使用により溶血，貧血が改善する PNH 患者がいると主張している医師も多いが，長期投与に伴う副作用など，使用の是非については専門家のなかでも意見が分かれている．

輸血療法

溶血発作による急速な貧血の進行時や，造血不全の悪化時など，輸血が必要になる場合があるが，適切な輸血量に関しては十分に検証されていない．輸血の際は洗浄赤血球でなく，通常の赤血球濃厚液（RCC）で問題ないと考えられている．

支持療法（葉酸，鉄剤など）

慢性的に溶血が続いている PNH 患者では，鉄欠乏状態となっていることが多く，鉄剤投与の適応となる．ただし，投与後急速に PNH 赤血球が増加し，溶血が増加することがあるため注意を要する．エクリズマブ投与後に鉄剤を投与する際は，定期的にフェリチンを測定するなど，鉄過剰に注意する．また，エクリズマブ投与中であっても，慢性的な溶血を背景に赤血球造血が更新している場合，葉酸欠乏となっていることもある．血中濃度を確認し，必要に応じ葉酸を投与する．

溶血発作時

エクリズマブを投与していても，感染や外科的侵襲などを契機に溶血発作を起こすことがある．補液，ハプトグロビン投与，輸血により全身状態の改善と腎保護を図り，感染などの誘因除去のための治療を行う．エクリズマブ投与はスケジュール通りに行う．副腎皮質ステロイドの大量投与（プレドニゾロン 30～60 mg/日）により溶血発作の程度・期間が軽減・短縮されたという報告もあるが，溶血発作の誘因が感染であった場合，投与により感染が増悪することもあり，慎重な対応が求められる．

血栓症

急性期の治療

PNH における血栓症の多くは静脈血栓で（85％），動脈性は少ない（15％）．深部

静脈血栓症や肺塞栓が高頻度にみられ，経過中に血栓症が認められた場合は，ヘパリン（または低分子ヘパリン）による抗血栓療法が必要である．Budd-Chiari症候群などの重篤な血栓症に対しては，専門医による組織型プラスミノゲン・アクチベーター（tPA）を用いた積極的な治療も考慮すべきである．また，脳静脈血栓症をきたすこともあり，こちらも専門医による診断・治療が必要となる．

慢性期の対応

PNH顆粒球の割合が50％を超える場合，静脈血栓症の発症率が欧米では高くなるため，薬剤の禁忌がない限りワルファリンの予防投与を推奨する医師もいる．しかし本邦ではPNHの臨床経過中血栓症をきたす症例は4.3％と，アメリカの31.8％に比べ大幅に少なく，血栓症による死亡もPNHによる死因の7.9％にとどまる．血栓症を発症した例のほとんどは，好中球分画に50％以上のPNH血球を認める症例であった．こうした症例の多くはエクリズマブ投与の適応となっており，エクリズマブ投与により血栓症のリスクが下がるという報告もある．そのため，PNH血球の割合が多く，エクリズマブ投与中にもかかわらず血栓症を繰り返す患者においては，ワルファリンによる予防投与が望ましいと考えられる．ただし，PNHでのワルファリン投与による，致死的出血も含む出血傾向出現の頻度は約5％とされており，投与中は十分に出血症状に留意する必要がある．

造血不全

骨髄不全型PNHで，PNH赤血球の割合が10％以下の場合は免疫抑制剤の効果が期待できる．再生不良性貧血に準じ，免疫抑制療法（シクロスポリン，ATG），蛋白同化ステロイド薬投与，輸血療法を行う．ただし，赤血球におけるPNH血球型の割合が多い（10％以上）場合は，免疫抑制療法（特にATG）によって原因不明の溶血発作を起こすことがあり，注意が必要である．PNH少数例の報告では，シクロスポリン単独またはATG併用における有効率は同様で，免疫抑制療法によりPNHクローンの割合は変わらなかった．

■ 治療による予後の改善

本邦におけるPNH診断後の平均生存期間は32.1年，50％生存率を示す期間は25.0年とされている．エクリズマブ登場後，健常者と変わらない予後が得られるという報告がイギリスのPNH患者の解析によりなされた[4]．日本人患者でも予後の改善が期待されるが，海外では血栓症による死亡が多く，本邦では造血不全による死亡が多いことを考えると，日本人患者でも同様に予後の改善が得られるかは今後の観察が

必要である．なお，PNHでは経過中に5〜15％の自然寛解例がみられるが，エクリズマブを含め，何らかの治療がクローンサイズを縮小するという明らかなエビデンスは現在までのところ得られていない．

PNH 妊婦の治療

　古典的PNH患者が妊娠すると，血液凝固系が過凝固に傾き，しばしば血栓症などの合併症をきたす．母児双方の死亡リスクを伴うため，積極的に妊娠・出産は推奨されない．しかしエクリズマブの登場により，血管内溶血のみならず血栓症発症リスクの低減などの副次的な効果も明らかとなってきた．こうしたなか，2015年にPNH妊婦に対するガイドラインが発表された．古典的PNH患者の妊娠管理に関する治療指針をフローチャートにして示す（図3）（骨髄不全型PNHに対しては，再生不良性貧血患者に準じた対応が必要になる）．

　まずは産科医と連携し，患者と配偶者に十分なリスクの説明と，一度エクリズマブを開始した場合は中断できないことなどを説明し，患者と配偶者に妊娠の判断を委ねる．妊娠を選択された場合は，エクリズマブを使用しているかどうか，血栓症の既往や抗凝固療法の有無により，4つのカテゴリーに分けて治療方針を検討する．新たに

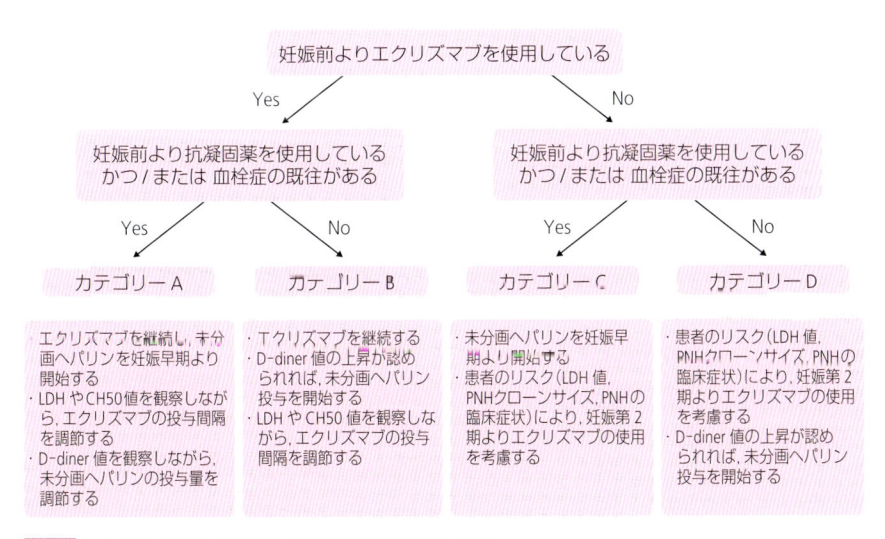

図3　古典的PNHの妊娠・出産における基本方針
(発作性夜間ヘモグロビン尿症診療の参照ガイド 平成26年度改訂版．付記: PNH妊婦の参照ガイドを改変)

エクリズマブを導入する場合は，開始2週間前までに髄膜炎菌ワクチン接種も必要である．また，PNHでは造血亢進による葉酸欠乏がしばしば認められ，葉酸欠乏は脊柱管欠損症のリスクがあるため，妊娠の1カ月前からの葉酸製剤の内服が必要である．抗凝固療法としてワルファリンを内服している場合は，催奇形性のため，ヘパリン類による抗凝固療法に変更する．

■ 小児のPNH

アメリカ若年（21歳以下）PNH患者は，成年患者に比べ骨髄不全が強いなど重症化しやすく，中央生存期間が13.5年という報告もあり，早期に造血幹細胞移植を考慮すべきとされている．しかし本邦ではまとまった報告例はなく，明確な指針は存在しない．頻回の血栓症を伴ったり，重症の造血不全を合併するようであれば，造血幹細胞移植も含めた適切な治療を検討する．

■ 新規抗補体薬の開発状況

エクリズマブは画期的な治療薬として，多くのPNH患者のQOLを大幅に改善させ，予後の改善も期待されている．しかし下記のような問題も明らかとなっている．

不応例

エクリズマブ投与にもかかわらずまったくLDH値が減少しない症例を解析したところ，補体C5の遺伝子多型により，エクリズマブのC5への結合が阻害されていることがわかった[5]．この変異c.2654G>Aは日本人の健常者288人中10人（約3.5％）に認められ，C5補体活性自体には異常を認めないものの，現在までにエクリズマブを投与された日本人症例約400人中，15人の不応例全例にヘテロで認められた．こうした症例ではエクリズマブが無効と判断し，他の対症療法に頼らざるを得ない．

血管外溶血による効果不十分例

エクリズマブ投与開始後，貧血の改善が十分でなく，網赤血球数が増加している症例では，PNH型赤血球膜にC3bが結合していることがRisitanoらにより報告された[6]．こうした患者の赤血球を^{51}Crで標識すると，赤血球半減期の短縮と，^{51}Crの肝，特に脾臓への集積が認められ，C3bを介したオプソニン化による血管外溶血が起きていることが示唆された．ある報告では，エクリズマブ投与開始後C3bに対する直接クームス試験が陽性となった症例の多く（16/21）が輸血を必要とし，貧血の改善

も十分ではなかった．一方で直接クームス陰性となった症例の多く（9/10）は輸血が不要となり，ヘモグロビン濃度も平均 11.0 g/dL まで回復した．PNH 型赤血球の大半に C3 が結合していても，十分なヘモグロビン濃度を維持している症例もあり，PNH 血球上の C3 量と血管外溶血の程度は必ずしも相関するわけではない．エクリズマブ投与後顕在化した血管外溶血に，ステロイド投与や摘脾が有効という報告もあるが，明確に有効な対処法は確立されていない．

患者負担

ソリリス®（エクリズマブ）はきわめて高価な薬剤であり，成人が標準的な治療を受けた際は薬価だけで年間 4,000 万円超に上る．実際には PNH は難病に認定されており，費用の大半が健康保険によりカバーされるが，自己負担分がある．またエクリズマブ投与開始後は，投与中止による溶血発作の懸念もあり，基本的に中止できない．生涯 2 週に一度，点滴のために外来通院する必要があり，長期旅行の制限など負担も大きい．

現在複数の抗補体薬が開発途上にあり，上記の問題解決が期待されている．

①C1 阻害薬: 乾燥濃縮ヒト C1-インアクチベーター製剤（ベリナート®）

献血血漿より精製された補体 C1 の活性阻害薬として，本邦では遺伝性血管性浮腫の急性発作に適応となっている．補体成分 C1r と C1s に結合し，古典経路，レクチン経路の活性化を阻止する製剤であるが，同時に C3b の補体 B 因子への結合を阻害することで，エクリズマブを投与中の PNH 患者においても赤血球上の C3b が減少し，またエクリズマブ投与をしていない PNH 患者でも溶血阻止効果があると報告された[7]．しかし臨床応用にはきわめて高い血中濃度を維持する必要があり，実用性に問題がある．

②C3 阻害薬

抗 C3 モノクローナル抗体[8]や，CD21 と factor H の融合蛋白である TT30[9]などが，溶血を阻止した上で，赤血球上の C3b の蓄積も防ぐと報告されているが，これらは高分子であり，製造費用や免疫原性などの課題が多い．Compstatin は C3 阻害作用をもつ低分子ペプチドで，安価に製造できる利点があるが，低分子ゆえに生体内代謝が早く，臨床使用には頻回に静脈注射する必要がある．PEG 化による代謝の改善が試みられているが，そのことが価格を押し上げる要因となり，価格優位性を損なう恐れもある．また PEG 化した Compstatin の使用により血中 C3 が上昇したという動物実験データもあり，実用にはさらなる検討が必要である[10]．

③C5 阻害薬: RA101348

C5 の，C5a と C5b への分離を阻害する比較的短い環状ペプチドとして，環状ペプ

チドライブラリーからスクリーニングされたものである．カニクイザルを用いた実験では，皮下注射での血中半減期が72時間あり，補体系活性阻害の有用性が2014年のアメリカ血液学会総会（ASH）で報告された[11]．

④D因子阻害薬

D因子を阻害する経口薬が開発途上にある．補体C3以降の後期経路を抑えるのみならず，C3bによるopsonisationも抑えるため，エクリズマブの使用で生じるような血管外溶血が起きないのではないかと期待されている．また経口薬であることから，長期使用における負担軽減が期待される．その効果については2014年のASHで報告された[12]．

⑤抗C5，C8，C9アプタマー[13]

アプタマーは20-40baseの比較的短い一本鎖（ss）DNAまたはRNAのオリゴヌクレオチドもしくはペプチドである．細胞表面の特定の抗原を認識し，結合するという点ではアプタマーは抗体に近い作用を示す．しかし，抗体と違って抗原性がほとんどなく，小分子であるため安価に製造でき，熱に安定，ロット間の差もきわめて少ないなどの利点がある．補体成分C5，C8，C9に対するアプタマーが作成され，現在その溶血阻止効果を検証中である．

まとめ

エクリズマブの登場によりPNHの治療は大きく変わった．きわめて強力な補体溶血阻止により，貧血はもとより，造血不全を除く随伴する諸症状が大幅に改善し，患者QOLの著しい改善をもたらした．一方で，エクリズマブがまったく効かない症例，あるいは効果が不十分な例もみられ，有効例であっても，高価な治療薬を生涯使い続けるという点での負担は依然大きい．今後はより安価で，投与間隔の長い，患者負担が少ない抗補体薬の開発が望まれ，また造血不全の治療の進展，ひいてはPNHクローン縮小に向けての根本治療の開発が進むことが期待される．

参考文献

- 厚労省 特発性造血障害に関する調査研究班，編．発作性夜間ヘモグロビン尿症診療の参照ガイド 平成26年度改訂版．http://zoketsushogaihan.com/file/guideline_H26/PNH2015.pdf
- PNH妊娠の参照ガイド（上記参照ガイド付記）．http://zoketsushogaihan.com/file/guideline_H26/PNH-ninpu.pdf

引用文献

1) Parker C, Omine M, Richards S, et al. Diagnosis and management of paroxysmal nocturnal hemoglobinuria. Blood. 2005; 106: 3699-709.
2) Hillmen P, Young NS, Schubert J, et al. The complement inhibitor eculizumab in paroxysmal nocturnal hemoglobinuria. N Engl J Med. 2006; 355: 1233-43.
3) Rother RP, Rollins SA, Mojcik CF, et al. Discovery and development of the complement inhibitor eculizumab for the treatment of paroxysmal nocturnal hemoglobinuria. Nat Biotechnol. 2007; 25: 1256-64.
4) Kelly RJ, Hill A, Arnold LM, et al. Long-term treatment with eculizumab in paroxysmal nocturnal hemoglobinuria: sustained efficacy and improved survival. Blood. 2011; 117: 6786-92.
5) Nishimura J, Yamamoto M, Hayashi S, et al. Genetic variants in C5 and poor response to eculizumab. N Engl J Med. 2014; 370: 632-9.
6) Risitano AM, Notaro R, Marando L, et al. Complement fraction 3 binding on erythrocytes as additional mechanism of disease in paroxysmal nocturnal hemoglobinuria patients treated by eculizumab. Blood. 2009; 113: 4094-100.
7) DeZern AE, Uknis M, Yuan X, et al. Complement blockade with a C1 esterase inhibitor in paroxysmal nocturnal hemoglobinuria. Exp Hematol. 2014; 42: 857-61. e1.
8) Lindorfer MA, Pawluczkowycz AW, Peek EM, et al. A novel approach to preventing the hemolysis of paroxysmal nocturnal hemoglobinuria: both complement-mediated cytolysis and C3 deposition are blocked by a monoclonal antibody specific for the alternative pathway of complement. Blood. 2010; 115: 2283-91.
9) Fridkis-Hareli M, Storek M, Mazsaroff I, et al. Design and development of TT30, a novel C3d-targeted C3/C5 convertase inhibitor for treatment of human complement alternative pathway-mediated diseases. Blood. 2011; 118: 4705-13.
10) Risitano AM, Ricklin D, Huang Y, et al. Peptide inhibitors of C3 activation as a novel strategy of complement inhibition for the treatment of paroxysmal nocturnal hemoglobinuria. Blood. 2014; 123: 2094-101.
11) Ricardo A, Arata M, DeMarco SJ, et al. Development of RA101348, a Potent Cyclic Peptide Inhibitor of C5 for Complement-Mediated Diseases. Blood. 2014; 124: 2936, Abstract.
12) Morgan BP, Thanassi J, Podos S, et al. Novel Small-Molecule Inhibitors Targeting Complement Factor D for Therapy of Paroxysmal Nocturnal Hemoglobinuria. Blood. 2014; 124: 4817, Abstract.
13) Nishimura JI, Nimjee SM, Jiang H, et al. Blocking complement-mediated hemolysis using RNA aptamers that bind complement component C8. Blood. 2005; 106: 57a-58a, Abstract.

〈西村純一　植田康敬〉

7 原発性骨髄線維症（PMF）の診断と治療

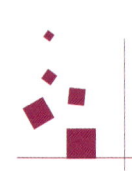

POINT
1. PMFの診断は，WHO第4版分類に基づく．
2. 骨髄生検では，線維化の有無に加え細胞密度や巨核球形態に注目する．
3. PMFの予後はIPSSもしくはDIPSSに基づき予測する．
4. Int-2以上の症例では，造血幹細胞移植を考慮する．移植非適応例およびInt-1以下でかつ症候を伴う場合には，症候の改善を目指した治療を行う．
5. 症候性の脾腫に対してはルキソリチニブが推奨される．

原発性骨髄線維症（PMF）の診断

原発性骨髄線維症（primary myelofibrosis: PMF）の診断は，WHO分類第4版に基づいて行うことが一般的である．その後にcalreticulin変異など，新たな遺伝子変異の関与も明らかになり[1,2]，これらの新知見を組み入れた診断基準の改変も進められているが，以下では現行の第4版基準をもとに，診断基準の概要を述べる．

メジャー・クライテリア
メジャー・クライテリアには以下の3項目が設定されている．
骨髄病理
特徴的な骨髄病理像を確認することは，PMF診断のための大基準の一つである．PMFの骨髄病理所見としては，骨髄細胞密度の増加，異型を伴う巨核球の増加，細網線維・コラーゲン線維の出現が特徴とされる（図1A-C）[3]．ただし，細網線維・コラーゲン線維の出現を確認することは必須となっていないことに留意すべきである．言い換えると，細網線維・コラーゲン線維を認めないことを根拠として，PMFの診断を否定することはできない．WHO診断基準（表1）には，線維化を伴わない場合には，骨髄球系細胞の過形成を背景として，異型な巨核球の増加を認めることを根拠としてPMFと診断すべきとの但し書きが加えられている．このように，線維化が明らかでない状態はpre-fibrotic PMFと称される．pre-fibrotic PMFと本態性血小板血症につ

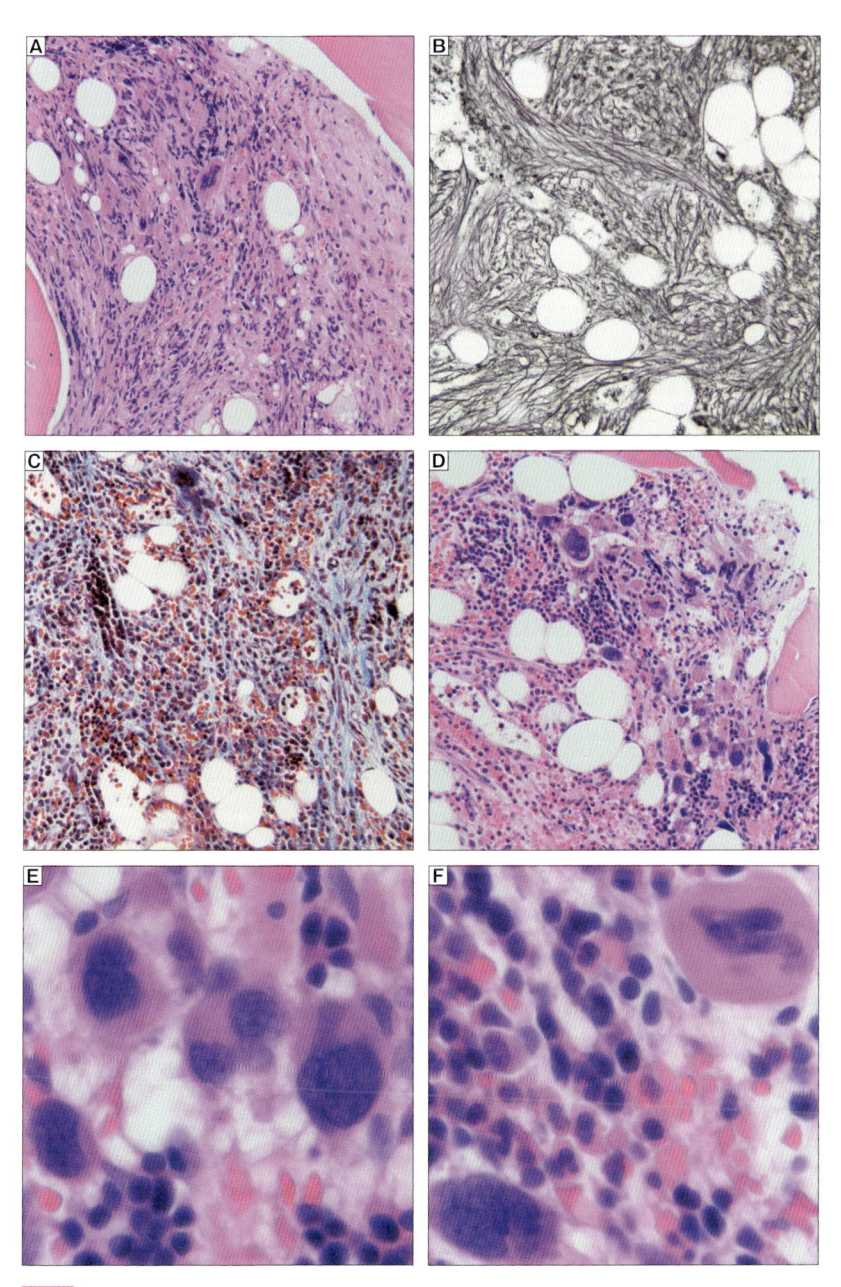

図1 原発性骨髄線維症症例の骨髄生検像

> **表 1** 原発性骨髄線維症の診断基準（WHO 第 4 版分類に基づく）
>
> メジャー・クライテリア
> 1 細網線維/コラーゲン線維の出現と共に異型巨核球の増生を認める.
>   細網線維の増加を伴わない場合には，顆粒球系細胞の増加と赤芽球系細胞の抑制を特徴とした骨髄細胞密度の増加と異型巨核球の増生を認める．(pre-fibrotic phase)
> 2 PV，BCR-ABL 陽性 CML，MDS などの他の骨髄系腫瘍の診断基準に合致しない．
> 3 JAK2V617F もしくは MPLW515 などのクローナル・マーカー陽性.
>   クローナル・マーカー陰性の場合には，骨髄線維化やその他の変化が以下に示すような病態に起因しないこと．
>   ・感染
>   ・自己免疫性疾患や慢性炎症状態
>   ・ヘアリー細胞性白血病などのリンパ増殖性疾患
>   ・がんの転移
>   ・中毒性変化
>
> マイナー・クライテリア
> 1 白赤芽球症
> 2 LDH 値増加
> 3 貧血
> 4 脾腫

いて，骨髄像で鑑別が可能かについては議論もあるが，WHO 分類では形態的に鑑別が可能とする考えに立脚している．PMF で認められる巨核球の特徴としては，中型から大型であり，クロマチンの凝集増加，低分葉（cloud-like と表現される）や辺縁が不整な核を有する，などがあげられている（図 1D–F）[3].

他の骨髄性腫瘍（MPN および MDS）の除外

PMF と診断するためには，他の骨髄増殖性腫瘍(myeloproliferative neoplasms: MPN）および骨髄異形成症候群（myelodysplastic syndromes: MDS）を除外する必要がある．このためには，慢性骨髄性白血病（chronic myelocytic leukemia: CML）の否定として BCR-ABL が陰性であること，真性多血症（polycythemia vera: PV）の否定として，Hb, Hct が PV の診断基準に相当しないこと，さらに，骨髄において MDS に認められる赤血球系や顆粒球系細胞に異形成を認めないことが要求されている．

遺伝子異常の検出

PMF 症例では，約 50％の症例が *JAK2V617F* 変異を，20～30％が *CALR* 変異を，そして約 10％の症例が *MPL* 変異を有する．すなわち 90％以上の症例がこれら 3 種類のいずれかの遺伝子変異を有している[1,2]．このため，これらの遺伝子変異を検出することは PMF の診断にきわめて重要である．現行の第 4 版診断基準では大基準

の一つとして「*JAK2V617F* もしくは他のクローナルマーカーの検出」となっているが，改訂案では，この項目を「*JAK2, CALR* もしくは *MPL* 変異を認めること」とすることが提唱されている．

なお，これらの遺伝子変異のうち，JAK2V617F 変異は容易に検出ができるが，CALR 変異および MPL 変異についてはさまざまなタイプの変異が存在するため，その確認は容易ではない．したがって，3 種類の遺伝子異常を同時に解析するのではなく，まず JAK2V617F 変異の解析を試み，これが陰性の場合に CALR 変異と MPL 変異を解析することも推奨されている．

PMF では，染色体異常を伴う症例も少なくないが，その特異性は乏しい．このため，染色体異常については，上記の遺伝子変異がいずれも陰性の場合，反応性骨髄線維化を否定するためのクローナルマーカーとして活用する．

マイナー・クライテリア

WHO 第 4 版分類では，マイナー・クライテリアとして，白赤芽球症，LDH 上昇，貧血および触知可能な脾腫の 4 項目を定めている．

PMF の診断のためには，3 つのメジャークライテリアすべてと，マイナークライテリアのうち 2 つを満たすことが必要である．

原発性骨髄線維症（PMF）の予後予測システム

骨髄線維症の予後は幅広く，1 年程度から 10 年以上に及ぶ．このため，最適な治療法を決定するためにも，予後を予測することが重要である．

最近では IPSS（International Prognostic Scoring System）[4] もしくは DIPSS（dynamic IPSS）[5] を用いることが一般的である（表2）．IPSS は診断時の臨床所見をもとに算出するのに対して，DIPSS は経過中の変化に合わせて算出することができるとの特徴がある．DIPSS についてはさらに，輸血依存および染色体異常の情報を加えた DIPSS-plus も提唱されている（表2）[6]．これらの予後予測方法は，PMF のみでなく ET や PV から移行した MF 症例にも適用が可能である．ただし，その場合には，PV/ET の治療として用いられていたヒドロキシウレアなどの治療が白血球数などのデータを修飾するため，予後予測にも影響が及ぶ可能性がある点に留意する．

最近では，*JAK2* 変異，*Calreticulin* 変異および *ASXL1* 変異など，MPN で見出されたさまざまな遺伝子変異情報をもとにした予後予測システムの可能性についても検討が進められている．しかしながら，これらの遺伝子変異の詳細を実臨床で網羅的に

表2 骨髄線維症の予後予測方法

A

	IPSS 初診時	DIPSS どの時点でも	DIPSS-Plus どの時点でも
年齢65歳以上	1	1	
貧血（Hb＜10 g/dL）	1	2	
白血球数増加（25,000/μL以上）	1	1	
末梢血中の芽球1％以上	1	1	
全身症候の存在	1	1	
輸血依存			1
予後不良染色体異常			1
血小板数低下（10万/μL以下）			1
DIPSS low			0
DIPSS Int-1			1
DIPSS Int-2			2
DIPSS High			3

予後不良染色体異常：＋8，－7/7q－，－5/5q－，i17q，12p－，11q23

B

IPSS	生存期間中央値（月）	DIPSS	生存期間中央値（月）	DIPSS-Plus	生存期間中央値（月）
Low risk（0点）	135	Low risk（0点）	到達せず	Low risk（0点）	185
Intermediate 1 risk（1点）	95	Intermediate 1 risk（1，2点）	170	Intermediate 1 risk（1点）	78
Intermediate 2 risk（2点）	48	Intermediate 2 risk（3，4点）	48	Intermediate 2 risk（2，3点）	35
High（3点以上）	27	High（5，6点）	18	High（4点以上）	16

解析することは現実的ではなく，あくまでも臨床研究の段階である．

治療戦略

PMFの治療法は，生命予後の改善を目的とした造血幹細胞移植と，貧血や脾腫さらには発熱や倦怠感などのいわゆる全身症候（constitutional symptoms）などを改善し，QOLの改善を目指す治療とに大別される．これらの治療をどのように選択すべきかの指針として，Expert opinionとしてさまざまなアルゴリズムが発表されている（図2)[7]．個々の症例についての治療を考える場合には，これらのアルゴリズムを

```
                        ┌─────────────────┐
                        │ DIPSSによる層別化 │
                        └─────────────────┘
           ┌───────────────┬───────────────┐
           ▼               ▼               ▼
      ┌────────┐  ┌──────────────────┐  ┌──────────────────────┐
      │Low risk│  │Intermediate-1 risk│  │Intermediate-2 risk   │
      └────────┘  └──────────────────┘  │/ High risk           │
                                         └──────────────────────┘
```

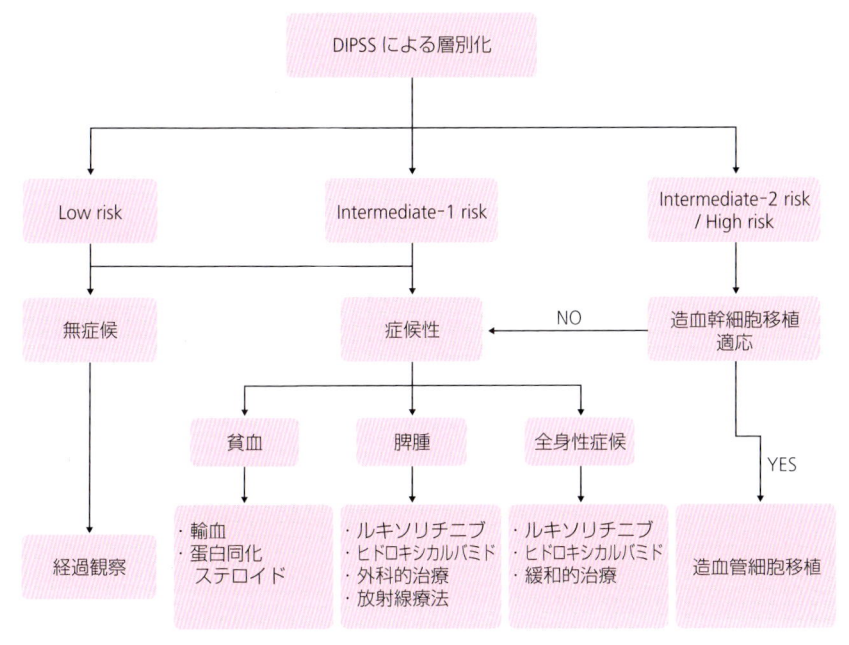

図2　PMF治療のアルゴリズム

参考にしつつも，医療者側と患者との間で熟慮の上で決定すべきである．

造血幹細胞移植
いつ移植を行うべきか？
　造血幹細胞移植はPMFの唯一の根治的治療である．これより，生命予後の不良が予測されるInt-2およびHighの症例では，造血幹細胞移植が推奨される．一方，Int-1以下の場合には待機的な選択とすることが一般的である．最近の65歳未満のPMF症例を対象とした解析においても，非移植治療との比較で移植後の死亡リスクについて，HighおよびInt-2ではそれぞれ0.37，0.55と移植治療が勝るのに対して，Int-1では1.6，Lowでは5.6と劣る結果であった[8]．

移植の方法
　ドナー選択や，前処置として骨髄破壊的とするか非破壊的とするかについても，さまざまな検討が行われている．PMF症例の多くが高齢者であることから，最近では骨髄非破壊的移植が選択されることが多いが，どちらを選択すべきかについての明確な結論や指針は示されていない[9]．

移植前の脾摘およびルキソリチニブの併用について

　症候性の脾腫は，移植治療時の予後不良因子である．このため，移植前の脾臓摘出や，JAK1/JAK2阻害剤ルキソリチニブの投与による脾腫縮小治療が試みられている．しかし，脾臓摘出術については，周術期の合併症や死亡のリスクが高度であることから現在では推奨されていない．一方，造血幹細胞移植前にルキソリチニブを用いることについては，いくつかの臨床試験で一定の有効性を示すことが報告されている[10]．しかしながら，移植前にルキソリチニブを中断することによる withdrawal syndrome を発症した症例などの有害事象の報告があること，さらに，ルキソリチニブが免疫抑制作用を有していることから，移植後の生着不全，GVHDの発症に影響する可能性などの懸念事項もある[10]．したがって，現時点では，造血幹細胞移植とルキソリチニブとの併用治療については臨床研究として行われるべきである．

症候に対する治療

　PMFに合併する症候として，特に問題となるのは貧血および脾腫である．

貧血に対する治療

　PMFでは高頻度に貧血を伴う．その主たる要因としては，骨髄機能低下に伴う産生低下であると考えられる．ただし，時に鉄，ビタミンB_{12}あるいは葉酸の欠乏が原因となる場合がある[7]．このため，まずこれらの欠乏の有無を検索し，対処することが求められる．貧血についての薬物療法としては，蛋白同化ホルモンを用いる．約30％の症例において有効であるとされる．輸血量法も適宜行う．

メテノロンの処方例	
メテノロン metenolone （プリモボラン®: 5 mg）	3～6錠　分3　連日投与（保険適応外） ＊男性の場合には，投与前に前立腺がんの有無について検索する必要がある．また，蛋白同化ホルモン使用中には，肝障害および肝腫瘍の発症について観察する必要がある．

症候性脾腫に対する治療

　脾腫のために上腹部痛や腹部膨満感・食欲低下などの症状を伴う場合には，治療の対象となる．外科的治療や放射線治療も行われているが，外科的治療は周術期の出血・感染などのリスクが高いこと，放射線治療についてもその効果は一過性でありかつ治療後に汎血球減少をきたす症例も多いこと，などよりその適応にあたっては慎重に判断すべきである[7]．薬物療法としては，従来よりヒドロキシカルバミドが用いら

れてきたがその効果は限定的である．2014 年に承認されたルキソリチニブはプラセボあるいは既存治療を対象とした大規模第Ⅲ相臨床試験において[11,12]，脾腫改善効果が確認されている．その後の長期的な観察試験でも，多くの症例で脾腫改善効果が持続していることが示されている．さらには，全生存の改善に寄与する可能性も指摘されている[13]．

ルキソリチニブの処方例	
ルキソリチニブ ruxolitinib （ジャカビ®：5 mg）	1 回 5〜25 mg　1 日 2 回，12 時間毎 ＊ルキソリチニブにより播種性結核の発症や B 型肝炎の再活性化するリスクがあることが報告されており[14]，開始前にはこれらの感染症の有無について検討する必要がある．また，尿路感染症や帯状疱疹の増加の報告もあり，投与中にも日和見感染の合併には注意する．休薬にあたっては，withdrawal syndrome（急激な脾腫の増悪，呼吸困難など）の発症の報告があるため[15]，段階的に減量することが推奨される．

ヒドロキシカルバミドの処方例	
ヒドロキシカルバミド hydroxycarbamide （ハイドレア®：500 mg）	1〜4 カプセル　分 1〜2　連日・隔日 ＊ときに下腿潰瘍を合併することがある．

文献

1) Klampfl T, Gisslinger H, Harutyunyan AS, et al. Somatic mutations of calreticulin in myeloproliferative neoplasms. N Engl J Med. 2013; 369: 2379-90.
2) Nangalia J, Massie CE, Baxter EJ, et al. Somatic CALR mutations in myeloproliferative neoplasms with nonmutated JAK2. N Engl J Med. 2013; 369: 2391-405.
3) Thiele J, Kvasnicka HM, Mullauer L, et al. Essential thrombocythemia versus early primary myelofibrosis: a multicenter study to validate the WHO classification. Blood. 2011; 117: 5710-8.
4) Cervantes F, Dupriez B, Pereira A, et al. New prognostic scoring system for primary myelofibrosis based on a study of the International Working Group for Myelofibrosis Research and Treatment. Blood. 2009; 113: 2895-901.
5) Passamonti F, Cervantes F, Vannucchi AM, et al. A dynamic prognostic model to predict survival in primary myelofibrosis: a study by the IWG-MRT (International Working Group for Myeloproliferative Neoplasms Research and Treatment). Blood. 2010; 115: 1703-8.

6) Gangat N, Caramazza D, Vaidya R, et al. DIPSS Plus: A Refined Dynamic International Prognostic Scoring System for Primary Myelofibrosis That Incorporates Prognostic Information From Karyotype, Platelet Count, and Transfusion Status. J Clin Oncol. 2011; 29: 392-7.
7) Cervantes F. How I treat myelofibrosis. Blood. 2014; 124: 2635-42.
8) Kröger N, Giorgino T, Scott BL, et al. Impact of allogeneic stem cell transplantation on survival of patients less than 65 years with primary myelofibrosis. Blood. 2015; 125: 3347-50.
9) Babushok D, Hexner E. Allogeneic transplantation for myelofibrosis: for whom, when, and what are the true benefits? Curr Opin Hematol. 2014; 21: 114-22.
10) Ballinger TJ, Savani BN, Gupta V, et al. How we manage JAK inhibition in allogeneic transplantation for myelofibrosis. Eur J Haematol. 2015; 94: 115-9.
11) Harrison C, Kiladjian JJ, Al-Ali HK, et al. JAK inhibition with ruxolitinib versus best available therapy for myelofibrosis. N Engl J Med. 2012; 366: 787-98.
12) Verstovsek S, Mesa RA, Gotlib J, et al. A double-blind, placebo-controlled trial of ruxolitinib for myelofibrosis. N Engl J Med. 2012; 366: 799-807.
13) Verstovsek S, Mesa RA, Gotlib J, et al. Efficacy, safety, and survival with ruxolitinib in patients with myelofibrosis: results of a median 3-year follow-up of COMFORT-I. Haematologica. 2015; 100: 479-88.
14) Heine A, Brossart P, Wolf D. Ruxolitinib is a potent immunosuppressive compound: is it time for anti-infective prophylaxis? Blood. 2013; 122: 3843-4.
15) Tefferi A, Pardanani A. Serious adverse events during ruxolitinib treatment discontinuation in patients with myelofibrosis. Mayo Cli Proc. 2011; 86: 1188-91.

〈桐戸敬太〉

8-1 支持療法
輸血療法，鉄キレート療法

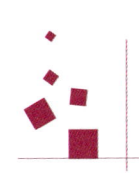

POINT

1. 造血不全症では，患者の自他覚所見を確認しながらヘモグロビン値<7～8 g/dL の症例で赤血球輸血を行う．
2. 再生不良性貧血，MDS では血小板数 5,000/μL 前後以下，あるいは出血徴候が軽微ではない場合に血小板輸血を行う．
3. 頻回の赤血球輸血によって鉄過剰症が発症する．過剰鉄は活性酸素産生を介して臓器障害を引き起こす．高フェリチン血症は MDS の負の予後因子である．
4. 輸血後鉄過剰症の治療は鉄キレート療法のみであり，わが国では経口剤デフェラシロクスと注射剤デフェロキサミンが使用される．
5. 輸血後鉄過剰症の治療には診療参照ガイドの利用が有用である．鉄キレート療法によって低リスク MDS では予後延長が報告されている．その他，造血幹細胞移植後非再発死亡率の低減や一部症例では血球改善が報告されている．

　再生不良性貧血や骨髄異形成症候群（myelodysplastic syndromes: MDS）などの骨髄不全症では難治性の血球減少が認められ，支持療法として輸血が重要である．これらの疾患では長期間にわたって輸血を継続する必要があるため，輸血製剤の安全性や副作用を考慮して，施行には他疾患とはやや異なるルールが適用される．本稿では，骨髄不全症における輸血について，厚生労働省「血液製剤の使用指針（平成 24 年 3 月一部改訂）」[1]をもとに解説する．

　また，長期間の赤血球輸血は鉄過剰症をきたす．わが国の赤血球輸血製剤は 1 単位あたり約 100 mg の鉄を含んでいるが，ヒトには鉄の積極的排出機構が備わっていないため，出血や溶血が存在しない限り鉄がどれだけ負荷されても排出は 1 日あたり 1 mg 程度に限られる．このため，1 回 2 単位の輸血でいわば 200 日分の鉄が体内に入ってくることになり，頻回の赤血球輸血は最終的に鉄過剰症をきたす．

　過剰に蓄積した鉄は，主に肝臓，心臓や膵臓などの内分泌腺に沈着し，各臓器に機能障害をもたらす．最近の研究で，鉄過剰症は臓器障害に留まらず低リスク MDS 患

者の予後や移植後合併症の発生にも悪影響を与えていることが明らかになり，さらに鉄キレート療法によって一部の疾患で患者予後が改善し，さらに一部では造血回復をきたす症例もあることが報告されるようになった．本稿では，鉄過剰症の病態と鉄キレート療法の効果についても解説する．

MDSにおける輸血療法

赤血球輸血

MDSや再生不良性貧血による慢性貧血の場合，ヘモグロビン（Hb）値＜7.0 g/dLが輸血を行う一つの基準とされている．しかし，心不全など合併症の状態や患者の自覚症状によって適宜開始基準の増減を行うべきとされており，患者の状態によってはHb＜8.0 g/dLでの輸血も許容されるであろう．

輸血量は1～2単位/日が一般的であり，Hb値の目標値も特に定められていないが，10 g/dL以上を目指す必要はない．各症例の臨床症状を抑えられる程度にHb値はコントロールできればよいと考えられる．なお，赤血球製剤の投与によって，通常，表1に示される程度のHb値の上昇が期待される．

血小板輸血

血小板減少時には血小板輸血が行われる．急性白血病や悪性リンパ腫における化学療法では血小板数を1～2万/μLに維持できるよう計画的に輸血を行うことが推奨されているが，再生不良性貧血やMDSでは5,000/μL前後以下が輸血適用ラインとされている．血小板数を計画的に1万/μL以上に保つことが望ましいとされるが，指針には血小板数が5,000/μL以上で出血症状が皮下出血程度の軽微な場合には血小板輸血の適応にはならないとも記載されている．再生不良性貧血やMDSでは，慢性的な血小板減少症で他に出血傾向をきたす合併症がなく，血小板数が安定している場合に

表1 赤血球濃厚液・血小板濃厚液の投与によって改善される予測ヘモグロビン値と血小板輸血直後の予測血小板増加数

予測上昇Hb値（g/dL）＝投与Hb量（g）/循環血液量（dL）
循環血液量：70 mL/kg　400 mL由来赤血球輸血製剤の含有Hb量＝56～60 g

血小板輸血直後の予測血小板増加数（/μL）＝ $\dfrac{輸血血小板総数}{循環血液量 (mL) \times 1000} \times \dfrac{2}{3}$

血小板濃厚液5単位中の血小板数＝1.0×10^{11}個以上

（厚生労働省．血液製剤の使用指針（改訂版）2012. http://www.mhlw.go.jp/new-info/kobetu/iyaku/kenketsugo/5tekisei3b01.html より改変引用）[1]

表2 赤血球濃厚液，血小板濃厚液の適正使用（抜粋）

＜赤血球濃厚液＞
◎血液疾患に伴う慢性貧血に対する適応
- 高度の貧血の場合には，一般に 1〜2 単位/日の輸血量とする．
- 慢性貧血の場合には，Hb 値 7 g/dL が輸血を行う一つの目安とされているが，貧血の進行度，罹患期間などにより必要量が異なり，一律に決めることは困難である．
  ✓ Hb 値を 10 g/dL 以上にする必要はない．
  ✓ 鉄欠乏，ビタミン B_{12} 欠乏，葉酸欠乏，自己免疫性溶血性貧血など，輸血以外の方法で治癒可能である疾患には，原則として輸血を行わない．

＜血小板濃厚液＞
【造血器腫瘍】
- 急性白血病・悪性リンパ腫などの寛解導入療法においては，血小板数が 1〜2 万/μL 未満に低下してきた場合には血小板数を 1〜2 万以上に維持するように，計画的に血小板輸血を行う．

【再生不良性貧血・骨髄異形成症候群】
- 血小板数が 5000/μL 前後ないしそれ以下に低下する場合には，血小板輸血の適応となる．
- 計画的に血小板数を 1 万/μL 以上に保つように努める．
  ✓ 血小板減少は慢性に経過することが多く，血小板数が 5000/μL 以上あっても出血症状が皮下出血程度の軽微な場合には，血小板輸血の適応とはならない．

慢性に経過している血小板減少症（再生不良性貧血など）で，他に出血傾向をきたす合併症がなく，血小板数が安定している場合には，血小板数が 5000〜1 万/μL であっても，血小板輸血は極力避けるべきである．

(厚生労働省．血液製剤の使用指針（改訂版）2012. http://www.mhlw.go.jp/new-info/kobetu/iyaku/kenketsugo/5tekisei3b01.html より改変引用)[1]

8 支持療法

は，血小板数が 5,000〜1 万/μL でも血小板輸血を極力避け，血小板数 5,000/μL 前後以下，あるいは軽微でない出血傾向が認められる場合が適正輸血ラインと考えられる．

表2 に指針の抜粋（血液疾患に関連する部分）を示す．

輸血後鉄過剰症の病態

鉄過剰症とは，文字通り生体内の鉄が過剰になる病態であり，肝臓，心臓，膵臓などの重要臓器に鉄が沈着して臓器障害を引き起こす．鉄によるこれらの組織障害は，主に活性酸素種（reactive oxygen species: ROS）の産生によって引き起こされると考えられている（図1）．わが国における鉄過剰症はほとんどが輸血によるものであり，その基礎疾患の大部分は MDS と再生不良性貧血とされている．また，鉄過剰症患者の 40％にトランスアミナーゼの異常が認められ，フェリチン値の増加に従って

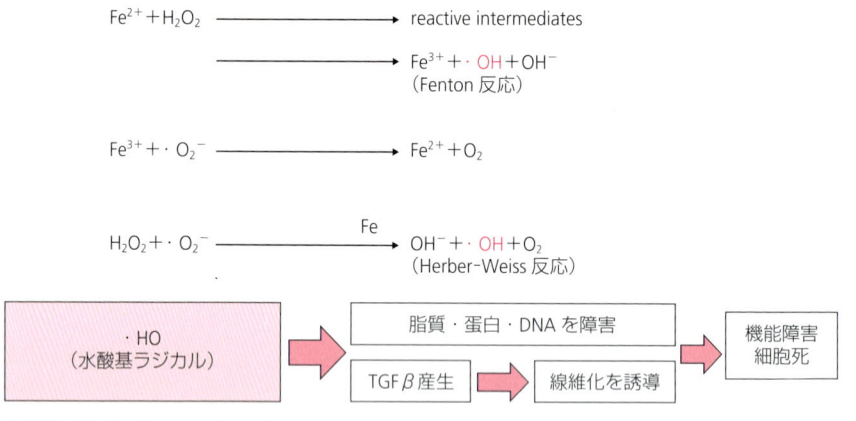

$$Fe^{2+} + H_2O_2 \longrightarrow \text{reactive intermediates}$$
$$\longrightarrow Fe^{3+} + \cdot OH + OH^- \quad \text{(Fenton 反応)}$$

$$Fe^{3+} + \cdot O_2^- \longrightarrow Fe^{2+} + O_2$$

$$H_2O_2 + \cdot O_2^- \xrightarrow{Fe} OH^- + \cdot OH + O_2 \quad \text{(Herber-Weiss 反応)}$$

・HO（水酸基ラジカル）→ 脂質・蛋白・DNA を障害 → 機能障害 細胞死
TGFβ産生 → 線維化を誘導

図1　鉄が関与する活性酸素種（ROS）産生反応

2価鉄（Fe^{2+}）は Fenton 反応によって過酸化水素（H_2O_2）から水酸基ラジカル（・OH）を産生し，細胞障害を引き起こす．3価鉄（Fe^{3+}）はスーパーオキサイド（・O_2^-）と反応することによって2価鉄に変化し，Fenton 反応に関与する．また鉄は H_2O_2 と・O_2^- による・OH 産生反応を触媒する（Harber-Weiss 反応）．

肝障害の頻度が増加することが国内調査で報告されており，鉄過剰症と臓器障害の関連が示唆されている[2]．

　鉄過剰症による臓器障害と死亡の関連も示唆されており，イタリアからの報告では，低リスク MDS における非白血病死亡の約半数（51％）は心不全によるものとされている．これに感染症（31％），出血（8％），肝障害（8％）が続く[3]．もともと欧米では心不全が全死因においても重要な位置を占めていることから，この結果は必ずしも心不全が鉄過剰によって生じたことを示すものではないが，別グループによるサラセミア患者の統計でも死因の70％程度は心疾患が占めており[4]，やはり鉄過剰と心不全死亡の関連は無視できないものと考えられる．

　イタリアグループによると，輸血依存であることが有意に MDS 患者の予後を短縮し，白血病非発症生存率（leukemia free survival: LFS）にまでも負の影響を与えていることが示されている[3]．この結果も必ずしも鉄過剰症が MDS の予後の短縮や白血化に関わることを示すものではないが，後述のように鉄キレート療法が MDS 患者の予後を改善することを考えると，鉄過剰症によるさまざまな臓器障害が予後に影響している可能性は十分に予想される．

■ 輸血後鉄過剰症の治療

　輸血あるいは鉄過剰症が患者予後に関連するのであれば，これを予防し，治療することは重要な意義をもつ．骨髄不全症に伴う輸血後鉄過剰症では鉄キレート療法が唯一の治療となる．

　現在では注射用鉄キレート剤デフェロキサミン（デスフェラール®）に代わって経口鉄キレート剤デフェラシロクス（エクジェイド®）が広く使われており，血清フェリチン値の低下など良好な鉄キレート効果が認められている．

　診療にあたっては，厚労省造血障害に関する調査研究班から2008年に診療ガイドが提唱されており，このガイドが臨床上有用である[5]．表3に同ガイドの骨子，図2に診断・治療のフローチャートを示す．

鉄過剰症の診断

　輸血依存になった後は鉄過剰状態を定期的にモニターするため，少なくとも3カ月に1回は血清フェリチン値を測定することが望ましい．また，臓器障害を早期に発見するために心機能，肝機能，膵内分泌機能検査を定期的に行うことが推奨される．

　輸血後鉄過剰症の診断基準は，①輸血総量20単位（小児の場合ヒト赤血球濃厚液50 mL/体重kg）以上，かつ②血清フェリチン値500 ng/mL以上とされ，血清フェリチン値および臓器障害の有無によって4段階の重症度が設定されている．

鉄キレート療法の開始

　キレート療法の開始は，①連続する2回の測定で（2カ月以上にわたって）血清フェリチン値が1,000 ng/mL以上，②総赤血球輸血量が40単位（小児の場合，ヒト赤血球濃厚液100 mL/体重kg）以上の両者を考慮して判断される．両者併記になっているのは，フェリチンだけを指標にすると炎症を合併している場合などに判断が困難になるためである．また，慢性的な出血や溶血を伴う場合は，たとえ頻回の輸血を受けていても鉄過剰にならない場合があり，輸血量のみを指標にするのも不適切であるためである．輸血量40単位という基準は，これ以上の輸血を受けた場合75％以上の患者で鉄過剰症（フェリチン値＞1,000 ng/mL）が認められることから設定されている．実際の診療現場では，フェリチン値が1,000 ng/mLを超えれば基本的に鉄キレート療法を開始してよいが，感染症，慢性炎症の合併などフェリチン値が体内鉄量を反映していないと考えられる場合には，総輸血量を考慮して開始のタイミングを判断すればよいであろう．

　血清フェリチン値は概ね体内総鉄量を反映することが知られている．前述の厚労省

表3 厚生労働省特発性造血障害調査研究班による輸血後鉄過剰診療ガイド骨子

治療対象患者	さまざまな原因による骨髄不全により輸血依存となり，かつ1年以上の予後が期待できる患者
輸血後鉄過剰症の診断基準	総赤血球輸血量 20 単位（小児の場合，ヒト赤血球濃厚液 50 mL/体重 kg）以上，かつ 血清フェリチン値 500 ng/mL 以上
鉄キレート療法の開始基準	診断基準を満たした患者において，下記①と②を考慮して鉄キレート療法を開始する． ①連続する2回の測定で（2カ月以上にわたって）血清フェリチン値>1,000 ng/mL ②総赤血球輸血量 40 単位（小児の場合，ヒト赤血球濃厚液 100 mL/体重 kg）以上 ただし，下記の場合には，鉄キレート療法の開始にあたり血清フェリチン値および総赤血球輸血量の両方を考慮する． ●慢性的な出血や溶血を伴う場合 ●現在輸血を受けていない場合 ●輸血とは別に血清フェリチン値が慢性的に高値を示す合併症がある場合（Still 病，血球貪食症候群，悪性腫瘍など）
維持基準	鉄キレート剤により，血清フェリチン値を 500～1,000 ng/mL に維持する．

●鉄過剰症重症度基準

血清フェリチン値	重症度
>500 ng/mL	Stage 1
>1,000 ng/mL	Stage 2
>2,500 ng/mL	Stage 3
>5,000 ng/mL	Stage 4

鉄過剰によると考えられる（すなわちフェリチン値の上昇や輸血歴とともに出現または増悪する）臓器障害（心機能障害，肝機能障害，膵内分泌機能障害）が認められない場合をA，認められる場合をBとして，Stageと併記する．

臓器障害は以下の基準で診断する．
　心機能障害：左室駆出率（LVEF）<50%
　肝機能障害：肝酵素異常，肝線維化，肝硬変の所見
　膵内分泌機能障害：耐糖能低下の所見

(鈴木隆浩．輸血後鉄過剰症に対する鉄キレート療法．In:「難治性貧血の診療ガイド」編集委員会，編．難治性貧血の診療ガイド．東京：南江堂；2011. p.237-45 より作成)[5]

研究班による調査では，肝機能障害症例の 90％以上でフェリチンは 1,000 ng/mL を超えており，フェリチンがさらに増加すると肝機能障害の頻度が高くなる傾向が認められている[2]．また，イタリアグループの報告から血清フェリチンが 1,000 ng/mL を超えると患者予後が有意に短縮することなども判明している[3]．これらの事実から，フェリチン値 1,000 ng/mL が臨床的にはカットオフラインとして有意と考えられ，鉄キレート療法開始の基準として設定された．MDS の国際ガイドラインでも同様の基準が採用されている．

```
                    ┌ ・総赤血球輸血量≧20 U
     輸血後鉄過剰症*1 ┤
                    └ ・血清フェリチン値≧500 ng/mL
                              │
                              │ 血清フェリチン値・臓器機能を定期的に測定
                              ▼
                    下記の2つの指標を総合的に判断
                    ・総赤血球輸血量≧40 U
                    ・血清フェリチン値>1,000 ng/mL(≧2 カ月)
                              │
                              │ 鉄キレート療法開始
         ┌────────────────────┼────────────────────┐
         ▼                    ▼                    ▼
  血清フェリチン値*2 増加  血清フェリチン値*2       血清フェリチン値*2
   鉄キレート剤の増量*3    ≧500 ng/mL            <500 ng/mL
                        鉄キレート剤の投与維持*3   鉄キレート剤の投与中断
```

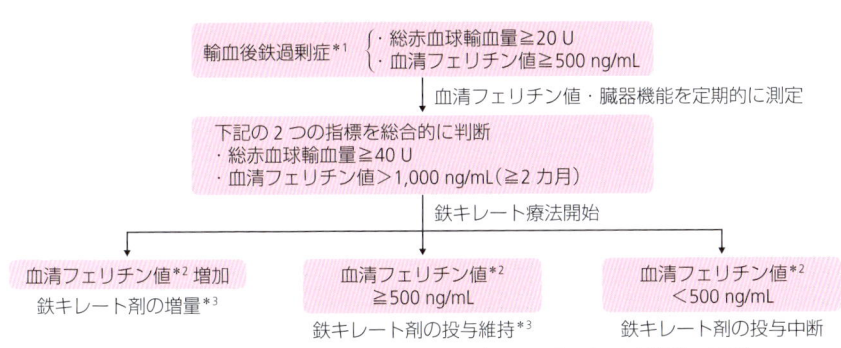

*1 赤血球輸血依存状態(≧2単位/月の赤血球輸血を6カ月以上継続)にあり,1年以上の余命が期待できる例
*2 鉄の体内蓄積量の指標として,少なくとも3カ月に1回血清フェリチン値を測定すること
*3 鉄キレート剤の使用中は,腎機能・肝機能・感覚器に有害事象が出現する可能性があるため,腎機能検査・肝機能検査を定期的に,視力検査・聴力検査を毎年実施すること

図2 輸血後鉄過剰症診療フローチャート
(鈴木隆浩. 輸血後鉄過剰症に対する鉄キレート療法. In:「難治性貧血の診療ガイド」編集委員会, 編. 難治性貧血の診療ガイド. 東京: 南江堂; 2011. p.237-45 より作成)[5]

なお,輸血後鉄過剰症による臓器障害は鉄が過剰になってから一定期間以上経過して顕在化してくるため,現在のところキレート療法は1年以上の予後が見込めない患者に対しては推奨されていない.

デフェラシロクスの場合,初期投与量は20 mg/kg 1日1回内服が標準的である.しかし,実際の使用経験から,デフェラシロクス開始後はさまざまな副作用が認められ処方中止になるケースも多いことから,治療はまず5~10 mg/kg で開始し,その後副作用の有無をみながら漸増してもよい.

鉄キレート療法の治療目標

キレート療法開始後は定期的にフェリチン値を測定し,その変化を確認する.目標はフェリチン値500~1,000 ng/mL の維持である.フェリチンが順調に減少していれば現在量を継続するが,不変・増加の場合はキレート剤の増量を検討する.デフェラシロクスの場合,副作用がなければ30 mg/kg まで増量可能である(キレート効果は投与量に依存することがわかっている).一方,過度の除鉄を防ぐため,2回の連続採血でフェリチン値が500 ng/mL 以下になった場合は,キレート剤の投与を中止する.

鉄キレート療法の効果

鉄キレート療法は過剰鉄による臓器障害を予防し改善するが,十分な除鉄は一部の

デフェラシロクスの処方例	
デフェラシロクス deferasirox (エクジェイド® 懸濁 用錠: 125 mg, 500 mg)	1回20 mg/kg　1日1回　空腹時に内服
	*警告: 本剤の投与により，重篤な肝障害，腎障害，胃腸出血を発現し死亡に至った例も報告されていることから，投与開始前，投与中は定期的に血清トランスアミナーゼや血清クレアチニン等の血液検査を行うこと．これらの副作用は，特に高齢者，高リスク骨髄異形成症候群の患者，肝障害又は腎障害のある患者，血小板数 50,000/mm³未満の患者で認められる． *エクジェイドは副作用を避けるため，5〜10 mg/kg/日程度から投与を開始し，徐々に増量しても良い．効果不十分の場合は 30 mg/kg/日まで増量可能． *エクジェイドは輸血後鉄過剰症にのみ保険使用が認められていることに注意．注射用鉄キレート剤（デフェロキサミン）が不適当な患者に使用する（血小板減少や白血球減少を併発していて注射による出血や感染のおそれがある患者，あるいは頻回の通院治療が困難な患者など）．

デフェロキサミンの処方例	
デフェロキサミン deferoxamine (デスフェラール® 注 射用: 500 mg)	初期量　1回500 mg　1日2回　筋注 維持量　1回500 mg　1日1回　筋注
	*デスフェラールは血中半減期が短いため十分な効果発現には週5〜7日の投与が必要であり，外来では投与困難である．このため，輸血後鉄過剰症の外来患者では事実上エクジェイドが第一選択薬となる． *デスフェラールは原発性ヘモクロマトーシスにも保険使用可能である．

造血不全症で生命予後の改善に結びつくことが報告されている．さらに，鉄キレート療法後の血球回復についての報告も増えており，除鉄と造血の関係についても注目が集まっている．

①鉄キレート療法と疾患予後

　輸血依存低リスク MDS 患者では十分な鉄キレート療法によって予後が有意に延長することが相次いで報告されている．予後延長効果は良好なキレートを受けた患者ほど，また輸血依存度の高い患者ほど強いことが示されている[6]．なお，先述したように高フェリチン血症を白血化のリスク因子とする報告があるが[3]，Neukirchen らによる matched pair analysis の結果ではキレートによる LFS の改善は認められていない[7]．鉄過剰症と低リスク MDS における白血化の関連については今後も検討が必要である．

　以上のことから，輸血が高頻度の低リスク MDS 患者については，予後延長を目的としてキレート療法の施行が推奨されている．再生不良性貧血などその他の造血不全

症における鉄キレートの効果についてはデータが存在しないが，鉄による臓器障害はほぼ同等と考えられるため，これらの疾患でも可能であれば鉄キレートの施行を考慮すべきであろう．なお，高リスクMDSにおける鉄キレート療法の予後延長効果は現在のところ証明されていない．

②鉄キレート療法と移植成績

　造血幹細胞移植症例では多くが頻回の赤血球輸血を受けており，移植時に鉄過剰症を呈していることが多いが，移植前フェリチン高値が移植後非再発死亡率増加の独立した予後因子であることが明らかになっている[8]．高フェリチン血症が非再発死亡にどのように影響するのか，その合併症は報告によって様々であるが，感染症（菌血症）は比較的多くの報告に共通する合併症として知られている．鉄は微生物にとっても必須の栄養素であるため，鉄過剰状態は微生物にとって有利な環境になることが理由の一つと推定されている．鉄過剰症では，*Pseudomonas*，*Yersinia enterocolitica*，*Listeria monocytogenes*，*Staphylococcus*などの細菌の他，侵襲性真菌症やムーコル症の感染リスクが報告されている．

　感染症の他には肝中心静脈閉塞症（veno-occlusive disease: VOD）の増加を報告するものが目立つが，それ以外の合併症については必ずしも結果が一定していない．特に，移植後合併症のなかでも重要な急性移植片対宿主病（acute graft versus host disease: aGVHD）については増加とする報告がある一方で，不変，減少とするものもあり，現時点では一定の見解は得られていない．

　造血幹細胞移植前の十分な除鉄による生存率の改善と移植関連死亡の低下を示した報告（小児移植症例）もあるため[9]，可能な症例では，移植前にできる限り過剰鉄を除去しておくことが望ましいと思われる．特にMDSでは早い段階での除鉄療法が種々のガイドラインで推奨されている[10]．

③鉄キレート療法後の造血改善

　デフェラシロクスの上市後，わが国でも多くの症例で鉄キレート剤が使用されるようになったが，最近キレート療法開始後に造血能改善を経験したという報告が増えている．造血改善を認める頻度は報告によってばらつきがあり11〜63%と幅広く[11-13]，疾患もMDSや再生不良性貧血などに認められる．

　疾患特異的な治療を行っていない症例でも血球改善が認められており，その機序として鉄キレートによる骨髄内活性酸素種の低減，エリスロポエチン産生増加，鉄キレート剤による抗腫瘍効果などがあげられているが，いまだその詳細は不明である．

文献

1) 厚生労働省. 血液製剤の使用指針(改訂版) 2012. http://www.mhlw.go.jp/new-info/kobetu/iyaku/kenketsugo/5tekisei3b01.html [cited 2014]
2) Takatoku M, Uchiyama T, Okamoto S, et al. Retrospective nationwide survey of Japanese patients with transfusion-dependent MDS and aplastic anemia highlights the negative impact of iron overload on morbidity/mortality. Eur J Haematol. 2007; 78: 487-94.
3) Malcovati L, Porta MG, Pascutto C, et al. Prognostic factors and life expectancy in myelodysplastic syndromes classified according to WHO criteria: a basis for clinical decision making. J Clin Oncol. 2005; 23: 7594-603.
4) Ladis V, Chouliaras G, Berdousi H, et al. Longitudinal study of survival and causes of death in patients with thalassemia major in Greece. Ann N Y Acad Sci. 2005; 1054: 445-50.
5) 鈴木隆浩. 輸血後鉄過剰症に対する鉄キレート療法. In:「難治性貧血の診療ガイド」編集委員会, 編. 難治性貧血の診療ガイド. 東京: 南江堂; 2011. p.237-45.
6) Rose C, Brechignac S, Vassilief D, et al. Does iron chelation therapy improve survival in regularly transfused lower risk MDS patients? A multicenter study by the GFM (Groupe Francophone des Myelodysplasies). Leuk Res. 2010; 34: 864-70.
7) Neukirchen J, Fox F, Kundgen A, et al. Improved survival in MDS patients receiving iron chelation therapy—a matched pair analysis of 188 patients from the Dusseldorf MDS registry. Leuk Res. 2012; 36: 1067-70.
8) Alessandrino EP, Della Porta MG, Bacigalupo A, et al. Prognostic impact of pre-transplantation transfusion history and secondary iron overload in patients with myelodysplastic syndrome undergoing allogeneic stem cell transplantation: a GITMO study. Haematologica. 2010; 95: 476-84.
9) Lee JW, Kang HJ, Kim EK, et al. Effect of iron overload and iron-chelating therapy on allogeneic hematopoietic SCT in children. Bone Marrow Transplant. 2009; 44: 793-7.
10) Bennett JM, MDS Foundation's Working Group on Transfusional Iron Overload. Consensus statement on iron overload in myelodysplastic syndromes. Am J Hematol. 2008; 83: 858-61.
11) Jensen PD, Heickendorff L, Pedersen B, et al. The effect of iron chelation on haemopoiesis in MDS patients with transfusional iron overload. Br J Haematol. 1996; 94: 288-99.
12) Gattermann N, Finelli C, Della Porta M, et al. Hematologic responses to deferasirox therapy in transfusion-dependent patients with myelodysplastic syndromes. Haematologica. 2012; 97: 1364-71.
13) Angelucci E, Santini V, Di Tucci AA, et al. Deferasirox for transfusion-dependent patients with myelodysplastic syndromes: safety, efficacy, and beyond (GIMEMA MDS0306 Trial). Eur J Haematol. 2014; 92: 527-36.

〈鈴木隆浩〉

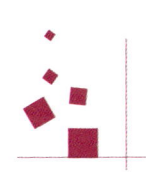

8-2 支持療法
感染症治療

POINT
1. 後天性骨髄不全症候群に対する感染症マネージメントは，合併する免疫不全の質と量を評価することが第一歩である．
2. 免疫不全の評価は，局所的なバリアと全身的なバリアの2種類に分けて考える．
3. 全身的なバリアは，食細胞，補体，液性免疫，細胞性免疫の4つに分けて理解する．
4. 後天性骨髄不全そのものによる全身的バリア障害は，ほぼ食細胞障害に限られるといってよいが，さまざまな治療薬の影響により，個別の症例ではバラエティーに富む免疫不全を合併し得る．
5. エクリズマブ使用例においては，補体障害への十分な理解が必要である．
6. 赤血球輸血依存例などにおいては，鉄過剰に伴う感染リスクについても考慮する必要がある．

いわゆる後天性骨髄不全症候群とは，一般的に造血幹細胞の欠乏，または異常により血球減少をきたす疾患の総称である．血球減少の種類と程度に応じてさまざまな症状が出現し得るが，赤血球や血小板が感染症に及ぼす影響は軽微であり，病態としては専ら白血球減少が問題となる．特に好中球は寿命が短いため，骨髄での産生の低下の影響が大きいが，比較的寿命が長く末梢での増殖が可能なリンパ球は，骨髄不全をきたしても比較的保たれていることが多い．したがって骨髄不全症候群単独の影響による免疫不全を評価する場合，好中球数だけに注目していれば概ね必要十分といえる．また，実際に好中球数は評価が容易であるため，その対応に目を奪われがちである．

しかし，現実の患者においては，原病に対する治療として，免疫抑制剤，副腎皮質ステロイド剤，モノクローナル抗体製剤，抗ヒト胸腺グロブリン製剤などが使用されることにより，原病単独とは質的にも量的にも異なる免疫不全を引き起こすことになるため，個々の患者の免疫不全の評価は治療内容も加味した上で，個別にアセスメントする必要がある．また，近年では輸血に由来する感染症の頻度は，きわめて低くなってはいるが，瀕回の輸血に伴う血液由来感染症のリスクは残念ながら0ではないた

め，血液製剤に由来する感染症の可能性は完全に無視できるものではない．さらに，ヒトは能動的な鉄の排出メカニズムをもっていないため，多量の赤血球輸血を行った場合には鉄過剰症が問題となり，鉄過剰がもたらす感染症のリスクも考慮する必要がある．

上記を踏まえ，本項では各病型を縦割りにして感染症管理を論じるのではなく，原病に伴う食細胞障害の程度と，治療等に伴う免疫不全の質と量を個別に判断した上で，個別にマネージメントする方法を紹介する．

◾ 後天性骨髄不全症候群に合併する免疫不全の質と量の評価

免疫とは病原体が侵入，増殖し，感染症を発症することを防御するためのメカニズムの総称であり，広義には皮膚や粘膜の統合性，管腔の疎通性，眼瞼の瞬きや気管上皮の線毛運動，唾液中のリゾチームなど，外界から病原体の侵入を防ぐ局所的なバリア機構も含む概念である（表1）．これらの局所的な感染防御機構は病原体の侵入を防ぐ，第一義的な役割を担っており，個々の患者においてどのような感染症のリスクがあるのかを判断する上で，重要であることは言うまでもない．一方，狭義の免疫は全身的なバリア機構を指し，そのメカニズムは食細胞機能，補体機能，液性免疫機能，細胞性免疫機能の4種類に大別して理解，評価することが有用である[1]．骨髄不全症候群患者に合併し得る全身性免疫機能の障害について表2に示す．一般論的としては液性免疫障害と補体障害を引き起こす原因はオーバーラップすることが多く，さらにこの2つの免疫不全によって生じやすい感染症の起炎菌も似通っているため，液性免

表1 局所的免疫機構のメカニズム

バリアの種類	防御メカニズム
物理的	皮膚表皮の統合性 粘膜上皮の統合性 分泌液等による物理的な洗い流し 温度 蠕動運動 線毛運動 咳反射や瞬きなど
化学的	pH 湿度
生物学的	リゾチーム 抗菌ペプチド（ディフェンシン，ダームシジンなど） 粘膜IgA 常在菌叢（フローラ）

表2 骨髄不全症候群に合併する全身性免疫機能の障害とその原因

防御機構	障害の質	原因
食細胞障害	好中球減少	骨髄不全症自体 抗悪性腫瘍剤等による骨髄抑制 脾腫による好中球寿命の低下
	遊走能，貪食能などの好中球機能の低下	骨髄異形成症候群に伴う後天性好中球機能障害 副腎皮質ステロイド剤 鉄過剰やステロイド使用に伴う高血糖 高血糖などに伴う高浸透圧 抗悪性腫瘍剤
補体障害	補体レベルの低下	PNH型血球の溶血に際しての補体の消費 エクリズマブの使用
液性免疫障害	低ガンマグロブリン血症	脾摘 脾照射等による機能的無脾症 副腎皮質ステロイド剤 アルキル化剤 抗胸腺細胞グロブリン（ATG）使用後のリンパ増殖症候群に対するリツキシマブの使用
細胞性免疫障害	後天性	免疫抑制剤 副腎皮質ステロイド剤 アルキル化剤 ATG

疫と補体機能をひとまとめに単純化して評価することも可能である．しかし，骨髄不全症候群の一つである発作性夜間ヘモグロビン尿症（paroxysmal nocturnal hemoglobinuria: PNH）においては，原疾患そのもの，ならびに抗補体療法の結果，液性免疫障害を伴わない純粋な補体障害を引き起こし得ることから，ここではあえて単純化を避け，全身的免疫機構については4つに分類して評価することを推奨する．

全身的バリア障害の種類と起炎菌

　体内に侵入した微生物が排除される際，その微生物の種類によって異なる排除機構が働くことから，障害機構によって感染症を引き起こしやすい病原体は異なり，表3にまとめた．

食細胞障害

　食細胞障害では細菌感染症のリスクが高く，特に人体表面の常在細菌叢としては腸内細菌叢が量的に最大であるため，グラム陰性桿菌を中心とした腸内細菌由来の内因性感染症のハイリスクとなる．一方，皮膚を通じて留置された異物の存在などの局所

表3 全身性感染防御機構障害と頻度の高い病原微生物

病原体	食細胞障害	補体障害	液性免疫障害	細胞性免疫障害
細菌				
グラム陽性菌	+++	+++ (特に莢膜被包菌)	+++ (特に莢膜被包菌)	
グラム陰性菌	+++	+++ (特にナイセリア)	+	
細胞内寄生菌 　(結核菌, リステリアなど)				+++
真菌	+++			+++
ウイルス			+	+++
寄生虫			+	+++

バリア障害を合併した場合には，グラム陽性球菌感染症のリスクが高くなる．また，腸内細菌由来の感染症を予防するために，主としてグラム陰性桿菌に有効な抗菌剤が「予防投与」されている場合には，グラム陽性球菌感染症や，薬剤耐性菌による感染のリスクが高まることに注意が必要である．さらに，好中球減少が高度かつ遷延する場合には，真菌感染症のハイリスクとなる．真菌感染は細胞性免疫機構によっても制御されており，好中球減少に細胞性免疫障害を合併した場合には，相加的に真菌感染症のリスクが高まる．したがって骨髄不全症候群の患者にステロイド，免疫抑制剤，ATGなどを使用した場合には，真菌感染に対する十分な監視が必要である．また，ステロイド剤の使用や，鉄過剰に伴う耐糖能障害により高血糖を合併すると，食細胞の機能低下がみられるため，食細胞障害に伴う感染症のリスクを高めると考えられる．

液性免疫障害

　液性免疫障害では，血中の抗莢膜，抗毒素，抗ウイルス中和抗体が減少することにより，これらによる感染防御能が低下している状態と考えられる．骨髄線維症に対して脾摘が行われたり，放射線照射などにより機能的無脾状態にある例では，液性免疫不全のハイリスクとなる．*Streptococcus pneumoniae* や *Haemophilus influenza* などの莢膜被包グラム陽性球菌は，細胞壁の外側にある莢膜と呼ばれる物質に覆われており，これが食細胞からの貪食から逃れる効果をもっている．一方，莢膜は抗原性を有しているため，莢膜抗原に対して特異抗体が結合することにより，食細胞による貪食を助けたり（オプソニン化），補体を活性化し，溶菌を引き起こすことができる．液性免疫不全により，この特異抗体の機能が障害されると，これらの莢膜被包菌の感染症に罹患しやすく，さらに重症化しやすくなる．一方，抗体は antibody mediated cellular cyctotoxicity（ADCC）のメカニズムにより，ウイルスなどの細胞内寄生病原体の感染を受けた細胞を破壊する作用ももっている．したがって液性免疫障害は，ある種のウイルス感染症のリスクになる得ると考えられる．また，一部のウイルス特異抗体は，血中のウイルスと直接結合し，ウイルスを不活化（中和）することによりウイルス感染防御に大きな役割を果たしているため，特に感染症の発症の過程でウイルス血症を伴うようなウイルス感染症では，液性免疫の役割は非常に大きいと考えられる．実際，HBs抗体を誘導するワクチン接種がB型肝炎ウイルス（hepatitis B virus: HBV）の初感染の予防に有効であることや，リツキシマブの投与によりHBV既感染者に重篤なHBV再活性化が生じうることなどの事実から，一部のウイルス感染防御に液性免疫が大きく関与していることが裏づけられている．同様に液性免疫障害によって重篤化し得るウイルスとしては，ポリオ，エコー，コクサッキーなどのエンテロウイルス群がよく知られている．エンテロウイルス群はエンベロープをもたないRNAウイルスであることから，ウイルスの細胞への侵入の初期に感染細胞表面上にウイルスの痕跡が残らず，キラーT細胞の誘導やキラーT細胞による細胞処理が迅速に行われにくいため，相対的に液性免疫の役割が大きいものと説明されている．高度の液性免疫障害が存在すると，血中の中和抗体の機能の欠損により，エンテロウイルス感染症は粘膜などの局所感染に引き続いてウイルス血症を引き起こし，全身感染や持続感染を引き起こす可能性がある．

補体障害

補体は抗体の刺激により抗原のオプソニン化，menbrane attack complex（MAC）の形成による溶菌，食細胞の走化性刺激などの引き起こす効果をもっている．したがって，補体の活性化に抗体が必要であるというメカニズムを反映し，補体障害と液性免疫障害の臨床的意義は似通っており，特に莢膜被包細菌感染症のリスクが増大することは同様である．一方，ナイセリアに属する細菌は，食細胞による貪食のみでは殺菌できず，沽性化補体によるMACの溶菌作用が必要である．したがって，補体障害は重症ナイセリア感染症のハイリスクとなり，髄膜炎菌，淋菌などのナイセリア属による感染症のハイリスクであり，一度ナイセリア感染症を合併した場合には，重篤化する危険性がある．補体機能のみが単独に障害される後天的な病態は比較的稀であり，同時に液性免疫障害を合併する病態が多いため，これまで補体機能単独障害はほぼ先天性補体欠損症に限られるといっても過言ではなかった．しかし，最近PNHの治療薬として登場したエクリズマブは，抗ヒト補体（C5）モノクローナル抗体であるため，本剤使用例では後天性の補体単独障害を引き起こすことに注意が必要である．すなわち，本剤の使用にあたっては，補体障害の病態に関する十分な理解が

必要である．本剤の添付文書でも，警告（Red box warning）として重症髄膜炎菌（*Neisseria meningitidis*）感染症のリスクがあることが書かれているほか，使用上の注意として莢膜被包菌であるインフルエンザ菌bや肺炎球菌に対するワクチンの接種が推奨されている．幸いわが国では，髄膜炎菌感染症は1960年代以降急速に減少し，きわめて稀な疾患となっているため，実際に髄膜炎菌感染症に遭遇する機会は非常に少ないと思われる．しかし，海外においては，髄膜炎ベルト（miningitis belt）と呼ばれるアフリカ中央部を中心に流行がみられ，先進国でも散発的な流行が報告されている．したがって，エクリズマブによる治療を受けている患者が海外渡航する際には，現地の情報を収集するなどの注意が必要である．また，髄膜炎菌感染症は5類感染症全数把握疾患となっているため，診断した場合には保健所への届出が必要になること，さらにはヒト-ヒト感染が起り得ることから，発症例の接触者には発病予防のために抗生剤（リファンピシンが推奨されている）の予防内服の適応があることなどを知っておく必要がある．一方，同じナイセリアに属する淋菌（*Neisseria gonorrhoeae*）感染症は現在のわが国においても重要なsexually transmitted disease（STD）の一つであり，エクリズマブ使用例においては重篤な全身感染症や敗血症性ショックを呈した例の報告もある[2]ことから，患者にはSTDのリスクとその予防方法について十分な教育を施すべきである．

細胞性免疫障害

後天性骨髄不全症自体が細胞性免疫不全を引き起こすことは稀と思われるが，治療に用いられるステロイド剤，抗胸腺グロブリン製剤，カルシニューリン阻害剤などは直接細胞性免疫機能を引き起こすことから，これらの治療薬を用いている患者においては，ウイルス，抗酸菌，リステリアなどの細胞内寄生菌による感染症のハイリスクである．また，ニューモシスチスを含む真菌感染症のリスクも増大し，合併する食細胞障害が相加的に作用する．細胞性免疫機能の程度は，好中球数や血清IgGなどのような簡便で定量的な評価が困難であるため，時に細胞性免疫不全があること自体が見逃されやすいことに注意が必要である．また，細胞性免疫不全を合併することにより，合併しやすい病原体の種類が増加し，きわめて多彩な感染症を合併し得ることが特徴であるといえる．

鉄過剰の影響

後天性骨髄不全症では，貧血に対して赤血球輸血が行われることが多いため，鉄過剰症を合併することが多い．肝臓や膵臓への鉄の沈着は高血糖を引き起こすため，高血糖による食細胞障害がみられることは前述したとおりである．一方，細菌，真菌を

含めた真核生物のほとんどは，その生存と増殖に際して鉄は必須の元素であることから，これらの微生物がヒトに感染する際には，宿主の血清鉄が病原体の生存に大きな役目を果たしている．一方，人体内では，IL-6などの炎症性サイトカインに反応して肝臓からヘプシジンが産生され，この働きによって血清鉄は低下する．これは，免疫の観点から考えた場合，病原微生物が必要としている鉄を渡さないようにするため，宿主の理にかなった反応といえる．しかし，鉄過剰症患者ではnon-transferrin bound ironを含む過剰な鉄が血中に存在することから，真核生物による感染症のリスクが高い．

　ある種の微生物は，環境中の鉄を効率よく取り込むために，シデロフォアと呼ばれる鉄キレート物質を放出し，再び細胞内に取り込むメカニズムを備えている．微生物が産生するシデロフォアとその受容体については種特異性があるため，シデロフォアは周囲の別の微生物に鉄を渡さないという役目も果たしている．しかし，このような微生物間の鉄の争奪戦の結果，一部の微生物は自らはシデロフォアを産生せず，他の種の微生物が再生したシデロフォアを取りこめるように進化したものもある．ムコール属の真菌や，エルシネアがこれに相当し，放線菌などが産生したシデロフォアをわが物のように取り込み，鉄を取り入れることができることがわかっている．一方，古くから鉄過剰症の治療に用いられているデフェロキサミン（デスフェラール®）は放線菌の一種である*Streptomyces pilosus*が産生する天然のシデロフォアであり，鉄と結合したデフェロキサミンが存在することにより，ムコール属の真菌やエルシネア属の細菌はより効率的に鉄を取り込むことができる[3]．したがって，鉄過剰症に対してデフェロキサミンを使用している患者はムコール症や腸炎エルシネアによる重症感染症を合併するリスクが高い．

　これとは異なり，最近使用可能となったデフェラシロクス（エクジェイド®）は自然界から得られた天然物質ではなく，computational scienceの手法を用いて，理論的にデザインされた化合物である．したがって，ムコールやエルシネアを含めた微生物はこれをシデロフォアとして利用できないため，これらの感染症リスクを増す心配はない．むしろ，その除鉄効果によりこれらの感染症の治療にも有効である可能性がある．実際，デフェラシロクスは*in vitro*でムコールの一種である*Rhizopus oryzae*に対して殺真菌的効果を有し[4]，実験動物モデルでも他の抗真菌剤との併用により相加的，または相乗的な効果をもっていることが知られているほか，有効例の症例報告も存在する．なお，残念ながらムコール症患者に対する抗真菌剤との併用効果をplaceboと比較した小規模のランダム化比較試験においては，臨床的な上乗せ効果は確認できなかったため[5]，ムコール症に対する抗真菌薬とデフェラシロクスの併用は治療戦略としてはいまだ研究段階にある．

■ 後天性骨髄不全症候群に合併する感染症マネージメント

　後天性骨髄不全症候群に限らず，免疫不全を有する患者の感染症マネージメントの原則は変わらない．すなわち，第 1 に免疫不全の質と量を評価し，合併しやすい病原体と感染を受けやすい臓器をあらかじめ予想し，第 2 に感染症の発生を早期に気づき，第 3 に病原体と感染臓器を突き止める検査を実施し，第 4 に重症化しやすい，あるいは進行の早い病原体をカバーする経験的治療を開始し，第 5 に感染臓器と病原体が突き止められたらそれに応じて治療を最適化し，第 6 に治療後の経過を適切な指標を用いてモニタリングするということである．しかし，個々の患者に合併している免疫不全の質と量は異なることから，疾患ごとに括って対応を考えるのではなく，評価に基づいた個別化が必要と思われる．

　特に感染症のリスクが高い例においては，抗菌剤の予防投与が考慮されることがある．抗菌剤を予防投与することにより，短期的には感染症の合併頻度を減少させることができる．しかし，投与が長期に及んだ場合には耐性菌による感染症のリスクを増すと予想されることから，実際に感染症を発症した際の治療を難しくするという欠点がある．したがって，免疫不全の病態が長期間持続することが予想される後天性骨髄不全症候群に対しては，原則として抗菌剤の予防投与は推奨できない．しかし，治療その他の要因により，免疫不全の持続期間が短期間にとどまると考えられる例では，その間抗菌剤による予防を行うことを考慮してもよい．例えば，重症再生不良性貧血の患者であって，速やかに造血幹細胞移植を実施する予定にある場合や，診断直後の骨髄異形成症候群であり，アザシチジン療法を開始後，一過性に高度の好中球減少をきたすが，その後食細胞障害が改善する見込みがある場合などが相当する．特に高度の好中球減少を合併する例では，内因性グラム陰性杆菌による感染症や，内因性酵母真菌による真菌感染症のハイリスクであることから，抗菌剤や抗真菌剤の予防投与を考慮してもよい．

予防目的での処方例	
レボフロキサシン levofloxacin （クラビット®）	500 mg 1x 経口
フルコナゾール fluconazole （ジフルカン®）	200–400 mg 1x 経口

また，高度の好中球減少に対しては，顆粒球コロニー刺激因子（G-CSF）の投与により一時的な改善が期待できることから，重症感染症の合併時には治療目的に抗菌剤と併用して用いることは推奨できる[6]．一方，G-CSF の投与には白血病への移行リスクを高める懸念があり，その他脾腫の増悪，血小板減少の増悪などの効果も考えられることから，好中球減少に対してルーチンに予防投与することは推奨できない．しかし，最重症再生不良性貧血の症例であり，早期に造血幹細胞移植が予定されている例などでは，移植前処置開始までの間の感染症の発症を予防する目的で使用することは妥当と思われる．

予防目的での G-CSF 処方例

フィルグラスチム filgrastim（グラン®） または レノグラスチム lenograstim （ノイトロジン®）	フィルグラスチムとレノグラスチムの用法・用量は保険適応上，異なる．また疾患によっても異なる．詳しくは各薬剤の添付文書を参照されたい．

文献

1) 青木 眞．免疫不全と感染症．In: 青木 眞，著．レジデントのための感染症診療マニュアル．第 3 版．東京: 医学書院; 2015．
2) Hublikar S, Maher WE, Bazan JA. Disseminated gonococcal infection and eculizumab—"high risk" connection? Sex Transm Dis. 2014; 41: 747-8.
3) Robins-Browne RM, Prpic JK, Effects of iron and desferrioxamine on infections with *Yersinia enterocolitica*. Infect Immune. 1985; 47: 774-9.
4) Ibrahim AS, Gebermariam T, Fu Y, et al. The iron chelator deferasirox protects mice from mucormycosis through iron starvation. J Clin Invest. 2007; 117: 2649-57.
5) Spellberg B, Ibrahim AS, Chin-Hong PV, et al. The Deferasirox-AmBisome Therapy for Mucormycosis (DEFEAT Mucor) study: a randomized, double-blinded, placebo-controlled trial. J Antimicrob Chemother. 2012; 67: 715-22.
6) 日本癌治療学会，編．G-CSF 適正使用ガイドライン．2013 年版．東京．金原出版; 2013．

（森 慎一郎）

索引

■あ
アザシチジン　　92, 93, 114, 124, 128
アプタマー　　156
アミロイド　　13

■い
移植後大量シクロホスファミド　　45
移植片対宿主病　　45
一酸化窒素（NO）濃度の低下　　139
遺伝学的完全寛解　　109

■う
ウサギ ATG　　58, 59
ウマ ATG　　58, 59

■え
エクジェイド®　　174
エクリズマブ　　149, 150, 177
エリスロポエチン（製剤）　　98, 111
エルトロンボパグ　　62
円形分離多核　　8
エンテロウイルス　　181
エンドキサン®　　70, 84, 131

■お
大型好中球　　2

■か
芽球増加を伴う不応性貧血　　28
核間（染色質）架橋　　4
核辺縁不整　　4
核崩壊像　　5
活性酸素種　　169
過分葉核好中球　　2

過分葉核赤芽球　　6
顆粒球輸血　　45, 49
寛解維持療法　　80
寛解導入療法　　79
環状鉄芽球　　4
環状鉄芽球を伴う不応性貧血　　27
感染症治療　　177
肝中心静脈閉塞症　　175

■き
偽 Chediak-Higashi 顆粒　　2
偽 Pelger 核異常　　1
急性骨髄性白血病　　121
凝固カスケード　　139
強力化学療法　　93
巨赤芽球様変化　　5

■く
空胞化　　6
クラビット®　　184
グラン®　　185

■け
血管外溶血　　154
血管内溶血　　139, 149
血球異形成　　23
血漿 TPO 値　　56
血小板輸血　　168
血清 EPO 値　　99
血清重炭酸塩　　124
血清フェリチン値　　171
血栓症　　139, 151
血栓塞栓症　　103
原発性骨髄線維症　　10, 16, 158
　　診断基準　　160

187

■こ

抗エリスロポエチン抗体	76
抗胸腺細胞グロブリン	41, 53, 66
後天性骨髄不全症候群	139, 177
抗ヒト胸腺細胞ウサギ免疫グロブリン	
	63
公費負担	43
高用量シクロホスファミド	49
高齢者	46
国際ワーキンググループ	95
骨髄異形成症候群	15, 19, 78, 86, 98, 106, 114, 126, 167
診断基準	30
骨髄壊死	12
骨髄腔	7
骨髄線維症	9
骨髄増殖性腫瘍	15
骨髄非破壊的移植	163
骨髄病理	158
骨髄不全（症）	15, 21, 139
骨髄不全型 PNH	143
古典的 PNH	143
混合型 PNH	143

■さ

再生不良性貧血	15, 19, 40, 53, 66, 167
再発	46
重症度基準	41
診断基準	22
治療効果判定基準	44
の治療指針	42, 43
病型分類	23
臍帯血移植	46
サイモグロブリン®	54, 63, 70
砂糖水試験	145
酸性化血清試験	145

■し

シクロスポリン（A）	41, 53, 54, 56, 57, 64, 79, 83
シクロホスファミド	70, 79, 84, 131
支持療法	167, 177
持続型 EPO 製剤	101
持続性ヒトパルボウイルス B19 感染	78
指定難病	53
シデロフォア	183
ジフルカン®	184
ジャカビ®	165
小児再不貧	67
小児の骨髄異形成症候群	29
静脈血栓症	144
静脈洞	7
ショ糖溶血試験	145
心不全	103

■す

髄膜炎菌	182
スルファメトキサゾール・トリメトプリム	84

■せ

制御性 T 細胞	59, 122
成人再不貧	66
赤芽球過形成	145
赤芽球島	7
赤芽球癆	15, 74
起因薬剤	76
赤血球造血刺激因子製剤	90, 111
赤血球輸血	168
ゼットブリン	54
線維化期	10
染色体異常	47
全身的バリア障害	179
先天性角化不全症	40
先天性骨髄不全症候群	15

■そ

造血幹細胞移植	163, 175

■た

大顆粒リンパ球増多症	15
多核赤芽球	5
多血球系異形成を伴う不応性血球減少症	27
脱顆粒	1
ダナゾール	44
ダルベポエチン	101, 104
単一血球系統の異形成を伴う不応性血球減少症	27
蛋白同化ステロイド	62
蛋白同化ホルモン	49, 164

■ち

中間-2/高リスク群	112
直接クームス試験	141
治療抵抗性	110

■て

低顆粒好中球	1
低形成 MDS	8, 33
低分葉成熟好中球	1
デスフェラール®	174
鉄過剰症	167, 169, 178
鉄キレート療法	50, 171
デフェラシロクス	171, 174, 183
デフェロキサミン	171, 174, 183
テロメラーゼ	40

■と

同種移植後 GVHD	69
同種移植後生存率	68
同種移植適応	67
同種造血幹細胞移植	66, 92, 126
特発性血球異形成	37
特発性血球減少症	37

ドナーリンパ球輸注	122
トロンボポエチン受容体作動薬	50

■な

ナイセリア	181
難病	43

■に

肉眼的ヘモグロビン尿	144
二次性クローン性異常	42
日本血液学会造血器腫瘍診療ガイドライン	87
尿沈渣ヘモジデリン	145
妊娠	47
妊娠に合併する赤芽球癆	78
妊娠に伴う赤芽球癆	82

■ね

ネオーラル®	64, 83
ネスプ®	104

■の

ノイトロジン®	185

■は

ハイドレア®	165
白赤芽球症	161
バクタ®	84
汎血球減少	21

■ひ

微小巨核球	3
ヒストン脱アセチル化酵素阻害剤	123
ビダーザ®	124
ヒトパルボウイルス B19 持続感染症	82
ヒト免疫不全ウイルス	76
ヒドロキシカルバミド	165
非分葉核	3
肥満細胞	9

病型移行	104
貧血改善効果	109

■ふ

フィルグラスチム	185
副腎皮質ステロイド	49, 79
ブスルファン	131
ブスルフェックス®	131
プリモボラン®	164
フルコナゾール	184
フルダラ®	70, 131
プレドニゾロン	84
フローサイトメトリー	141
分離多核	3
分類不能型骨髄異形成症候群	28

■へ

ヘプシジン	183

■ほ

補体活性化経路	136
補体感受性赤血球	141
補体障害	179
補体溶血感受性試験	139
発作性夜間ヘモグロビン尿症	15, 23, 134, 148
PNH型血球	35, 56
PNHクローン	136
診断基準	141, 143
妊婦	153
病態別治療方針	149

■ま

慢性骨髄単球性白血病	121
慢性赤芽球癆	74
診断手順	75

■む

無顆粒好中球	1
無効造血	24

■め

メテノロン	164
免疫組織化学的検索	11
免疫調節薬	106
免疫抑制療法	41, 45, 53, 92

■も

モノソミー7	47

■や

薬剤性赤芽球癆	76

■ゆ

有毛細胞性白血病	11
遊離ヘモグロビン	149
輸血後鉄過剰症	169
輸血後鉄過剰症診療フローチャート	173
輸血療法	168

■よ

溶血発作	151

■り

リボヌクレオチド還元酵素	115
淋菌	182
リン酸フルダラビン	70, 131
臨床的PNH	141
リンパ管	7, 11
リンフォグロブリン	54

■る

ルキソリチニブ	164, 165

■れ

レナリドミド	90, 106, 112, 123
レナリドミド・アザシチジン併用療法	112
レノグラスチム	185

レブラミド®	112		CD55 および CD59 モノクローナル抗体を用いたフローサイトメトリー	145
レボフロキサシン	184		CD59	136

数字

5q−症候群	24, 28, 100, 106
6pLOH	47
+8	47
13q−	47

A

abnormal localization of immature precursors（ALIP）	8
ABO major 不適合	82
acute myelogenous leukemia（AML）	42, 121
allogeneic hematopoietic stem cell transplantation（allo-HSCT）	92
AML-001 試験	122
antithymocyte globulin（ATG）	41, 53, 66
aplastic anemia（AA）	15, 17, 19
ATG	70
再投与	46
Auer 小体	2
AZA-001 試験	116

B

bone marrow failure（BMF）	15
Budd-Chiari 症候群	152

C

C1 阻害薬	155
C3 阻害薬	155
C5 阻害薬	155
CALGB9221 試験	116
CALR 変異	160
Camitta による判定基準	42
CD55（decay-accelerating factor: DAF）	135
CD55 および CD59 モノクローナル抗体を用いたフローサイトメトリー	145
CD59	136
CD61	9
CD117	10
CDC25C	108
childhood myelodysplastic syndrome	29
chronic myelomonocytic leukemia（CMML）	121
complement lysis sensitivity test（CLS test）	139
CSNK1A1	107
cyclosporine/cyclosporine A（CsA）	41, 53

D

D 因子阻害薬	156
del(5q) MDS	110
DNA メチル化阻害薬	92
DNA メチル基転移酵素	115
driver mutation	24

E

EBV-DNA 量	61
EBV 再活性化	61
ELN ガイドライン	101
EPO 製剤	98
erythropoiesis stimulating agent（ESA）	111
European LeukemiaNet（ELN）の recommendation	87

F

Fanconi 貧血	40
founder mutation	24
French prognostic score（FPS）	118
fried egg pattern	11

G

G-CSF	48, 57, 101
glycosylphosphatidylinositol（GPI）アンカー蛋白	134
GPI-*N*-acetyl glucosaminyltransfer-ase	135
graft-versus-host disease（GVHD）	45

H

hairy cell	11
Ham 試験	145
Hellstrom-Lindberg のスコアリングシステム	99
HLA 抗体	49
HMGA2 遺伝子	138
human immunodeficiency virus（HIV）	76

I

idiopathic cytopenias of undetermined（uncertain）significance（ICUS）	37
idiopathic dysplasias of undetermined（uncertain）significance（IDUS）	37
immunomodulatory drugs（IMiDs）	106
inherited bone marrow failure syndromes（IBMFS）	15
International Prognostic Scoring System（IPSS）	86, 87, 127
International Working Group（IWG）	95
IPSS	161
IWG の効果判定基準	95

J

JAK2V617F 変異	160

L

large granular lymphocytosis（LGL）	15
late responder	62

M

MDS with isolated del(5q)	28
MDS, unclassifiable（MDS－U）	28
miR-145	107
miR-146a	107
MPL 変異	160
myelodysplastic syndromes（MDS）	15, 19, 42, 86, 98, 106, 114, 126, 167
WHO 分類	26
myeloproliferative neoplasms（MPNs）	15

N

NAP スコア	34
National Comprehensive Cancer Network（NCCN）	86
ガイドライン	101
MDS 診療ガイドライン	90
non-del(5q) MDS	111

P

paroxysmal nocturnal hemoglobinuria（PNH）	15, 23, 42, 134, 148
PAS 陽性	6
phosphatidylinositol glycan-class A（PIG-A）遺伝子	134
PIG-T 遺伝子	135
posttransplantation-high dose cyclophosphamide（PT-CY）	45
PP2A	108
primary myelofibrosis（PMF）	16, 158
pure red cell aplasia	74

pure red cell aplasia（PRCA） 15, 16

R

reduced-intensity stem cell
　transplantation（RIST）　　　93
refined WPSS　　　　　　　86, 87
refractory anemia with excess
　blasts（RAEB）　　　　　　　28
refractory anemia with ring
　sideroblasts（RARS）　　　　 27
refractory cytopenia with multi-
　lineage dysplasia（RCMD）　　27
refractory cytopenia with unilineage
　dysplasia（RCUD）　　　　　27
Revised IPSS（IPSS-R）　　86, 87

RPS14　　　　　　　　　　　107

S

Sjögren 症候群　　　　　　　　13

T

Treg　　　　　　　　　　　　59

W

WHO classification-based prognostic
　scoring system（WPSS）　86, 87
WHO 分類　　　　　　　　　　24
WHO 分類第4版　　　　　　　158
WT1　　　　　　　　　　　　138

193

ブラッシュアップ骨髄不全症			ⓒ

発　行　　2015年10月25日　　1版1刷

編著者　　松　田　　　晃

発行者　　株式会社　中外医学社
　　　　　代表取締役　青　木　　　滋
　　　　　〒162-0805　東京都新宿区矢来町62
　　　　　電　話　　（03）3268—2701（代）
　　　　　振替口座　　00190-1-98814番

印刷・製本／三報社印刷（株）　　＜HI・KN＞
ISBN 978-4-498-12594-0　　Printed in Japan

JCOPY　＜(社)出版者著作権管理機構 委託出版物＞

本書の無断複写は著作権法上での例外を除き禁じられています．
複写される場合は，そのつど事前に，(社)出版者著作権管理機構
（電話 03-3513-6969，FAX 03-3513-6979，e-mail: info@jcopy.
or.jp）の許諾を得てください．